国家级技工教育规划教材
全国技工院校医药类专业教材

药物仪器分析技术

朱 炜 李 丽 主编

中国劳动社会保障出版社

图书在版编目（CIP）数据

药物仪器分析技术/朱炜，李丽主编. -- 北京：中国劳动社会保障出版社，2023
全国技工院校医药类专业教材
ISBN 978-7-5167-5858-8

Ⅰ. ①药… Ⅱ. ①朱… ②李… Ⅲ. ①药物分析-仪器分析-技工学校-教材
Ⅳ. ①R917

中国国家版本馆 CIP 数据核字（2023）第 103650 号

中国劳动社会保障出版社出版发行
（北京市惠新东街 1 号　邮政编码：100029）
*
北京市科星印刷有限责任公司印刷装订　　新华书店经销

787 毫米×1092 毫米　16 开本　16.5 印张　353 千字
2023 年 6 月第 1 版　　2023 年 6 月第 1 次印刷
定价：46.00 元

营销中心电话：400-606-6496
出版社网址：http://www.class.com.cn

《药物仪器分析技术》编写委员会

主　　编　朱　炜　李　丽

副 主 编　黄英姿　段昉伟　许凌敏

编　　者　**（以姓氏笔画为序）**

毛　磊（杭州第一技师学院）

朱　炜（杭州第一技师学院）

许凌敏（杭州轻工技师学院）

李　丽（河南医药健康技师学院）

吴旭萍（杭州第一技师学院）

陈　博（山东医药技师学院）

段昉伟（河南医药健康技师学院）

高　恒（杭州第一技师学院）

高　鉴（河南医药健康技师学院）

黄英姿（杭州第一技师学院）

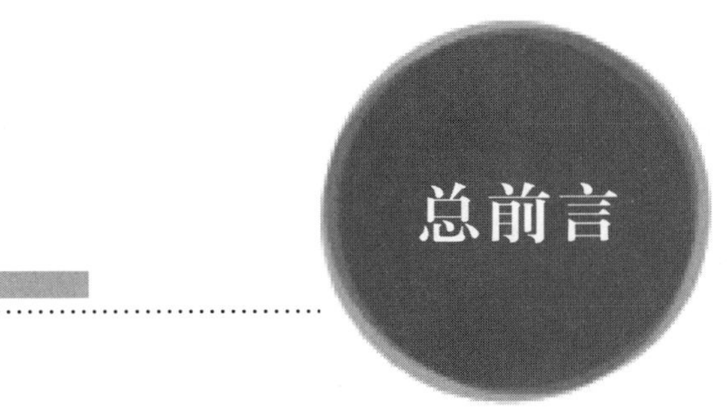

总前言

为了深入贯彻党的二十大精神和习近平总书记关于大力发展技工教育的重要指示精神，落实中共中央办公厅、国务院办公厅印发的《关于推动现代职业教育高质量发展的意见》，推进技工教育高质量发展，全面推进技工院校工学一体化人才培养模式改革，适应技工院校教学模式改革创新，同时为更好地适应技工院校医药类专业的教学要求，全面提升教学质量，我们组织有关学校的一线教师和行业、企业专家，在充分调研企业生产和学校教学情况、广泛听取教师意见的基础上，吸收和借鉴各地技工院校教学改革的成功经验，组织编写了本套全国技工院校医药类专业教材。

总体来看，本套教材具有以下特色：

第一，坚持知识性、准确性、适用性、先进性，体现专业特点。教材编写过程中，努力做到以市场需求为导向，根据医药行业发展现状和趋势，合理选择教材内容，做到“适用、管用、够用”。同时，在严格执行国家有关技术标准的基础上，尽可能多地在教材中介绍医药行业的新知识、新技术、新工艺和新设备，突出教材的先进性。

第二，突出职业教育特色，重视实践能力的培养。以职业能力为本位，根据医药专业毕业生所从事职业的实际需要，适当调整专业知识的深度和难度，合理确定学生应具备的知识结构和能力结构。同时，进一步加强实践性教学的内容，以满足企业对技能型人才的要求。

第三，创新教材编写模式，激发学生学习兴趣。按照教学规律和学生的认知规律，合理安排教材内容，并注重利用图表、实物照片辅助讲解知识点和技能点，为学生营造生动、直观的学习环境。部分教材采用工作手册式、新型活页式，全流程体现产教融合、校企合作，实现理论知识与企业岗位标准、技能要求的高度融合。部分教材在印刷工艺上采用了四色印刷，增强了教材的表现力。

本套教材配有习题册和多媒体电子课件等教学资源，方便教师上课使用，可以通过技工教育网（http://jg.class.com.cn）下载。另外，在部分教材中针对教学重点和难点制作了演示视频、音频等多媒体素材，学生可扫描二维码在线观看或收听相应内容。

本套教材的编写工作得到了河南、浙江、山东、江苏、江西、四川、广西、广东等省（自治区）人力资源社会保障厅及有关学校的大力支持，教材编审人员做了大量的工作，在此我们表示诚挚的谢意。同时，恳切希望广大读者对教材提出宝贵的意见和建议。

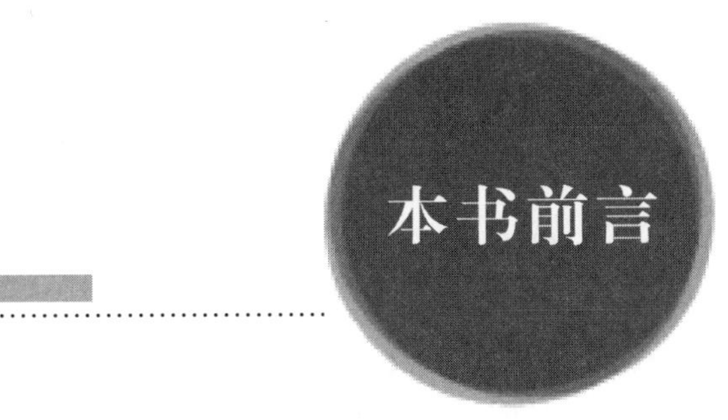

近年来，仪器分析方法在科学研究、医学检验、药物分析、食品安全、环境检测等方面应用越来越广泛，发展越来越迅速，特别是仪器分析中各种方法和技术与现代科学技术的发展互相渗透、互相促进，仪器分析中的新方法、新技术、新仪器的不断出现，已成为分析化学的主要组成部分。编者根据医药类相关专业仪器分析课程的目标要求，结合多所技工院校的仪器分析教学实践经验，编写了这本《药物仪器分析技术》。

本书包括电化学分析法、光学分析法、色谱分析法、其他仪器分析法 4 大模块，共 11 章（含绪论），安排了 16 个实训项目。本书以满足职业技能培养要求为原则，以《中华人民共和国药典（2020 年版）》［以下简称《中国药典（2020 年版）》］为依据，选取当前药物分析中常用的、典型的仪器分析技术，同时注意结合目前国内外分析仪器的最新发展趋势，强调内容的多样性和新颖性，将加强基础训练、注重能力培养、提高综合素质作为指导思想，培养学生分析问题和解决问题的能力。本书内容紧密结合社会发展的需求，力求既结合实际，又面向未来，突出实用性，着重经验、技能和技巧的传授，内容精炼，可操作性强。通过对本书的学习，能基本掌握常用仪器的分析方法及原理，具备使用这些仪器及解决一般实际问题的能力。本书可作为技工院校中级工及以上层次医药类专业及其他化工类专业的教材，也可作为成人教育和职业培训的指导教材，对从事医药企业生产、分析操作人员和相关技术技能人员也具有一定的参考价值。

本书由杭州第一技师学院朱炜、河南医药健康技师学院李丽共同主编，杭州第一技师学院黄英姿、河南医药健康技师学院段昉伟、杭州轻工技师学院许凌敏担任副主编，具体编写分工如下：朱炜编写绪论和第十章，许凌敏编写第一章，黄英姿编写第二章，毛磊编写第三章，段昉伟编写第四章，陈博编写第五章，高恒编写第六章，李丽编写第七章，高鉴编写第八章，吴旭萍编写第九章。朱炜负责全书的策划、编排和统稿。

本书在编写过程中，得到了众多领导及专家的支持和鼓励，并参阅了有关仪器分析的各类书籍和资料，主要参考资料列于本书后面。

由于编者水平有限，错误及不足之处在所难免，恳请各位专家和读者批评指正。

编者
2023 年 1 月

目 录

绪论 …… 1

第一章 电化学分析法 …… 6

第一节 基本原理 …… 6
第二节 酸度计的组成及操作 …… 15
实训一 葡萄糖注射液的 pH 测定 …… 20
实训二 电位滴定法测定盐酸氟桂利嗪的含量 …… 22

第二章 紫外－可见吸收光谱法 …… 26

第一节 基本知识 …… 26
第二节 紫外－可见分光光度计 …… 32
第三节 定性定量分析 …… 38
实训三 吸收系数法测定维生素 B_1 片的含量 …… 41
实训四 双波长分光光度法测定复方磺胺甲噁唑片的含量 …… 44

第三章 红外吸收光谱法 …… 48

第一节 基础知识 …… 48
第二节 光栅型红外分光光度计 …… 56
第三节 傅里叶变换红外光谱仪 …… 61
第四节 样品的制备 …… 65
实训五 乙酰苯胺的红外光谱测定 …… 68
实训六 苯乙酮的红外光谱测定 …… 70

第四章 荧光光谱法 …… 72

第一节 基础知识 …… 72

第二节　荧光分光光度计 …… 78
第三节　实用分析技术 …… 84
实训七　荧光分光光度法测定维生素 B_2 …… 91

第五章　原子吸收光谱法 …… 95

第一节　基本原理 …… 95
第二节　原子吸收分光光度计 …… 99
第三节　实用分析技术 …… 107
实训八　原子吸收光谱法测量水样中镁的含量——标准曲线法 …… 113
实训九　硫酸镁中钙盐的限度检查——标准加入法 …… 115

第六章　气相色谱法 …… 119

第一节　基础知识 …… 119
第二节　气相色谱仪 …… 130
第三节　实用分析技术 …… 142
实训十　气相色谱法测定止痛膏中薄荷脑的含量 …… 150
实训十一　气相色谱法测定维生素 E 软膏中维生素 E 的含量 …… 152

第七章　高效液相色谱法 …… 155

第一节　基础知识 …… 155
第二节　高效液相色谱仪组成与部件 …… 161
第三节　基本操作及日常维护 …… 170
第四节　实用分析技术 …… 177
实训十二　阿司匹林肠溶片的含量测定 …… 184
实训十三　维生素 K_1 注射液的含量测定 …… 188

第八章　薄层色谱法 …… 192

第一节　基础知识 …… 192
第二节　薄层色谱法 …… 194
实训十四　维生素 C 注射液的薄层鉴别 …… 206
实训十五　西咪替丁片的薄层鉴别 …… 210

第九章　离子色谱法 …… 213

第一节　基础知识 …… 213
第二节　离子色谱仪的组成与部件 …… 217

第三节 基本操作及日常维护 221
实训十六 离子色谱法测定水样中常见阴离子含量 225

第十章 质谱法及联用技术概论 229

第一节 质谱法 229
第二节 质谱联用技术 246

参考文献 250

绪 论

学习目标

1. 能基本说出仪器分析与分析化学的关系。
2. 能说出常用仪器分析方法。

【案例导入】

中国药学家屠呦呦多年从事药学研究，终创能够有效降低疟疾患者死亡率的新型抗疟药——青蒿素和双氢青蒿素，2015 年成为中国首位诺贝尔生理学或医学奖获得者。1969 年北京中药所加入“523 任务”，屠呦呦担任组长，通过硅胶柱层析的方法，屠呦呦带领的研究小组在 1972 年对青蒿的乙醚提取物进行了纯化并得到结晶体，但这些物质的结构始终没有确定，直至 1975 年，他们与中国科学院生物物理研究所合作，利用仪器采用 X 射线衍射法测定了青蒿素的化学结构，这为后期的临床验证以及青蒿素的结构改造等研究提供了关键的支持性数据。

一、分析化学与仪器分析

分析化学是研究获取物质的组成、形态、结构等各种化学信息及其相关理论的科学，是科学研究的眼睛，为生命科学、材料科学、能源科学、环境科学以及空间科学等前沿学科的发展，提供了重要的科学支撑。

分析化学是最早发展起来的化学分支学科，而且在早期化学发展过程中一直处于前沿和主要地位，被称为“现代化学之母”。分析化学的发展历程可划分为三个阶段，学科间的相互渗透是分析化学发展的基本规律。第一个阶段是 20 世纪初，溶液四大平衡理论的建立，为基于溶液化学反应的经典分析化学奠定了理论基础，使分析化学从一门技术发展成一门科学，可以说，这一阶段是分析化学与物理化学相结合的时代。第二个阶段是 20 世纪 30 年代至 20 世纪 60 年代，分析化学突破了以经典化学分析为主的局面，开创了仪器分析的新时代。这一阶段是分析化学与物理学、电子学结合的时代，其特点表现在广泛采用现代分析手段，对物质作尽可能的纵深分析，推出更多新的分析测试装置，为科学研究和生产实践提供更多、更新和更全面的信息。第三个阶段是20世纪70年代末到现在，以计算机应用为主要标志的信息时代的到来，给科学技术的发展带来巨大的活力，分析化学进一步与计算机科学紧密结合，促使分析化学发生更深刻、更广泛的变革。分析化学发展过程中，分析仪器的研究、制造和发展大大提高了分析化学获取信息的能力和手段，扩大了获取信息的范围。目前，分析化学所采用的手段已远远超出了化学学科的领域，它在光、电、磁、热、声等物理现象的基础上，进一步使用数学、计算机科学和生物学新成就，将化学与许多密切相关的学科相互渗透交织起来，对物质作全面的纵深分析，形成一门综合性科学。

【知识链接】

中国分析仪器制造发展历史

中国分析仪器的萌芽产生于20世纪30年代，20世纪70年代开始发展，20世纪80年代开始逐步走向正轨，20世纪90年代至今，正在突飞猛进。我国早在1956年就制定了《1956—1967年科学技术发展远景规划》，并将分析仪器厂（北京分析仪器厂）的建设列入第一个五年计划启动的156项重大建设项目中。此后，又把科学实验提高到“三大革命运动”之一的高度予以重视，大大促进了我国早期科学仪器研发和制造产业的发展，并且先后在北京、上海、南京、沈阳、成都等地建立了多家分析仪器厂。国家还通过各种渠道，对从简单的基础分析仪器到技术含量较高的红外光谱仪、拉曼光谱仪、液相色谱仪等中高档分析仪器的研发、制造，投入了大量的人力、物力和财力，并且取得了许多喜人的成果。虽然很多是跟踪性研发，但也产生了像氢化物发生－非色散原子荧光光度计等具有自主知识产权的优秀成果。

分析化学包括化学分析和仪器分析两大部分。化学分析是指利用化学反应以及化学计量关系来确定被测物质含量的一类分析方法。化学分析是分析化学的基础，又称经典分析方法。仪器分析是以物质的物理性质和物理化学性质为基础，通过测量物质的物理或物理化学参数而建立起来的分析方法，需要借助各种类型的特殊分析仪器来完成。仪器分析是人们获取物质成分、结构信息，认识和探索自然规律不可缺少的重要手段，对基础化学、药物化学、材料化学、环境化学、生命科学和生物化学等领域的发展起到了重要的促进作用，并已转变为化学、化工、制药、环境、生物、材料、食品、冶金、地质、采矿、刑侦等专业中一门重要的专业基础课。我们的生活已离不开仪器分析：食品安全关乎人们生命健康，因此，必须通过仪器分析进行质量检验，确保食品安全；药品安全也需要仪器分析进行质量控制，让老百姓用到放心药、安全药；随着工业的不断发展，环境问题日益严重，仪器分析在环境检测等领域起着重要作用。因此，无论是一个小小的产品，还是日常生活中的吃、穿、住、行，再到军事技术、航空航天、宇宙探索等高科技领域，都离不开仪器分析。我们有理由相信，仪器分析在人类社会发展中，会起到越来越重要的作用。

二、仪器分析的特点

仪器分析和其他分析方法一样，都是从生产实践和科学研究中发展起来的，不同的分析方法各有所长，各有特点。仪器分析的主要特点如下。

（1）灵敏度高

仪器分析方法的灵敏度远高于其他分析方法。它可以测定含量 10^{-6} 级、10^{-9} 级，甚至 10^{-12} 级的各种物质组分。因此仪器分析应用广泛，适用于各类超纯物质中杂质含量的测定、各类样品监测中痕量物质的测定和许多生命物质等的测定。

（2）选择性好

仪器分析方法适合于复杂组分试样的分析。仪器分析除了具有良好的选择性外，还可以进行多组分的同时测定。在进行单组分测定时，只要将仪器调整到适宜条件，并对样品进行合适的处理，通常可以避免其他组分的干扰。

（3）分析迅速

仪器分析方法适合于批量试样分析。仪器分析的测量速度很快，加上计算机技术的应用，分析操作的自动化、结果的自动记录、数据的自动处理、数字的显示，使分析更为迅速。试样经预处理后直接上机测定，仅需数秒至数分钟即可得出分析结果，且可以同时进行批量样品及同批样品的不同成分的分析。

（4）适应性强

仪器分析方法的应用广泛，其种类较多，方法功能各异，因而仪器分析的适应性很强，不仅可定性和定量分析，还可进行结构状态、空间分布、微观分布等有关特征分析。由于仪器分析灵敏度极高，所需试样量很少，有时只需数微克，甚至可以在不损坏试样的情况下进行无损分析，这对活组织分析、考古分析、产品仿制等具有重要意义。此外，仪器分析还可用于化学基础理论研究和物理化学参数的测定。

（5）易于自动化

仪器分析使用精密仪器测量，被测组分的理化性质经检测器可转化为电信号而记录下来。微机在分析仪器中的使用，使很多操作过程实现自动化，例如分析条件控制、工作曲线校准、分析程序控制、数据处理、结果运算分析等，大大提高了实验分析速度。

三、仪器分析的分类

物质的物理或物理化学性质很多，如光学性质、电化学性质等，它们均可用于仪器分析，从而建立了相应的仪器分析方法，而这些仪器分析方法通常还可根据测量的物质性质来进一步分类（见表 1）。

表 1　仪器分析方法的分类

方法的分类	代表性分析方法	测量的物质性质
光学分析法	原子发射光谱法、放射分析法	辐射的发射
	原子吸收光谱法、红外吸收光谱法、紫外－可见吸收光谱法、荧光光谱法、核磁共振波谱法	辐射的吸收
	拉曼光谱法、比浊法	辐射的散射
	X 射线衍射法	辐射的衍射

续表

方法的分类	代表性分析方法	测量的物质性质
电化学分析法	电导分析法 电位分析法 库仑分析法 伏安分析法	电导 电位 电量 电流、电压
色谱分析法	气相色谱法、高效液相色谱法、薄层色谱法、离子色谱法	两相间的分配
其他仪器分析法	质谱法	质荷比

本书重点介绍电化学分析法、紫外－可见吸收光谱法、红外吸收光谱法、荧光光谱法、原子吸收光谱法、气相色谱法、高效液相色谱法、薄层色谱法、离子色谱法、质谱法等。

四、仪器分析的发展趋势

近年来，随着微电子技术、人工智能等领域的快速发展，结合生物学和数学建立了许多仪器分析的新方法、新技术，仪器分析已成为近代实验分析中的主要组成部分，现代仪器分析正展现出极大的活力。综观仪器分析的发展趋势，可归纳为以下五个方面：

一是方法不断创新。进一步提高仪器分析方法的灵敏度、选择性和准确度。各种检测技术和多组分同时分析技术等是当前仪器分析研究的重要课题。

二是分析仪器智能化。微机在仪器分析法中不仅运算分析结果，而且可以储存分析方法和标准数据，控制仪器的全部操作，实现分析操作自动化和智能化。

三是新型动态分析检测和非破坏性检测。运用先进的技术和分析原理，建立有效而实用的实时、在线的和高灵敏度、高选择性的新型动态分析检测和非破坏性检测，将是今后仪器分析发展的主流。目前，生物传感器如酶传感器、免疫传感器、DNA 传感器、细胞传感器等不断涌现，纳米传感器的出现也为活体分析带来了机遇。

四是多种方法的联合使用。不同仪器分析方法的联合使用可以发挥每种方法的优点，弥补其他方法的缺点。联用分析技术已成为当前仪器分析的重要发展方向。

五是扩展时空多维信息。随着环境科学、宇宙科学、能源科学、生命科学、临床化学、生物医学等学科的兴起，仪器分析的发展已不局限于将待测组分分离出来进行表征和测量，而是成为一门为物质提供尽可能多的化学信息的科学。随着人们对客观物质认识的深入，对某些过去不熟悉领域（如多维、不稳态和边界条件等）的进一步研究也逐渐提到日程上来。采用现代核磁共振光谱、质谱、红外光谱等分析方法，可提供有机物分子的精细结构、空间排列构型及瞬态变化等信息，为人们对化学反应历程及生命的认识奠定重要基础。

总之，仪器分析正在向准确、快速、自动、灵敏及不断满足特殊分析的方向迅速发展。

思考与练习

一、名词解释

1. 分析化学
2. 化学分析
3. 仪器分析

二、填空题

1. 仪器分析法是以测量物质的__________________而建立起来的分析方法。
2. 仪器分析具有________、________、________、________、________等特点。
3. 属于色谱分析法的有________、________、________等。

三、单项选择题

1. 下列分析方法中，不属于电化学分析法的是（　　）。

A. 电导分析法　B. 电位分析法　C. 色谱法　D. 伏安分析法

2. 仪器分析与化学分析比较，其灵敏度一般（　　）。

A. 比化学分析高　B. 比化学分析低　C. 相差不大　D. 不能判断

四、多项选择题

1. 下列分析方法中，属于光学分析法的是（　　）。

A. 原子发射光谱法　B. 吸收光谱法
C. 电位分析法　D. 气相色谱法
E. 电导分析法

2. 仪器分析的发展趋势是（　　）。

A. 方法不断创新　B. 分析仪器智能化
C. 多种方法的联合使用　D. 新型动态分析检测和非破坏性检测
E. 扩展时空多维信息

第一章 电化学分析法

利用物质的电学及电化学性质来进行分析的方法称为电化学分析法，它是仪器分析的重要组成部分。电化学分析法按照试液的浓度与电池中某物理量的关系可分为电位分析法、电导分析法、库仑分析法、伏安分析法等，以物理量的突变作为滴定分析终点的指示为依据可分为电位滴定法、电流滴定法等。

本章重点介绍电位分析法中的直接电位法和电位滴定法。

【案例导入】

苯巴比妥含量测定实验中，采用标准硝酸银溶液做滴定剂滴定。在无水碳酸钠碱性溶液中，巴比妥类药物可与银离子定量结合成银盐。在滴定过程中，先形成可溶性的一银盐，当其生成完全后，稍过量的银离子与药物形成难溶性的二银盐，溶液变浑。肉眼观察浑浊程度判断终点易产生较大误差，还有什么方法可以更准确地指示终点呢？

第一节 基本原理

学习目标

1. 能说出电位分析法测溶液 pH 的基本原理和方法。
2. 能说出电位滴定法原理及终点确定的方法。
3. 能独立正确选择各种滴定体系所需的指示电极和参比电极。
4. 能读懂或设计溶液 pH 测定及电位滴定法实验方案。

以测量电池两极间电位差（电动势）或电位差的变化来确定滴定终点的方法称为电位分析法。

根据能斯特公式，以氧化还原体系为例，电极电位 E 与溶液中对应的离子浓度之间存在着简单关系。

$$Ox + ne^- \rightleftharpoons Red \tag{1-1}$$

$$E = E^{\theta}_{Ox/Red} + \frac{RT}{nF}\ln\frac{a_{Ox}}{a_{Red}} \tag{1-2}$$

式中，E^{θ} 是标准电极电位，R 是摩尔气体常数［8.314 J/(mol·K)］，F 是法拉第常数（96 485.309 C/mol），T 是热力学温度，n 是电极反应中转移的电子数，a_{Ox} 及 a_{Red} 为氧化态和还原态的活度。

因此，测定了电极电位，就可以确定离子的浓度，这就是电位分析法的依据。

一、电极分类

1. 参比电极

在测量过程中，具有恒定电位的电极称为参比电极。电分析化学中常用的参比电极是甘汞电极（Pt｜Hg｜Hg_2Cl_2｜Cl^-）和银－氯化银电极（Ag｜AgCl｜Cl^-）。它们的电极电位取决于溶液中阴离子（Cl^-）的活度。

（1）甘汞电极

甘汞电极有多种，主要由汞、氯化亚汞（Hg_2Cl_2，又称甘汞）和饱和氯化钾溶液组成。饱和甘汞电极构造如图 1－1 所示。

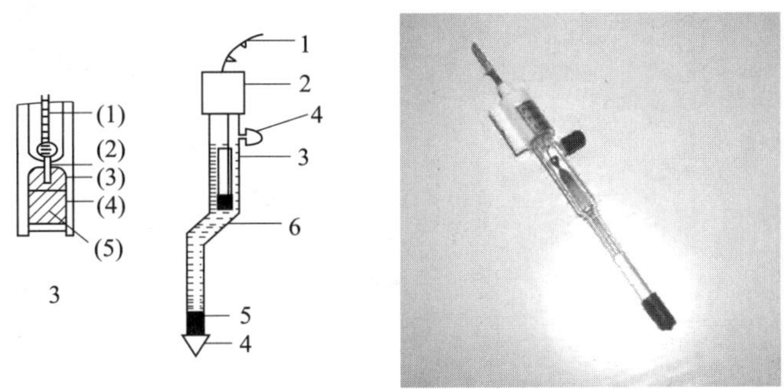

图 1－1　饱和甘汞电极

1. 导线　2. 绝缘体　3. 内部结构　4. 橡皮帽　5. 多孔物质　6. 饱和氯化钾溶液

（1）导线　（2）铂丝　（3）汞　（4）甘汞　（5）多孔物质

（2）银－氯化银电极

银丝镀上一层氯化银沉淀，浸在一定浓度的氯化钾溶液中即构成了银－氯化银电极。

2. 指示电极

电极电位随被测溶液中的待测离子的浓度变化而变化，能指示待测离子浓度的电极称为指示电极。常用的指示电极种类很多，主要有金属基电极和离子选择性电极。金属基电极的共同特点是电极电位建立在电子转移的基础上，有以下三种类型：金属－金属离子电极、金属－金属难溶盐电极、惰性金属电极。

（1）金属－金属离子电极

金属－金属离子电极是将某种金属插入含有该金属离子的溶液中构成，这类电极称为第一类电极，例如将银插入含银离子溶液中，可用该电极来测定银离子活度，也可用于电位滴定。

（2）金属－金属难溶盐电极

金属－金属难溶盐电极是将金属表面包覆该金属难溶盐的涂层，浸在与其难溶盐有相同阴离子的溶液中组成，称为第二类电极。

（3）惰性金属电极

惰性金属电极也称为零类电极，是将惰性金属（如铂）插入含有可溶性氧化态或还原态物质的溶液中构成，如铂电极。

另一类指示电极又称为膜电极或离子选择性电极，是基于离子交换和扩散的电极，常用符号 ISE 表示。最常见的是玻璃电极，如图 1－2 所示。玻璃电极的敏感元件是由玻璃材料制成的，属于刚性基质材料。玻璃管内装有一定 pH 的内参比溶液，通常为 0.1 mol/L 的盐酸。在溶液中插入一支银－氯化银内参比电极即构成玻璃电极。

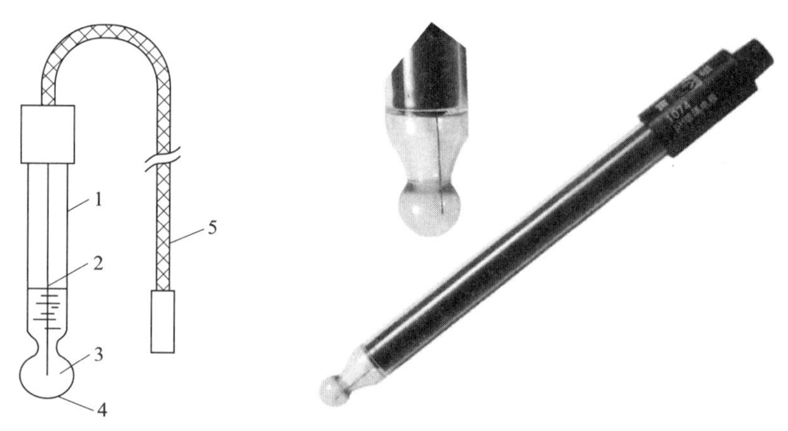

图 1－2　玻璃电极

1. 玻璃管　2. 内参比电极（银－氯化银）
3. 内参比溶液（0.1 mol/L 盐酸）　4. 玻璃薄膜　5. 接线

3. 其他离子选择性电极

近 20 年来，许多新型的离子选择性电极不断出现，如氟离子选择性电极、钙离子选择性电极、氨氮选择性电极等。目前最常用的有 pH 复合电极（一般由 pH 玻璃电极和银－氯化银电极组成），如图 1－3 所示。相对于两个电极而言，复合电极最大的好处就是使用方便。pH 复合电极主要由电极球泡、玻璃支持杆、内参比电极、内参比溶液、外壳、外参比电极、外参比溶液、液接界、电极帽、电极导线、插口等组成。

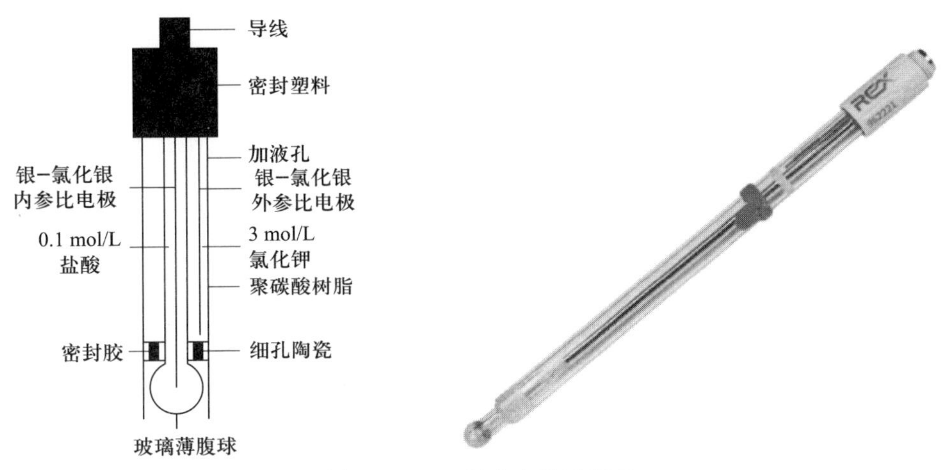

图 1－3　pH 复合电极示意图

【知识链接】

气敏电极和酶电极

气敏电极是对某些气体敏感的电极，是将离子选择性电极与另一种特殊的膜组合而成的复合电极，待测气体通过透气膜进入内充溶液发生化学反应，生成指示电极响应离子或使指示电极响应离子的浓度发生变化，通过电极电位变化反映待测气体的浓度，如氨电极和二氧化碳电极。

酶电极是将生物酶涂布在通常的离子选择性电极的敏感膜上，通过酶的催化作用，试液中待测物向酶膜扩散，并与酶层接触发生酶催化反应，引起待测物质活度发生变化，被电极响应，如尿素酶电极。

二、直接电位法

直接电位法是根据原电池的电动势与有关离子浓度之间的函数关系，直接测量待测离子浓度的方法。例如用电位分析法测溶液的 pH，以及用各类离子选择性电极测定溶液中相应的离子浓度。该方法的优点是不使被测溶液的浓度明显变化，可持续自动分析，操作方便，但是测量的准确度易受温度、浓度变化的影响。

用于测量溶液 pH 的典型电极体系如图 1－4 所示，其中玻璃电极作为测量溶液中氢离子活度的指示电极，而饱和甘汞电极（SCE）则作为参比电极。

当用玻璃电极作指示电极，饱和甘汞电极作参比电极时，组成下列原电池。

Ag | AgCl | 内参比溶液 | 玻璃膜 | 待测溶液 ‖ KCl（饱和） | Hg_2Cl_2 | Hg

在此原电池中，以玻璃电极为负极，饱和甘汞电极为正极，25 ℃时，所组成电池的电动势 E 为：

$$E = E_{SCE} - E_{玻璃} = E_{SCE} - E^{\theta}_{玻璃} + 0.059pH \quad (1-3)$$

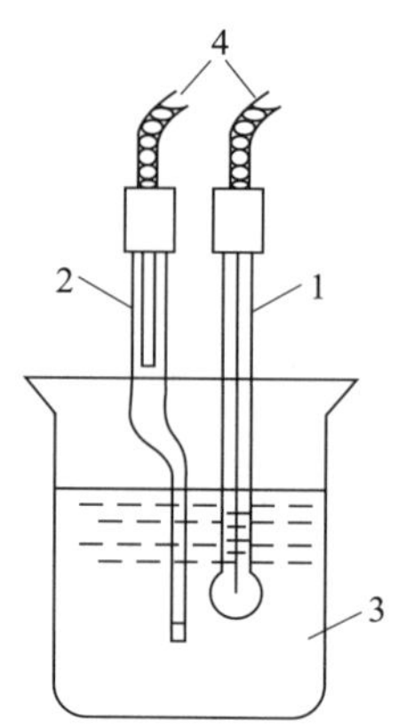

图 1-4　溶液 pH 测量的电极系统

1. 玻璃电极　2. 饱和甘汞电极　3. 试液　4. 接 pH 计

由式（1-3）可知，只要测得 E 就可以求得 pH。因此用电位法以 pH 计测量时，先用标准缓冲液定位，然后可直接在 pH 计上读出溶液的 pH。

三、电位滴定法

电位滴定法同一般滴定分析方法的基本原理一样，不同之处在于其是通过测定滴定过程中电池电动势的“突跃”代替指示剂的变色以确定终点。它可应用于酸碱滴定、沉淀滴定、络合滴定、氧化还原滴定及非水滴定等。显然，对于有色或浑浊的溶液以及无合适指示剂的滴定分析，该方法均适用。由于滴定终点由电信号来判断，故易于实现自动化分析。

电位滴定法是一种用电位法确定终点的滴定方法。进行电位滴定时，在待测溶液中插入一个指示电极，并与一个参比电极组成一个工作电池。随着滴定剂的加入，由于发生化学反应，待测离子或有关离子浓度不断变化，指示电极电位也随之不断变化，而在化学计量点附近发生电位的突跃，因此，测量电池电动势的变化，就能确定滴定终点。电位滴定法的基本仪器装置如图 1-5 所示。

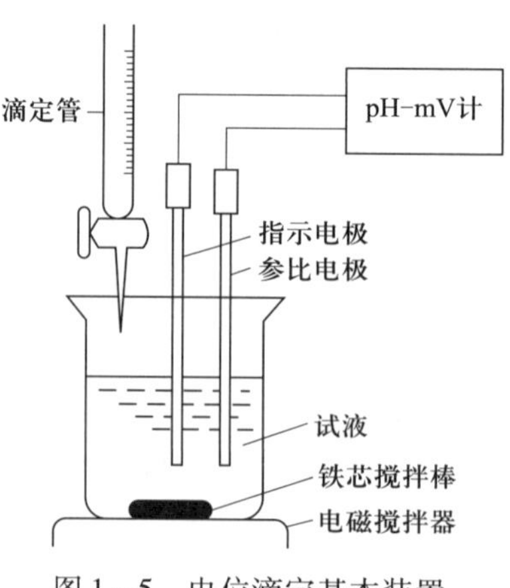

图 1-5　电位滴定基本装置

电位滴定时，每加一次滴定剂，测量一次电动势，直到超过化学计量点为止。这样就得到一系列的滴定剂用量（V）和相应的电动势（E）数据。

电位滴定中，滴定终点可根据工作电池的电动势与加入滴定剂体积的关系来确定。在滴定过程中，一般只需准确测量和记录化学计量点前后 1 ~ 2 mL 的电动势变化即可。在化学计量点附近，应每加 0.1 ~ 0.2 mL 滴定剂就测一次电动势，为了计算方便，每次加入的量应相等（如每次都加 0.1 mL）。

在电位滴定中，滴定终点的确定方法通常有三种，现以表 1 - 1 中 0.1 mol/L 硝酸银标准溶液滴定氯离子时得到的数据为例，具体讨论这几种确定终点的方法。

表 1 - 1　　0.1 mol/L 硝酸银标准溶液滴定氯离子数据

滴定剂体积 V /mL	电位计读数 E /V	ΔE	ΔV	$\Delta E/\Delta V$ /(V·mL^{-1})	平均体积 $\bar{V}$ /mL	$\Delta(\Delta E/\Delta V)$	$\Delta^2 E/\Delta V^2$
5.00	0.062						
		0.023	10.00	0.002	10.00		
15.00	0.085						
		0.022	5.00	0.004	17.50		
20.00	0.107						
		0.016	2.00	0.008	21.00		
22.00	0.123						
		0.015	1.00	0.015	22.50		
23.00	0.138						
		0.008	0.50	0.016	23.25		
23.50	0.146						
		0.015	0.30	0.050	23.65		
23.80	0.161						
		0.013	0.20	0.065	23.90		
24.00	0.174						
		0.009	0.10	0.090	24.05		
24.10	0.183						
		0.011	0.10	0.110	24.15		
24.20	0.194					0.28	2.8
		0.039	0.10	0.390	24.25		
24.30	0.233					0.44	4.4
		0.083	0.10	0.830	24.35		
24.40	0.316					-0.59	-5.9
		0.024	0.10	0.240	24.45		
24.50	0.340					-0.13	-1.3
		0.011	0.10	0.110	24.55		
24.60	0.351					-0.04	-0.4
		0.007	0.10	0.070	24.65		
24.70	0.358						
		0.015	0.30	0.050	24.85		
25.00	0.373						
		0.012	0.50	0.024	25.25		
25.50	0.385						

1. 绘 $E-V$ 曲线法

用加入滴定剂体积（V）作横坐标，电位计读数（E）作纵坐标，绘制 $E-V$ 曲线，曲线上的转折点即为化学计量点（如图 1 - 6 所示）。作两条与滴定曲线相切的 45°倾斜的直线，它们的等分线与曲线的交点即是拐点。

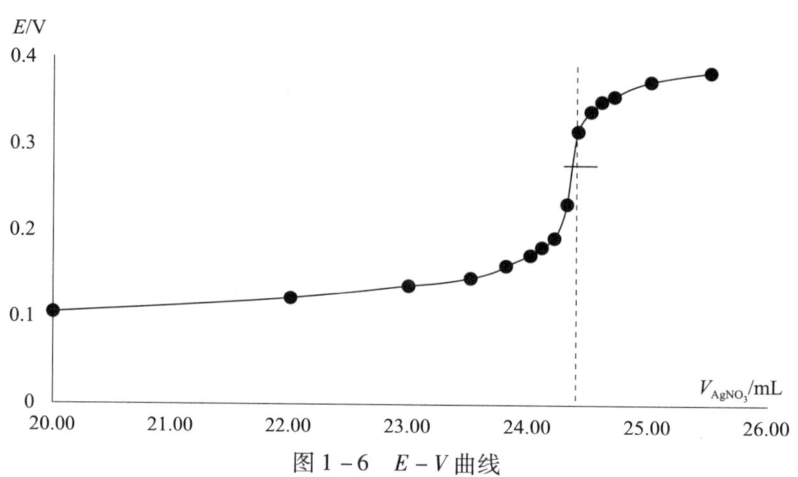

图 1-6　$E-V$ 曲线

2. 绘 $(\Delta E/\Delta V)-\bar{V}$ 曲线法

这一方法又称为一级微商法。当 $E-V$ 曲线电位突跃不陡又不对称，则滴定终点就难以确定。我们可以使用绘 $(\Delta E/\Delta V)-\bar{V}$ 曲线法（如图 1-7 所示），$\Delta E/\Delta V$ 为电动势 E 的变化值与相对应的加入滴定剂体积 V 的增量 ΔV 之比，$\bar{V}$ 为平均体积。例如加入硝酸银体积为 24.10 mL 和 24.20 mL，相应的 $\Delta E/\Delta V$ 为：

$$\frac{\Delta E}{\Delta V}=\frac{0.194-0.183}{24.20-24.10}=0.110 \tag{1-4}$$

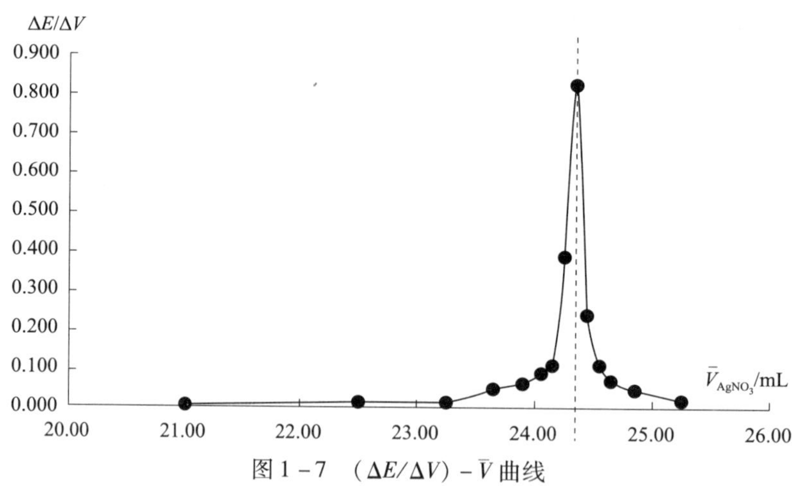

图 1-7　$(\Delta E/\Delta V)-\bar{V}$ 曲线

通过 $\Delta E/\Delta V$ 值对 $\bar{V}$ 作图，可得一呈现明显尖峰的曲线，曲线的转折点（尖峰）所对应的体积即为滴定终点时标准滴定溶液所消耗的体积。用此法作图确定终点较为准确，但程序烦琐，且尖峰是由实验点的连线外延绘出的，也会有一定的误差。

3. 二级微商法

此法是根据一级微商曲线的最高点正是二级微商 $\Delta^2E/\Delta V^2$ 等于零处。可以通过绘制二级微商曲线图（如图 1-8 所示）或通过计算求得终点。这也是实际工作中最常用的方法。

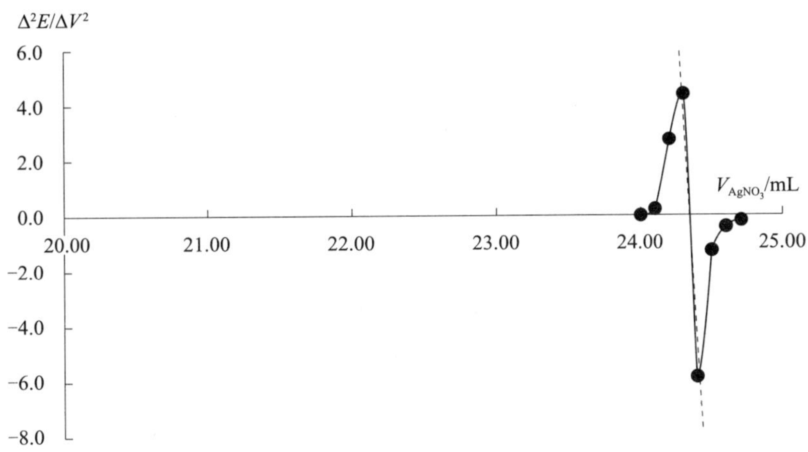

图 1－8 $\Delta^2E/\Delta V^2-V$ 曲线

当加入硝酸银体积为 24. 30 mL 时，$\Delta^2E/\Delta V^2$ 出现正最大值为：

$$\frac{\Delta^2 E}{\Delta V^2}=\frac{\Delta\left(\frac{\Delta E}{\Delta V}\right)}{\Delta\bar{V}}=\frac{0.830-0.390}{24.35-24.25}=4.4 \quad (1-5)$$

同样，当加入硝酸银体积为 24. 40 mL 时，$\Delta^2E/\Delta V^2$ 出现负最大值为：

$$\frac{\Delta^2 E}{\Delta V^2}=\frac{\Delta\left(\frac{\Delta E}{\Delta V}\right)}{\Delta\bar{V}}=\frac{0.240-0.830}{24.45-24.35}=-5.9 \quad (1-6)$$

由于二级微商等于零处为终点，故滴定终点应在 $\Delta^2E/\Delta V^2$ 为 4. 4 和 －5. 9 对应的体积之间，即 24. 30 mL 和 24. 40 mL 之间。用内插法可以算出对应于 $\Delta^2E/\Delta V^2$ 等于零的体积。

$$V=V_0+\frac{a}{a+b}\times\Delta V=24.30+\frac{4.4}{4.4+5.9}\times 0.1=24.34\ \text{mL} \quad (1-7)$$

式中，V 为滴定终点的体积，a 为曲线过零点前的二级微商绝对值，b 为曲线过零点后二级微商的绝对值，V_0 为 a 点对应的滴定剂体积，ΔV 为 a 点至 b 点滴加的滴定液体积。

四、电极的选择

电位滴定法可以用于有色的或浑浊的溶液，或没有合适指示剂可选用的试验，所以应用范围较广。因此在酸碱滴定、氧化还原滴定、沉淀滴定、络合滴定等试验中，选择好合适的电极后，结果更加客观准确，不同滴定试验中电极的选择见表 1－2。

表 1－2　电极的选择

序号	类型	指示电极	参比电极
1	酸碱滴定	pH 玻璃电极、锑电极	甘汞电极
2	氧化还原滴定	铂电极	甘汞电极、玻璃电极、钨电极
3	沉淀滴定	银电极、硫化银膜电极等离子选择性电极	双盐桥甘汞电极、pH 玻璃电极

续表

序号	类型	指示电极	参比电极
4	络合滴定	铂电极、离子选择性电极	甘汞电极
5	溶液 pH 测量	pH 玻璃电极	甘汞电极

思考与练习

一、填空题

1. 铂电极、甘汞电极和氟离子选择性电极分别属于________电极、________电极和________电极。

2. 在高锰酸钾测定亚铁离子的实验中，常用的指示电极为________电极。

3. 使用直接电位法测定 pH 时，先用________定位，然后可直接在________上读出溶液的 pH。

4. 电位滴定法常用于________和________以及无合适指示剂的滴定分析。

5. 电位滴定法中确定终点的方法有________、________和________。

二、单项选择题

1. 用电位法测某药品中的氯离子含量，可以选择的指示电极是（　　）。

A. 玻璃电极　　B. 甘汞电极　　C. 银电极　　D. 铂电极

2. 电位滴定法指示终点的方法是（　　）。

A. 电流的突变　　B. 外指示剂　　C. 自身指示剂　　D. 电动势的突变

3. 在测量过程中，具有恒定电位的电极称为（　　）。

A. 玻璃电极　　B. 参比电极　　C. 指示电极　　D. 选择性电极

4. 电位滴定法终点确定常用的方法是（　　）。

A. 二级微商法　　B. 标准曲线法　　C. 内标法　　D. 标准加入法

5. 下列选项中不属于玻璃电极的组成部分的是（　　）。

A. 银－氯化银内参比电极　　B. 玻璃管

C. 一定浓度的 HCl　　D. 饱和 KCl 溶液

三、简答题

1. 何谓指示电极、参比电极？各有何要求？

2. 利用氢氧化钠测量磷酸的含量，硝酸银测量溴离子含量，重铬酸钾测量硫酸亚铁铵的含量这几个实验分别属于哪类反应？并为其选择合适的电极。

3. 常用的电极有哪几种类型？分别举出一例。
4. 电位分析法的依据是什么？
5. 直接电位法的误差来源有哪些？如何避免？

四、计算题

某滴定反应，当滴定接近化学计量点时，得到下列电动势数据：

序号	1	2	3	4	5
滴定剂体积/mL	11.25	11.30	11.35	11.40	11.45
电动势/mV	225	238	265	291	306

计算到终点时，消耗滴定剂体积是多少？

第二节　酸度计的组成及操作

学习目标

1. 能学会使用酸度计并知晓注意事项。
2. 能选择合适的标准 pH 缓冲溶液并进行简单的配制。
3. 能对酸度计进行常规保养及维护。

酸度计又叫电位滴定仪或 pH 计，是电位分析法中最常用的仪器，利用不同的电极可以实现溶液 pH 的测量及药物等含量的测量。图 1－9 是实验室常见的各类酸度计。

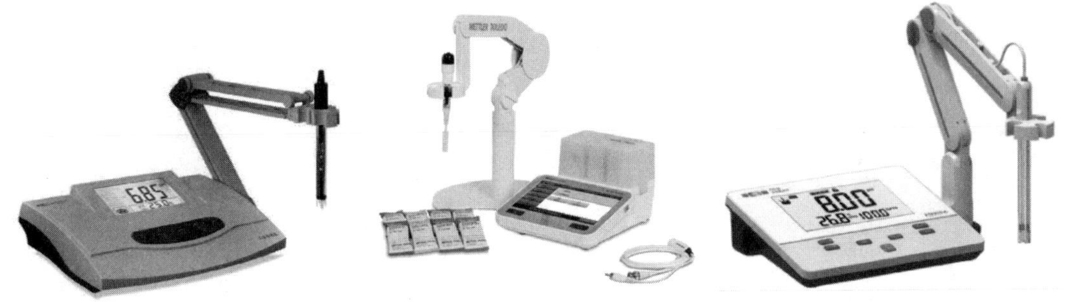

图 1－9　各类型号的酸度计

一、构造

酸度计由电极、电计和支架三部分组成，如图 1－10 所示。酸度计主要用来测量液体介质的酸碱度值，配上相应的电极可以测量电位值（mV），通过测量电位变化可以确定滴定终点，以此计算出药品的含量。酸度计广泛应用于工业、农业、科研、环保等领域。

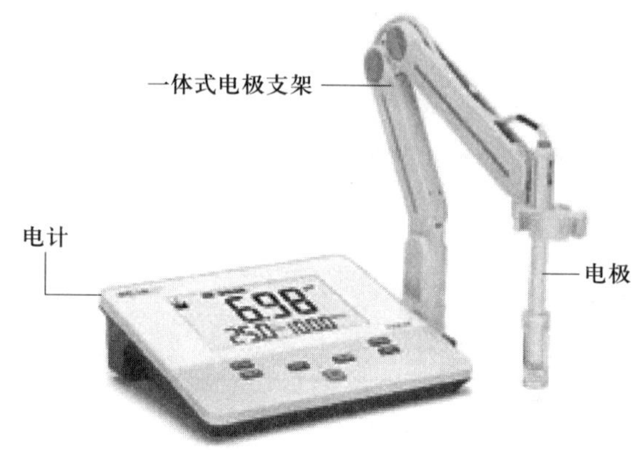

图 1－10　PHS－3C 酸度计

二、标准缓冲溶液的选择与配制

使用酸度计进行溶液 pH 测量时，需要对酸度计进行校准。标准缓冲溶液是 pH 测定的基准。因此标准缓冲溶液 pH 的准确度直接影响测定的结果，应该严格按照国家标准或相关手册资料的要求配制标准缓冲溶液，见表 1－3。同时应该特别注意所用试剂和水的纯度，配成后应密闭保存于上等的硬质玻璃瓶或聚乙烯瓶中。

表 1－3　　**标准缓冲溶液 pH**

温度/℃	0.05 mol/L 草酸盐	0.05 mol/L 苯二甲酸盐	0.025 mol/L 磷酸盐	0.01 mol/L 硼砂	25 ℃饱和氢氧化钙
0	1.67	4.01	6.98	9.46	13.43
5	1.67	4.00	6.95	9.40	13.21
10	1.67	4.00	6.92	9.33	13.00
15	1.67	4.00	6.90	9.27	12.81
20	1.68	4.00	6.88	9.22	12.63
25	1.68	4.01	6.86	9.18	12.45
30	1.68	4.01	6.85	9.14	12.30
35	1.69	4.02	6.84	9.10	12.14
40	1.69	4.04	6.84	9.06	11.98
45	1.70	4.05	6.83	9.04	11.84
50	1.71	4.06	6.83	9.01	11.71
55	1.72	4.08	6.83	8.99	11.57
60	1.72	4.09	6.84	8.96	11.45

按照药典规定，应选择两个 pH 约相差 3 个电位的标准缓冲溶液，并使样品的 pH 处于两者之间。其中与被测溶液 pH 接近的一个标准缓冲溶液用于第一次校准定位。

三、校准与使用

1. 酸度计的校准

酸度计的校准方法见表 1－4。

表 1－4　　酸度计的校准

步骤	操作内容
准备	（1）安装电极 （2）酸度计接通电源预热、选择 pH 挡、温度补偿、定位斜率调节 （3）标准缓冲溶液的配制和选择，准备好待测溶液
酸度计校准	（1）调节仪器上读数与当前温度下标准缓冲溶液 pH 一致 （2）取出电极清洗后用吸水纸吸干 （3）再插入第二种标准缓冲溶液，调节斜率补偿旋钮，使仪器显示 pH 与该温度下标准缓冲溶液 pH 一致 （4）取出电极清洗待用

2. 测量

根据试验需要选择 pH 挡或者电位（mV）挡，用纯化水（去离子水）冲洗电极后，用吸水纸吸干，将电极插入待测溶液中，电位滴定时注意搅拌子不要打到电极头部。待电极反应平衡后读数。

3. 记录

记录样品的名称、批号等信息，并及时记录测定结果原始数据。

四、使用注意事项及保养维护

1. 注意事项

（1）标准缓冲溶液必须准确配制，否则将严重影响仪器的测量精度。

（2）不能使用配制时间较长或已变质的标准缓冲溶液进行校准。

（3）每次从一个溶液置入另一个溶液前，电极都需要在去离子水中清洗 3 次并用吸水纸吸干电极上的水珠，保持电极探头的洁净。

清洗方法：将电极测量头浸入去离子水中来回晃动数次或用洗瓶冲洗电极探头，再用吸水纸吸干水珠。

（4）新的或长久不用的复合电极，使用前应用饱和氯化钾溶液浸泡 24 h 以上。

2. 保养维护

（1）玻璃电极的保养

测定后玻璃电极需要用去离子水清洗，再用吸水纸吸干水分。注意不要对玻璃电极的连接插头造成污染。不使用时，玻璃电极应浸泡在去离子水中。注意水面不要太高，防止玻璃电极上部的绝缘性能受到影响。若长时间不用，则须彻底清洁，然后晾干装入原包装盒。

如果玻璃电极表面因频繁测试性质不同的溶液导致污染，出现污点或杂质膜，需要对电极进行活化处理。

（2）甘汞电极的保养

甘汞电极保养的问题主要分为两种情况：一是电极内部饱和氯化钾溶液流失，二是氯化钾析出过多导致溶液不饱和。两种情况都需要重新装填氯化钾溶液。重装时需注意氯化钾溶液的纯度要高；装填的工具须彻底清洁，避免污染溶液；装入溶液时要使溶液内存在少量氯化钾颗粒，保证溶液处于饱和状态。

（3）电计的保养

若电计长时间不用，须卸下电极，将接续器插入玻璃电极的输入口，或者将废玻璃电极插头插入，防止灰尘进入，然后放入原包装，存放于干燥清洁处。电计需要定期通电。

【知识链接】

自动电位滴定仪

自动电位滴定仪主要由控制处理器、交换装置和搅拌器等部分组成，配合相应的指示电极可进行不同类型的分析滴定。设置好相应参数后仪器一边滴定一边在屏幕上绘制曲线，滴定结束后仪器自动求出终点体积、终点电位和待测液体的浓度，更加方便快捷。

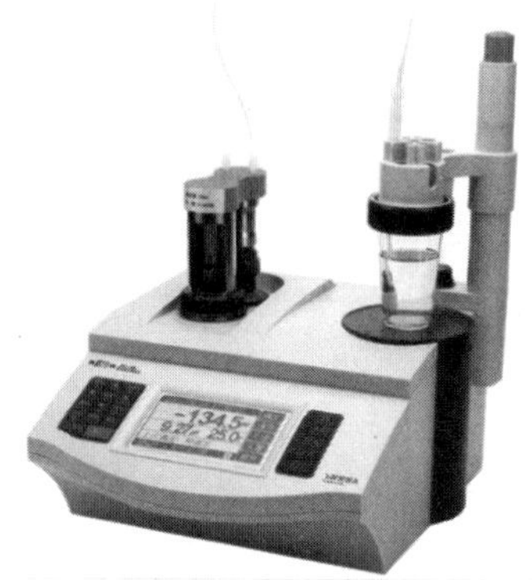

思考与练习

一、填空题

1. 酸度计由________、________和________三部分组成，是实验室最常见的电位分析仪器。

2. 如果玻璃电极表面因频繁测试性质不同的溶液导致污染，出现污点或杂质膜，需要对电极进行________处理。

3. 酸度计使用前的准备工作有接通电源预热、________、________和________。

4. 根据试验需要，可以选择酸度计________或者________两挡参数。

5. 室温下邻苯二甲酸氢钾标准缓冲溶液 pH 为________，磷酸二氢钾和磷酸氢二钠混合盐溶液的 pH 为________。

二、单项选择题

1. 使用酸度计进行溶液 pH 测量时，需要对酸度计进行（　　），才能使测量更准确。

A. 清洗　　B. 校准　　C. 配对　　D. 预热

2. 玻璃电极使用前浸泡的目的是（　　）。

A. 活化电极　　B. 清洗电极　　C. 校正电极　　D. 润湿电极

3. 新的或长久不用的复合电极使用前，应用（　　）溶液浸泡 24 h 以上。

A. 氯化钠　　B. 盐酸　　C. 氯化钾　　D. 硝酸钠

4. 不能用电位分析法测定的是（　　）。

A. 被测离子各种价态的总浓度

B. 能对电极响应的离子浓度

C. 无机离子的浓度

D. 低价金属离子的浓度

5. 以下不是影响酸度计测量准确度的因素是（　　）。

A. 温度　　B. 缓冲液准确度

C. 响应时间　　D. 滴定时间

三、判断题

1. 氧化还原滴定时可以选择铂电极作指示电极，甘汞电极作参比电极。（　　）

2. 内参比电极的电位是恒定的，与被测溶液的 pH 无关。（　　）

3. 酸度计在使用时不受温度、干扰离子的影响，非常稳定。（　　）

4. 电极使用时插入溶液底部，不用时可将电极提出溶液置于空气中。（　　）

5. 校准酸度计的缓冲溶液需要精准配制并现配现用，长久不用的缓冲溶液将影响其精密度。（　　）

四、简答题

1. 长久不使用的电极在使用前需进行哪些处理?

2. 酸度计在校准时应该注意哪些方面带来的影响?

3. 饱和甘汞电极内部若不存在白色固体颗粒，需要注意什么?

实训一　葡萄糖注射液的 pH 测定

一、实训目的

1. 能独立完成酸度计的校准及 pH 测定实训实验。
2. 能独立完成缓冲液的选择及配制。
3. 能完成酸度计的常规维护及保养。

二、实训准备

1. 器材

酸度计、pH 复合玻璃电极、其他相关玻璃仪器。

2. 试剂与试药

葡萄糖注射液、邻苯二甲酸氢钾、磷酸氢二钠、磷酸二氢钾、氯化钾。

三、实训内容与步骤

1. 标准缓冲溶液的配制

取出 pH 为 4.00 的邻苯二甲酸氢钾标准缓冲试剂，剪开封口，将试剂倒入 250 mL 容量瓶中，加无 CO_2 去离子水适量，振摇使其溶解，加无 CO_2 去离子水至刻度，摇匀，即得。

pH 为 6.86 的混合磷酸盐标准缓冲试剂的配制方法同上所述。

2. 样品测定步骤

（1）接通酸度计的电源，预热 20 分钟。

（2）校准酸度计。

（3）测量：调节温度补偿键至温度与样品溶液温度一致（如果和标准缓冲溶液的温度相同，不调），将复合电极洗净擦干后，插入 20 ~ 30 mL 测量溶液中，轻轻晃动测定液，使溶液均匀分布，待显示值稳定后，记录结果。平行测定 3 份，计算相对极差。

（4）结果与评判：将测定结果与药典规定进行对照，判断是否符合规定。

3. 数据记录和处理

按表 1 – 5 记录测定结果。

表 1 – 5　测定结果记录表

产品名称		规　格	
生产厂家			
批　号		生产日期	
批　量		检验日期	

续表

取样编号	001	002	003
pH 值			
平均值			
相对极差/%			
分析结果	本批次葡萄糖注射液________（是/否）符合标准		
计算过程			
检验员		复核员	

4. 注意事项

（1）初次使用时，由于电极传感器比较干燥，可能影响仪器的测量精度，因此应先将电极浸泡在饱和氯化钾溶液中 24 小时。

（2）使用 pH 计时，每次更换溶液，都必须用去离子水洗涤。用搅拌子搅拌时切勿打到玻璃电极头部。

（3）使用完以后的电极需放在电极保护液中进行保存。

四、实训测评

所有实训内容均应符合健康、安全和环境管理体系（以下简称 HSE）。

按表 1－6 所列评分标准进行测评，并做好记录。

表 1－6　　实训评分标准

序号	考核内容	考核标准	配分	得分
1	文明操作	符合 HSE 规定	5	
2	溶液配制	正确配制两种标准缓冲溶液	5	
3	仪器使用	正确开机预热	5	
		正确连接清洗电极	5	
		电极不长时间暴露空气中	5	
		实验结束后正确冲洗电极	5	
4	实验操作	正确使用标准缓冲溶液校准仪器	10	
		正确完成 3 次测量实验	10	
5	实验结果	精密度（相对极差）≤0.50% 满分；每增加 0.50% 扣 5 分，扣完为止	25	
		pH 符合中国药典规定得 10 分，不符合得 0 分	10	

续表

序号	考核内容	考核标准	配分	得分
6	数据记录	及时记录数据（发现篡改数据本实训计 0 分）	10	
7	结束工作	完成整理和清洗工作	5	
合计				

实训二　电位滴定法测定盐酸氟桂利嗪的含量

一、实训目的

1. 能说出电位滴定法测定盐酸氟桂利嗪含量的原理。
2. 学会电位滴定法终点确定及计算的方法。
3. 能利用 Excel 等软件处理实验数据，绘制二级微商图。
4. 能独立完成整个实训实验并完成相应报告。
5. 能完成酸度计的常规保养及维护。

二、实训准备

1. 器材

酸度计、玻璃－饱和甘汞电极（复合电极）、滴定管、电子天平、电烘箱、其他相关玻璃仪器。

2. 试剂与试药

邻苯二甲酸氢钾、盐酸氟桂利嗪原料药、0.1 mol/L 氢氧化钠滴定液、10 g/L 酚酞指示剂、乙醇。

三、实训内容与步骤

1. 氢氧化钠滴定液的标定

称取于 105～110 ℃电烘箱干燥至恒重的邻苯二甲酸氢钾（$C_8H_5KO_4$，KHP）工作基准试剂 3 g（减量法精密称定），放入 100 mL 小烧杯中，加入适量去除二氧化碳的水溶解，转移至 100 mL 的容量瓶中，定容。用移液管移取 25 mL 溶液于锥形瓶中，滴定 2 滴酚酞指示剂，用给定的氢氧化钠滴定液滴定至溶液呈粉红色，保持 30 秒，记录消耗氢氧化钠的体积 V。平行测定 3 次，同时做空白试验，记录空白试验消耗的体积 V_0。计算出氢氧化钠滴定液的浓度及相对极差。

$$c(\mathrm{NaOH})=\frac{m\times\dfrac{25.00}{100.00}\times 1\ 000}{(V-V_0)\times M}\tag{1-8}$$

式中：c 为氢氧化钠的质量浓度，mol/L；m 为邻苯二甲酸氢钾的质量，g；V 为消耗的氢氧化钠滴定液的体积，mL；V_0 为空白试验消耗的体积，mL；M 为邻苯二甲酸氢钾的摩尔质量，M（$C_8H_5KO_4$）=204.22 g/mol。

2. 盐酸氟桂利嗪含量测定

按要求安装好电位滴定仪，开启仪器。取 0.2 g 盐酸氟桂利嗪，精密称定，加乙醇 70 mL 溶解。按电位滴定法以 0.1 mol/L 的氢氧化钠滴定液滴定，以第二突跃点（通过二级微商计算）所消耗滴定液的体积计算，平行测定 3 次，同时做空白试验，计算出供试品含量和相对极差。每毫升氢氧化钠滴定液（0.1 mol/L）相当于 23.87 mg 的盐酸氟桂利嗪（$C_{26}H_{26}F_2N_2 \cdot 2HCl$）。

$$\omega(\%) = \frac{(V - V_0) \times T \times F \times 10^{-3}}{m} \times 100\%$$

式中：ω 为盐酸氟桂利嗪百分含量（g/g），%；m 为供试品取样量，g；V 为消耗氢氧化钠滴定液的体积，mL；V_0 为空白试验消耗的体积，mL；T 为滴定度，mg/mL；F 为校正因子，F = 实际浓度/规定浓度（NaOH 规定浓度为 0.1 mol/L）。

3. 二级微商计算消耗体积

根据实验得到的 E 和消耗体积 V 的值，依次计算一级微商 $\Delta E/\Delta V$（相邻两次的电位差与相应滴定液体积差之比）和二级微商 $\Delta^2 E/\Delta V^2$（相邻 $\Delta E/\Delta V$ 值间的差与相应滴定液体积差之比）的值。将测定的 E、V 值与计算值列表。再以二级微商值（$\Delta^2 E/\Delta V^2$）为纵坐标，加入滴定液的体积（V）为横坐标作图。$\Delta^2 E/\Delta V^2 = 0$ 所对应的体积即为滴定终点，采用内插法计算出消耗体积。

4. 数据记录和处理

按表 1－7 记录测定结果。

表 1－7　　测定结果记录表

<table>
<tr><td colspan="2">产品名称</td><td colspan="2"></td><td>规　格</td><td></td></tr>
<tr><td colspan="2">生产厂家</td><td colspan="4"></td></tr>
<tr><td colspan="2">批　号</td><td colspan="2"></td><td>生产日期</td><td></td></tr>
<tr><td colspan="2">批　量</td><td colspan="2"></td><td>检验日期</td><td></td></tr>
<tr><td colspan="2">取样编号</td><td>001</td><td>002</td><td colspan="2">003</td></tr>
<tr><td rowspan="9">氢氧化钠的标定</td><td>邻苯二甲酸氢钾 m/g</td><td></td><td></td><td colspan="2"></td></tr>
<tr><td>移取 KHP 的体积/mL</td><td></td><td></td><td colspan="2"></td></tr>
<tr><td>消耗氢氧化钠体积 V/mL</td><td></td><td></td><td colspan="2"></td></tr>
<tr><td>空白试验体积 V_0/mL</td><td colspan="4"></td></tr>
<tr><td>KHP 摩尔质量 $M/(g \cdot mol^{-1})$</td><td colspan="4">204.22</td></tr>
<tr><td>氢氧化钠浓度 $c/(mol \cdot L^{-1})$</td><td></td><td></td><td colspan="2"></td></tr>
<tr><td>平均值 $c/(mol \cdot L^{-1})$</td><td colspan="4"></td></tr>
<tr><td>相对极差 A/%</td><td colspan="4"></td></tr>
</table>

续表

盐酸氟桂利嗪测定	盐酸氟桂利嗪试样 m/g			
	突跃前 $\Delta^2E/\Delta V^2$ 值			
	突跃后 $\Delta^2E/\Delta V^2$ 值			
	突跃前氢氧化钠体积/mL			
	突跃前后的体积差/mL			
	突跃时消耗氢氧化钠体积 V/mL			
	空白试验体积 V_0/mL			
	校正因子 F			
	滴定度 T/(mg · mL^{-1})	23.87		
	盐酸氟桂利嗪百分含量 ω/%			
	含量平均值/%			
	相对极差 A/%			

计算过程：
（1）氢氧化钠滴定液的标定

（2）盐酸氟桂利嗪含量测定

图表请另附纸张

检测结果：
本品为______________，性状______________________________。
经检测含量为____________________，结论____________（合格/不合格）。

检验员		复核员	

5. 注意事项

（1）电位滴定仪要提前开机预热。

（2）实验前应检查电极是否有脏污、气泡、损坏等，并且打开塞子。

（3）实验过程中电极不能长时间暴露于空气中，防止磁石旋转打到电极，测定中要等待电位读数稳定后再记录。越接近终点滴定体积要越小，控制在 0.1 mL 为宜。

（4）电极使用结束后应用去离子水清洗干净后用吸水纸擦拭后放入电极液中。

四、实训测评

按表 1－8 所列评分标准进行测评，并做好记录。

表 1－8　　实训评分标准

<table>
<tr><th>序号</th><th colspan="2">考核内容</th><th>考核标准</th><th>配分</th><th>得分</th></tr>
<tr><td>1</td><td colspan="2">文明操作</td><td>符合 HSE 规定</td><td>5</td><td></td></tr>
<tr><td rowspan="4">2</td><td colspan="2" rowspan="4">仪器使用</td><td>正确开机预热天平和酸度计（各 3 分）</td><td>6</td><td></td></tr>
<tr><td>正确连接清洗电极</td><td>4</td><td></td></tr>
<tr><td>搅拌子不打到电极</td><td>4</td><td></td></tr>
<tr><td>实验结束正确归位天平和电极（各 3 分）</td><td>6</td><td></td></tr>
<tr><td rowspan="8">3</td><td rowspan="8">实验操作</td><td rowspan="4">氢氧化钠标定</td><td>按要求正确完成称量（±10% 之内）</td><td>5</td><td></td></tr>
<tr><td>按要求正确配制溶液</td><td>5</td><td></td></tr>
<tr><td>按要求正确判断终点</td><td>5</td><td></td></tr>
<tr><td>正确读数</td><td>5</td><td></td></tr>
<tr><td rowspan="4">盐酸氟桂利嗪测定</td><td>滴定管正确试漏或重新清洗干净</td><td>5</td><td></td></tr>
<tr><td>接近终点时滴定体积控制在 0.1 mL</td><td>5</td><td></td></tr>
<tr><td>按照规范要求完成空白试验</td><td>5</td><td></td></tr>
<tr><td>正确读数</td><td>5</td><td></td></tr>
<tr><td rowspan="2">4</td><td colspan="2" rowspan="2">实验结果</td><td>盐酸氟桂利嗪精密度（相对极差）≤0.50% 满分；每增加 0.50% 扣 5 分，扣完为止</td><td>15</td><td></td></tr>
<tr><td>盐酸氟桂利嗪含量符合中国药典规定得 10 分，不符合得 0 分</td><td>10</td><td></td></tr>
<tr><td>5</td><td colspan="2">数据记录</td><td>及时记录数据（发现篡改数据本实训计 0 分）</td><td>5</td><td></td></tr>
<tr><td>6</td><td colspan="2">结束工作</td><td>完成整理和清洗工作</td><td>5</td><td></td></tr>
<tr><td colspan="4">合计</td><td colspan="2"></td></tr>
</table>

【知识链接】

盐酸氟桂利嗪

盐酸氟桂利嗪，化学式为 $C_{26}H_{26}F_2N_2 \cdot 2HCl$，相对分子质量为 477.42，是一种钙通道阻断剂，能防止因缺血等原因导致的细胞内病理性钙超载而造成的细胞损害。适用于脑动脉硬化，脑血栓形成，脑栓塞，高血压所致的脑循环障碍和脑出血，蛛网膜所致的脑循环障碍和脑出血等。

第二章

紫外－可见吸收光谱法

在现代仪器分析法中，根据待测物质（原子或分子）发射或吸收的电磁辐射，以及待测物质与电磁辐射的相互作用而建立起来的定性、定量和结构分析方法，统称为光学分析法。光学分析法的种类很多，紫外－可见吸收光谱法仅是其中的一种。在紫外光区（200～400 nm）和可见光区（400～760 nm），根据待测物质对不同波长电磁辐射的吸收程度不同而建立起来的分析方法，称为紫外－可见吸收光谱法，又称为紫外－可见分光光度法。它在临床生化检验、卫生理化检验、药品分析、环境分析、科学研究和工农业生产等领域是非常重要的分析方法。

紫外－可见吸收光谱法在药学领域中也有着广泛的应用，因为多数有机药物的分子中含有共轭的不饱和基团，其能吸收紫外－可见光而产生吸收光谱。不同的化合物会产生不同的吸收光谱，利用吸收光谱的特点可以进行纯物质的鉴别及杂质的检测、药品与制剂的定量分析等。例如《中国药典（2020 年版）》中规定维生素 B_1 片含量、对乙酰氨基酚片剂含量、维生素 B_{12} 注射液含量、醋酸泼尼松龙乳膏含量等均采用紫外－可见吸收光谱法进行测定。本章通过基础知识、仪器设备和分析方法来对其进行介绍。

【案例导入】

氰化高铁血红蛋白测定法测定血红蛋白

血红蛋白减少见于临床上各种原因的贫血，通过血红蛋白的测定可诊断贫血，明确贫血程度。血红蛋白的测定多用氰化高铁血红蛋白测定法。其基本原理是：血液中除硫化血红蛋白外的各种血红蛋白均可被高铁氰化钾氧化为高铁血红蛋白，再和 CN^- 结合生成稳定的棕红色复合物——氰化高铁血红蛋白，其在 540 nm 处有一吸收峰，用分光光度计测定该处的吸光度，经换算即可得到每升血液中的血红蛋白浓度，或通过制备的标准曲线查得血红蛋白浓度。

第一节　基本知识

学习目标

1. 说出光的吸收定律。

2. 能区别透光率和吸光度。
3. 能应用光的吸收定律进行计算。
4. 能说出不同的吸光系数的含义。
5. 能说出吸收光谱曲线中横坐标 c、纵坐标 A 和 λ_{max} 的含义。

一、光的本质与物质的颜色

1. 光的本质

光是一种电磁波，具有波动性和粒子性，即光的波粒二象性。光的波动性常用波长或频率来描述，光的粒子性是把光作为具有一定能量的光子（或光量子）来描述。按波长顺序排列的电磁波称为电磁波谱。人眼能感觉到的光称为可见光，如日光、白炽灯光及各种颜色的光等，其波长在 400～760 nm，它们只是电磁波谱中一个很小的波段。人眼觉察不到的还有红外线、紫外线、X 射线等。

【知识链接】

光是电磁辐射的一部分，所有电磁辐射在本质上是完全相同的，从 γ 射线到无线电波，其区别仅在于波长或频率的不同，把电磁辐射按波长的长短顺序排列起来即为电磁波谱。电磁波谱各区域的名称、波长范围及引起物质内部能级的跃迁类型如下：

电磁辐射区段	波长范围	能级跃迁类型
γ 射线	10^{-3}～0.1 nm	原子核能级
X 射线	0.1～10 nm	内层电子能级
远紫外辐射	10～200 nm	内层电子能级
紫外辐射	200～400 nm	价电子或成键电子能级
可见光区	400～760 nm	价电子或成键电子能级
近红外辐射	0.76～2.5 μm	涉及氢原子的振动能级
中红外辐射	2.5～50 μm	原子或分子的振动能级
远红外辐射	50～1 000 μm	分子的转动能级
微波区	0.1～100 cm	分子的转动能级
无线电波区	1～1 000 m	磁场诱导核自旋能级

单一波长的光称为单色光，由不同波长的光混合而成的光称为复合光，如日光、白炽灯光等都是复合光。如果让一束白光通过棱镜，便可分解为红、橙、黄、绿、青、蓝、紫七种颜色的光，这种现象称为光的色散。每种颜色的光都具有一定的波长范围，但各种色光之间没有严格的界限，而是由一种颜色逐渐过渡为另一种颜色，见表 2－1。

表 2-1 各种色光的近似波长范围

光的颜色	波长范围/nm	光的颜色	波长范围/nm
红色	760~650	青色	500~480
橙色	650~610	蓝色	480~450
黄色	610~560	紫色	450~400
绿色	560~500	近紫外光	400~200

若两种对应颜色的单色光按一定强度比例混合可成为白光，则这两种单色光称为互补色光。如图 2-1 所示，直线相连的两种色光彼此混合可成白光，如紫光与绿光互补，蓝光和黄光互补。

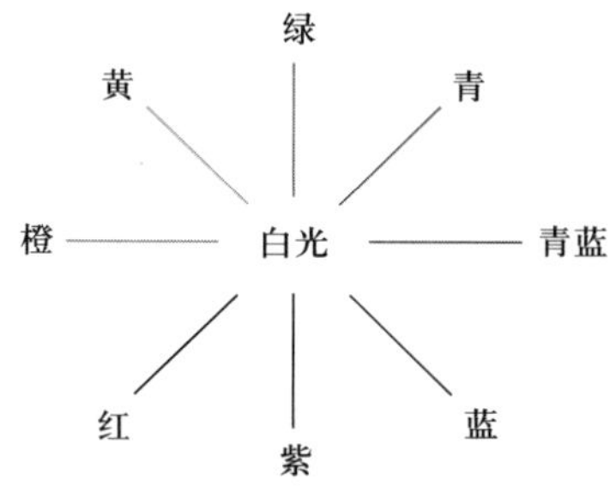

图 2-1　光的互补色示意图

2. 溶液对光的选择性吸收

溶液的颜色，是由于溶液选择性地吸收了可见光中某一波长的光而产生的。当一束白光通过某溶液时，如果溶液对各波长的光完全吸收，则溶液显黑色；如果该溶液对各波长的光都不吸收，则溶液无色透明；如果溶液选择性地吸收了白光中的某一色光，则溶液呈现透过光的颜色，即溶液呈现的颜色是它所吸收光的互补色。

二、光的吸收定律

1. 透光率与吸光度

当一束平行的单色光照射到均匀无散射的溶液时，若入射光强度为 I_o，吸收光强度为 I_a，透过光强度为 I_t，反射光强度为 I_r（如图 2-2 所示），则：

$$I_o = I_a + I_t + I_r \quad (2-1)$$

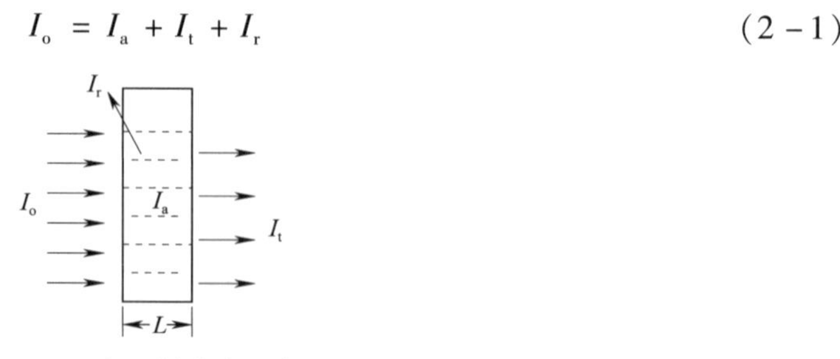

图 2-2　光照射溶液示意图

在吸收光谱法中，通常把待测溶液和参比溶液分别置于材质及厚度相同的吸收池中，所以两个吸收池的反射光强度基本相同且可以忽略不计，因此式（2－1）可简化为：

$$I_o = I_a + I_t \tag{2-2}$$

当入射光强度 I_o 一定时，溶液吸收光强度 I_a 越大，则溶液透过光强度 I_t 越小，表明溶液对光的吸收程度越大。

透过光强度 I_t 与入射光强度 I_o 之比，称为透光率或透光度，用符号 T 表示，即：

$$T = \frac{I_t}{I_o} \times 100\% \tag{2-3}$$

透光率（T）的倒数反映了物质对光的吸收程度。透光率的负对数称为吸光度，用 A 表示，即：

$$A = \lg \frac{1}{T} = -\lg T \tag{2-4}$$

2. 光的吸收定律（朗伯－比尔定律）

科学家朗伯和比尔分别在 18 世纪和 19 世纪研究了有色溶液对光的吸收程度与溶液的液层厚度、溶液的浓度之间的关系，得出的结论是：当一束平行的单色光通过均匀、无散射的含有吸光性物质的溶液时，在入射光的波长、强度及溶液的温度等条件不变的情况下，该溶液的吸光度 A 与溶液的浓度 c 及液层厚度 L 的乘积成正比。这一结论称为光的吸收定律，也称为朗伯－比尔定律。其表达式如下：

$$A = KcL \tag{2-5}$$

在一定条件下，K 为常数。

光的吸收定律表明了物质对光的吸收程度与其浓度和液层厚度之间的数量关系，因而是吸收光谱法定量的基础。它不仅适用有色溶液，也适用无色溶液及气体和固体的非散射均匀体系；不仅适用于可见光区的单色光，也适用于紫外光和红外光区的单色光。

3. 吸光系数

光的吸收定律中的 K 称为吸光系数。溶液浓度的单位不同，它的意义和表达式也不同。常用下列两种方法来表示：

（1）摩尔吸光系数

摩尔吸光系数指波长一定，溶液物质的量浓度为 1 mol/L，液层厚度为 1 cm 时的吸光度，用 ε 表示，单位为 L/(mol · cm)，即：

$$\varepsilon = \frac{A}{cL} \tag{2-6}$$

（2）百分吸光系数

百分吸光系数指波长一定，溶液质量浓度为 1 g/100 mL，液层厚度为 1 cm 时的吸光度，用 $E_{1\,\text{cm}}^{1\%}$ 表示，单位为 100 mL/(g · cm)，即：

$$E_{1\,\text{cm}}^{1\%} = \frac{A}{\rho_B L} \tag{2-7}$$

式中，ρ_B 为溶液质量浓度，单位为 g/100 mL。

摩尔吸光系数与百分吸光系数的关系如下：

$$\varepsilon = E_{1\ cm}^{1\%} \times \frac{M}{10} \tag{2-8}$$

式中，M 为溶质摩尔质量，单位为 g/mol。

吸光系数是物质的特性常数之一，是物质对一特定波长光的吸收能力的体现，吸光系数越大，表明吸光能力越强，灵敏度越高。不同物质对同一波长的光有不同的吸光系数，同一种物质对不同波长的光也有不同的吸光系数。因此，吸光系数是吸收光谱法进行定量和定性分析的依据。

三、吸收光谱曲线

在溶液浓度和液层厚度一定的条件下，用不同波长的光，按波长顺序分别测定溶液的吸光度，以波长（λ）为横坐标，吸光度（A）为纵坐标，所绘制的曲线称为吸收光谱曲线，简称吸收曲线。图 2－3 所示为不同浓度的 $KMnO_4$溶液的吸收曲线。

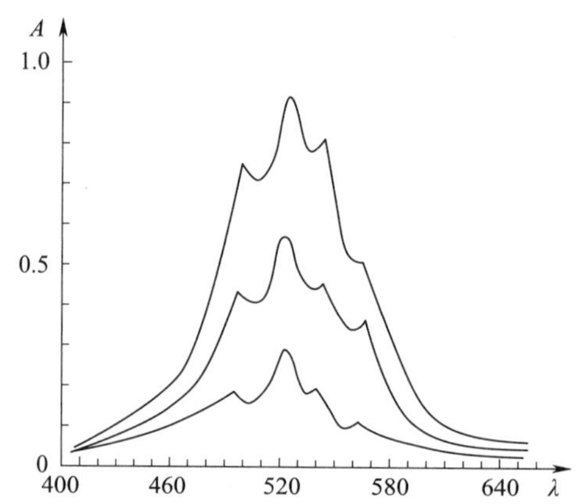

图 2－3　不同浓度的 $KMnO_4$ 溶液的吸收光谱曲线

从图 2－3 可见，不同浓度的 $KMnO_4$溶液的吸收曲线形状相似，对波长为 525 nm 附近的绿色光吸收最强。吸收程度最大处的波长称为最大吸收波长，用 λ_{max}表示。$KMnO_4$溶液的 λ_{max} = 525 nm。对于不同物质，由于组成和结构不同，其吸收光谱的形状和 λ_{max} 也不相同，这些特征可作为物质定性分析的依据。对于同一种物质，在一定波长下的吸光度随溶液的浓度增加而增加，这一特性可作为物质定量分析的依据。在定量分析中，一般选择在最大吸收波长（λ_{max}）处测定吸光度。

【知识链接】

紫外－可见吸收光谱的形状与物质的结构有关，而与溶液的浓度无关，同一物质的吸收光谱有相同的特征值（最大吸收波长 λ_{max}、最小吸收波长 λ_{min}、肩峰 λ_{sh}等），而且在每一个波长处都有相同的吸光系数，所以溶液浓度相同的同一物质的吸收曲线能相互重合。但不同物质的吸收曲线一般是不能完全重合的，这是定性鉴定的重要依据之一。对于同一物质的溶液，当入射光波长一定时，溶液的浓度越大，吸光度也越大，因此在定量分析中，一般选择在最大吸收波长处测定溶液的吸光度进行定量分析。

思考与练习

一、填空题

1. 按波长顺序排列的电磁波称为________。

2. 单一波长的光称为________，由不同波长的光混合而成的光称为________，如日光、白炽灯光等都是________。

3. 光的吸收定律的数学表达式 $A = KcL$ 中，K 称为吸光系数，根据溶液浓度单位的不同，通常有________和________两种表达方式。

二、单项选择题

1. 光的本质是电磁波，具有（　　）。

A. 波粒二象性　　B. 粒子性　　C. 波动性　　D. 单色光

2. 下列叙述错误的是（　　）。

A. 吸光度与溶液的浓度成正比

B. 物质对光的吸收具有选择性

C. 溶液呈现的颜色是其所吸收光的颜色

D. 溶液呈现的颜色是其所吸收光的互补色光

3. 下列说法正确的是（　　）。

A. 吸收曲线的基本形状与物质的性质有关

B. 吸收曲线的基本形状与溶液浓度有关

C. 浓度越大，吸光度越小

D. 吸收曲线是一条通过原点的直线

4. 紫外吸收光谱法的光源的波长范围是（　　）。

A. 200 ~ 400 nm　　B. 400 ~ 760 nm

C. 200 ~ 800 nm　　D. 400 ~ 960 nm

三、简答题

1. 什么是互补色光？溶液的颜色是由什么因素决定的？

2. 硫酸铜溶液呈现蓝色是由于其吸收了白光中哪种颜色的光？

四、计算题

已知某溶液的透光率 T 为 20%，求该溶液的吸光度 A。

第二节 紫外-可见分光光度计

学习目标

1. 了解光源、单色器、吸收池、检测器、信号处理及显示器五大主要部件。
2. 能够根据不同的光路图，区别不同类型的分光光度计。
3. 掌握分光光度计的使用及养护方法，知晓相关的注意事项并正确操作。
4. 了解仪器使用过程中的指标信息及含义。

一、基本结构

在 200～800 nm 波长范围内，能够任意选择不同波长的单色光用来测定溶液的吸光度（或透光率）的仪器，称为紫外-可见分光光度计。紫外-可见分光光度计的型号繁多，但其主要部件的结构和工作原理相似，主要由光源、单色器、吸收池、检测器、信号处理及显示器五部分组成。

1. 光源

光源是能提供一定强度、稳定且具有连续光谱的光，不同光源可以提供不同波长范围的光波。紫外-可见分光光度计中安装有两种光源——氢灯（或氘灯）和钨灯（或卤钨灯）。紫外光区通常采用氢灯或氘灯，适用波长范围是 200～360 nm；可见光区采用钨灯或卤钨灯，适用波长范围是 350～800 nm。

2. 单色器

单色器的作用是将来自光源的复合光色散成按一定波长顺序排列的连续光谱，从中分离出一定宽度的谱带。由狭缝、准直镜、色散原件（棱镜和光栅）、聚焦透镜组成，如图 2-4 所示。其中色散原件是关键部件，常用的色散原件有棱镜和光栅。

3. 吸收池

用来盛放溶液的容器称为吸收池，也叫比色皿或比色杯。按材质不同，可分为玻璃吸收池和石英吸收池。在可见光区测定时，可用玻璃吸收池或石英吸收池；在紫外光区测定时，必须使用石英吸收池。吸收池上的指纹、油污或池壁上的污物都会影响其透光性，因此使用前后必须彻底清洗。

4. 检测器

检测器是将通过吸收池的光信号转换为电信号的电子元件，常用的是光电管和光电倍增

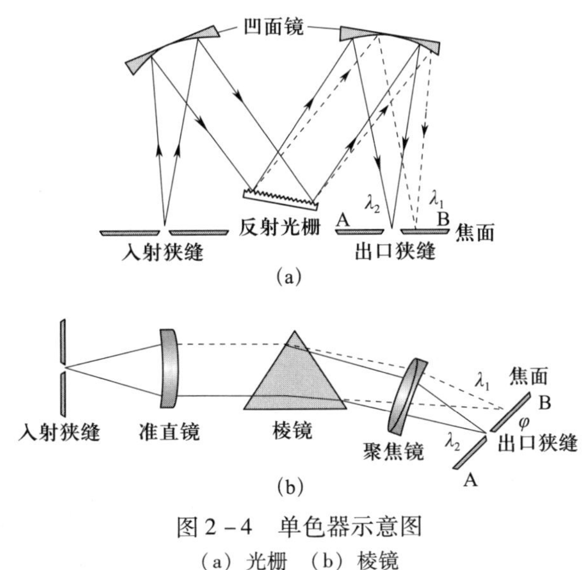

图 2－4　单色器示意图

（a）光栅　（b）棱镜

管。光电倍增管是目前应用最广泛的检测器，性能较好。

5. 信号处理及显示器

显示器的作用是把放大的电信号以适当的方式显示或记录下来。一般配有计算机，进行数据显示和处理，根据选择的模式可直接显示透光率（T）、吸光度（A）或浓度（c）等。

【知识链接】

检测器

光电池有硒光电池和硅光电池两种，硒光电池只能用于可见光区，硅光电池能同时用于紫外光区和可见光区。光电池是一种光敏半导体，当光照射时就会产生光电流，在一定的范围内，光电流的大小与照射光的强度成正比，可用微电流计测量。

光电管是由一个丝状阳极和一个光敏阴极组成的真空（或充少量稀有气体）二极管。光敏阴极的凹面镀有一层碱金属或碱金属氧化物等光敏材料，受光照射时能够发射电子，流向阳极而形成电流，称为光电流。光电流的大小与照射光的强度成正比。光电管输出的电信号很弱，需经放大后输入显示器。

光电倍增管的工作原理与光电管相似，其差别是光电倍增管在光敏阴极和阳极之间设置了几个倍增级（一般是九个），各倍增级之间的电压依次增高 90 V，经过多个倍增级后，发射电子的数量增加，产生的光电流也随之增强。

二、分光光度计的类型

按照紫外－可见分光光度计的光路系统，分光光度计可分为单光束分光光度计、双光束分光光度计、双波长分光光度计等。

1. 单光束分光光度计

单光束分光光度计以钨灯或氢灯为光源，从光源到检测器只有一束单色光。仪器结构比较简单，对光源发光强度要求较高。如国产 722 型（如图 2－5 所示）、751 型、UV755B 型（如图 2－6 所示）等。

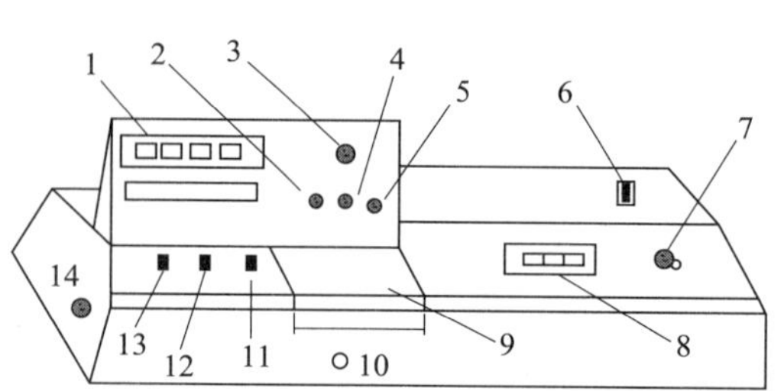

图 2－5　722 型可见分光光度计外形图

1. 数字显示　2. 吸光度调零旋钮　3. 选择开关　4. 斜率电位器　5. 浓度旋钮　6. 电源开关　7. 波长旋钮　8. 波长刻度盘　9. 吸收池电暗箱盖　10. 吸收池架拉杆　11. 100% 旋钮　12. 0% 旋钮　13. 灵敏度调节钮器　14. 干燥器

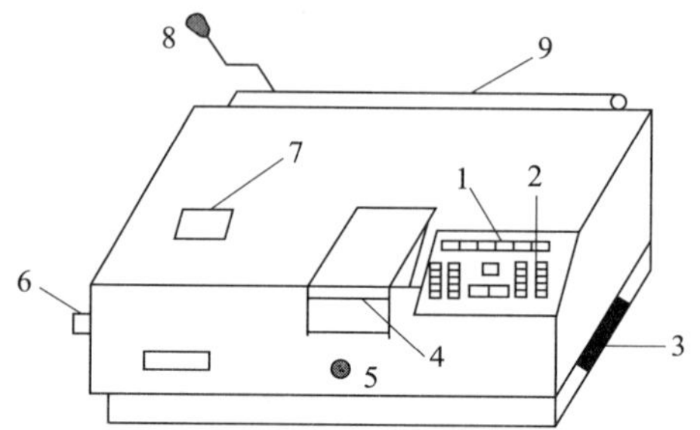

图 2－6　UV755B 型紫外－可见分光光度计外形图

1. 显示屏　2. 功能键　3. 打印机接口　4. 吸收池暗箱盖　5. 吸收池架拉杆　6. 波长调节旋钮　7. 波长计数面　8. 电源插头　9. 光源灯转换手柄（背面）

2. 双光束分光光度计

双光束分光光度计的光路系统如图 2－7 所示。从光源发射一束单色光，经过单色器后，再经过一个旋转的扇面镜（光束分裂器）将其分成波长相同的两束单色光，一束通过参比溶液，另一束通过样品溶液，光度计能自动得出两束光的强度的比值，此比值即为试样的透射率，经对数变换转换成吸光度并作为波长的函数记录下来。双光束分光光度计一般都能自动绘制出吸收光谱曲线。由于两光束同时分别通过参比液和试样液，可以自动消除光源变化所引起的误差。

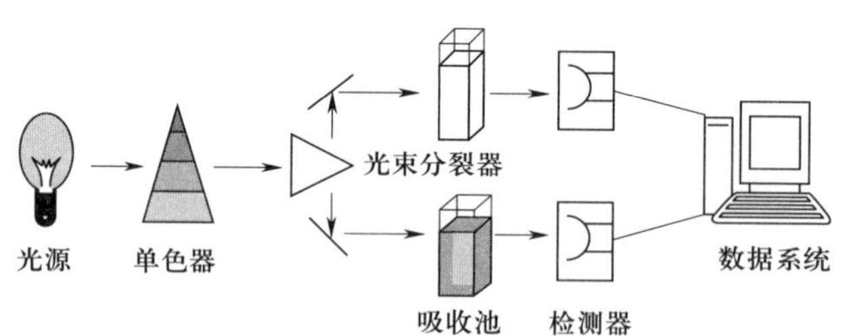

图 2－7　双光束分光光度计光路示意图

3. 双波长分光光度计

双波长分光光度计的光路系统如图 2－8 所示。其采用两个并列的单色器，分别产生波长不同的两束单色光，经过切光器，使其交替通过同一吸收池，再至检测器，这样得到的信号是两波长的吸光度之差（$\Delta A = A_1 - A_2$）。双波长分光光度计的优点是，测定时不需要参比池，可以避免吸收池不匹配、参比溶液与试样溶液的折射率和散射作用不同而产生的误差，特别适于在有背景吸收干扰或者有共存组分吸收干扰的情况下，对某组分进行定量测定。

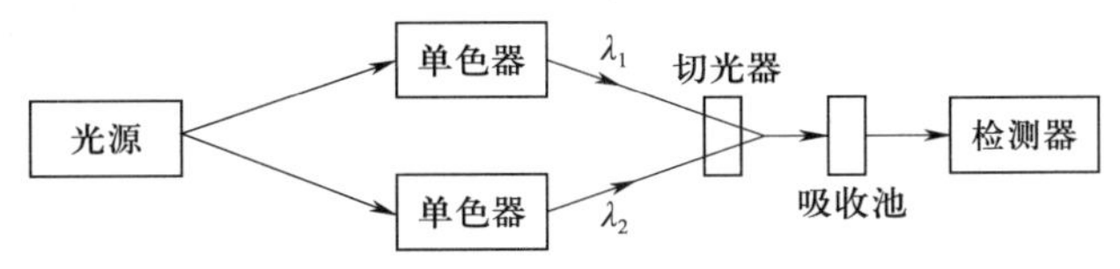

图 2 - 8　双波长分光光度计光路示意图

三、分光光度计的操作

1. 操作规程

(1) 开机前

开机前确认紫外 - 可见分光光度计光路里无异物。

质量标准：光路里应无异物，若有异物应取出异物。

(2) 开机

先开仪器电源开关，点击工作站图标，仪器开始初始化自检；仪器初始化时不能打开样品室的盖子。

质量标准：自检通过，否则仪器无法工作。

(3) 预热

按仪器说明书预热。

质量标准：预热后光源稳定。

(4) 溶液的配制

按标准配制供试品溶液、对照品溶液。

质量标准：严格按照标准配制供试品溶液、对照品溶液，以及相关试剂。

(5) 选择工作室模块

根据实验目的选择光谱扫描模块、光度测量模块等不同模块。

质量标准：核对供试品的最大吸收波长时选择光谱扫描模块；定量测定时选择光度测量模块。

(6) 暗电流校正

将挡光板放入供试品的光路中，视不同仪器确定是否需要手动校正。

质量标准：消除仪器部分噪声带来的误差。

(7) 参数设置

根据标准设定波长、光度模式、光谱带宽、换灯波长，以及波长范围、扫描速度、扫描间隔等参数。

质量标准：根据实验目的确定被测物的参数。

(8) 校零或校基线

将装入参比（空白）溶液的 2 个吸收池，放入仪器中校零或校基线。

质量标准：排除溶剂、容器的吸收，光的散射和界面反射等对测定结果的影响。

（9）扫描图谱

倒出供试品光路中吸收池的参比（空白）溶液，用供试品溶液冲洗 3 次，再装入供试品溶液至吸收池 4/5 高度，置于供试品光路中。

质量标准：扫描光谱图。

（10）图谱处理

选中图谱文件，点击工具栏上的峰值检出。

质量标准：核对供试品的最大波长是否在范围内，否则检查仪器及溶液是否有误。

（11）测吸光度

在光度模式下，测定吸光度值。

质量标准：测得供试品溶液及对照品溶液的吸光度值。

（12）关机

退出工作站，关闭仪器及电脑电源，取出吸收池。

质量标准：仪器及电脑全部关机。

（13）原始记录及报告书

正确填写原始记录及报告书；数据处理正确。

质量标准：原始记录要符合记录与数据管理的相关要求。

2. 测量条件的选择

为了提高分析方法的灵敏度和准确度，通常需要选择最佳的测量条件。

（1）波长的选择

一般是根据待测组分的吸收光谱，选择 λ_{max} 作为测量波长，因为在 λ_{max} 处，待测组分所产生的吸光度最大，灵敏度最高。但这只有在待测组分的最大吸收波长 λ_{max} 处没有其他吸收的情况下才适用，否则，不宜选择 λ_{max} 作为测量波长。此时应根据“吸收大、干扰小”的原则选择测量波长。

（2）选择适当的吸光度读数范围

读数范围控制在吸光度为 0.1 ~ 0.8、透光率为 20% ~ 80% 时误差较小。可以通过控制试样的取样量来实现。对于组分含量高的试样，应减少取样量或稀释试液；对于组分含量低的试样，则可增加取样量或用富集方法提高被测组分的浓度。如果试液已经显色，则可通过改变吸收池厚度的方法来改变吸光度值。

（3）选择合适的参比（空白）溶液

理想的空白溶液应当是与配制样品溶液条件相同而不含样品的溶液。

此外，样品溶液的浓度必须控制在标准曲线的线性范围内。

3. 注意事项

（1）开机后，应打开样品室的盖子，预热 20 分钟。

（2）确定波长位置，调整透光率为 0% 和 100% 位后，在测量过程中，不应再改变波长、0% 和 100% 位。

（3）在测定过程中如果需要改变波长，应在改变波长后适当增加仪器的稳定时间，再重新调透光率到0%和100%位。

（4）避免在仪器上方倾倒试样溶液，以免试样溶液污染仪器表面，损坏仪器。

（5）吸收池应仔细清洗，保证其光洁度，避免摩擦吸收池透光面。若吸收池的透光玻璃面有残液，应用擦镜纸吸干。

（6）准确记录吸光度值，注意有效数字位数。

四、主要技术指标

1. 测光方式

测光方式指仪器对测定结果数值的一种显示方法，常用透光率、吸光度、浓度、吸光系数等表示。

2. 测光准确度

测光准确度常以透光率误差范围表示，高档仪器应低于±0.1%，中档仪器一般不超过±0.5%，低档仪器不超过±1%。如果以吸光度的准确度表示，则吸光度随测量值不同而改变，所以常需要同时注明吸光度值。

3. 波长范围

波长范围指仪器可以提供测量所需光波的波长范围。可见分光光度计的波长范围一般为400～1 000 nm，紫外－可见分光光度计的波长范围一般为190～1 100 nm。

4. 波长准确度

波长准确度以仪器显示的波长数值与单色光实际波长之间的误差范围表示，高档仪器应低于±0.2 nm，中档仪器大约为±0.5 nm，低档仪器大约为±5 nm。

5. 波长重复性

波长重复性指使用同一波长时，单色光实际波长的变动值。此值大约为波长准确度的二分之一。

6. 狭缝或光谱带宽

狭缝或光谱带宽是仪器单色光纯度指标之一，中档仪器的最小谱带宽度一般小于1 nm。棱镜仪器的狭缝连续可调，光栅仪器的狭缝固定或分挡调节。

7. 杂散光

通常以光强度较弱处（如220 nm或340 nm处）所含杂散光强度的百分比作为指标，中档仪器一般不超过0.5%。

8. 吸光度范围

吸光度范围指吸光度的测量范围。中档仪器一般为0.173～2.00。

9. 吸光度重复性

吸光度重复性指在相同测量条件下，重复测量吸光度值的变动性。此值大约为测光准确度的二分之一。

10. 分辨率

分辨率指仪器能够分辨出最靠近的两条谱线的间距。高档仪器一般小于0.1 nm，中档仪器一般小于0.5 nm。

思考与练习

一、填空题

1. 紫外－可见分光光度计的主要部件由________、________、________、________、________五部分组成。

2. 单色器由________、________、色散原件、________组成，其中色散原件是关键部件，常用的色散原件有________和________。

3. 用来盛放溶液的容器称为吸收池，也叫________或________，按材质不同，分为________和________。

二、单项选择题

1. 在分光光度计中，获得单色光的元件是（　　）。

A. 光源　　B. 棱镜或光栅　　C. 吸收池　　D. 显示器

2. 按照紫外－可见分光光度计的光路系统，下列不属于分光光度计的是（　　）。

A. 红外分光光度计　　B. 单光束分光光度计

C. 双波长分光光度计　　D. 双光束分光光度计

3. 下列哪个操作步骤，可以稳定光源？（　　）

A. 开机　　B. 校零或校基线　　C. 预热　　D. 暗电流校正

三、简答题

试述紫外－可见分光光度计的主要部件及其作用。

第三节　定性定量分析

学习目标

1. 能使用紫外－可见吸收光谱法对样品进行定性分析。

2. 能对样品的吸收曲线进行分析，获得最大吸收波长（λ_{max}）。
3. 能使用定量分析方法进行样品的测定，并处理实验数据。

一、定性分析

紫外－可见吸收光谱法可以对物质进行初步的定性鉴别，其方法为：在相同的测量条件下，分别测定未知物与标准物对不同波长的吸光度，绘制吸收光谱曲线图，比较二者是否一致；也可以将未知物的吸收光谱与标准吸收光谱直接比较，如果两个吸收光谱的形状，包括吸收光谱上吸收峰的数目、最大吸收波长（λ_{max}）、摩尔吸光系数（ε）等完全一致，则可初步判断未知物与标准物可能是同一化合物。

二、定量分析

吸收光谱法不仅能够对在紫外－可见光区有吸收的无机和有机化合物进行定量分析，而且能够使紫外－可见光区的非吸收物质与某些试剂发生“显色反应”，生成有强烈吸收的产物，实现对“非吸收物质”的定量测定。紫外－可见吸收光谱进行定量分析的理论依据是光的吸收定律，即 $A = KcL$。换言之，在一定条件下，待测溶液的吸光度与其浓度成正比。其常用的定量分析方法包括以下三种。

1. 标准曲线法

标准曲线法是吸收光谱法中最经典的定量分析方法。测定时，先配制一系列浓度不同的标准溶液，以不含被测组分的空白溶液作为参比溶液，在相同条件下测定各标准溶液的吸光度，以标准溶液浓度 c 为横坐标，吸光度 A 为纵坐标，绘制 $A-c$ 曲线图，如果符合光的吸收定律（朗伯－比尔定律），则理想的曲线应该是一条过原点的直线，称为标准曲线（或工作曲线），如图2－9所示。在相同条件下测出样品溶液的吸光度，在标准曲线上可查出该样品溶液相应的浓度。

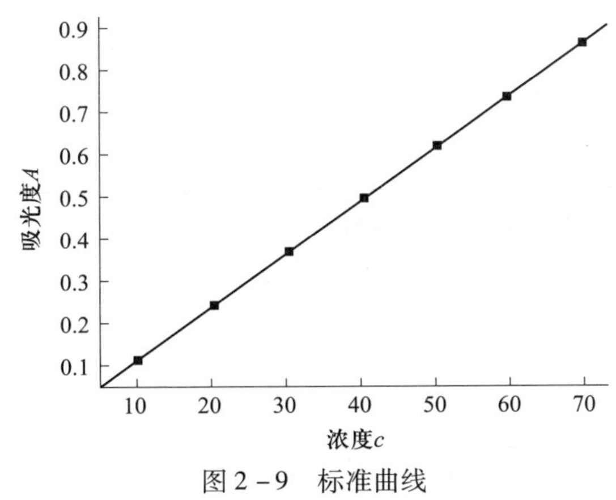

图2－9　标准曲线

2. 比较法

比较法又称为标准对照法。在相同实验条件下，配制样品溶液和标准溶液（样品溶液中被测组分与标准组分是同一物质），在选定最大波长处，分别测量其吸光度。根据朗伯－比尔定律：

$$A_{标} = K_{标} \cdot c_{标} \cdot L_{标}$$

$$A_{样} = K_{样} \cdot c_{样} \cdot L_{样}$$

同一物质，同一台仪器，在同一波长处测量，则：

$$K_{标} = K_{样}, L_{标} = L_{样}$$

所以：

$$\frac{A_{样}}{A_{标}} = \frac{c_{样}}{c_{标}}$$

由此可得：

$$c_{样} = c_{标} \cdot \frac{A_{样}}{A_{标}} \tag{2-9}$$

因为光的吸收定律只适用于稀溶液，所以在测定溶液的吸光度时需要将原样品溶液进行稀释，然后根据式（2－10）计算原样品溶液的浓度。

$$c_{原液} = c_{样} \times 稀释倍数 \tag{2-10}$$

测定不纯试样中被测组分含量时，可配制相同浓度的试样溶液 $\rho_{样}$ 和标准溶液 $\rho_{标}$，在最大吸收波长 λ_{max} 处分别测定其吸光度 $A_{样}$ 和 $A_{标}$，设 ρ_x 为试样溶液中被测组分的浓度，则被测组分的质量分数为：

$$\omega_{被测组分} = \frac{\rho_x}{\rho_{样}} = \frac{\rho_{标} \times \frac{A_{样}}{A_{标}}}{\rho_{样}} = \frac{A_{样}}{A_{标}} \tag{2-11}$$

3. 吸光系数法

吸光系数法又称绝对法，是利用光的吸收定律表达式 $A = KcL$ 进行计算的定量分析方法。在手册中查出待测物质在最大吸收波长 λ_{max} 处的吸光系数 ε 或 $E_{1\,cm}^{1\%}$ 并在相同条件下测量样品溶液的吸光度 A，然后计算其浓度。

【知识链接】

紫外－可见吸收光谱法在医学检验中的应用

自动生化分析仪是临床生物化学检验实验室常用的重要仪器之一。该仪器对血糖、血清蛋白、血清总胆固醇的含量测定和血清谷丙转氨酶活性的测定等，都是通过测定样品溶液的吸光度而完成的。

酶标仪（酶联免疫检测仪）是酶联免疫吸附试验的专用仪器，其主要结构、工作原理与紫外－可见分光光度计基本相同，广泛用于临床免疫学检验和食品安全领域中药物残留的快速检测。

思考与练习

一、填空题

1. 紫外－可见吸收光谱法可以对物质进行初步的定性鉴别：在相同的量条件下，绘制未知物与标准物的________，比较二者是否一致。

2. 紫外－可见吸收光谱法进行定量分析的理论依据是________，即________。

3. 以________为横坐标，________为纵坐标，绘制的 $A-c$ 曲线图，称为标准曲线。

二、单项选择题

1. 下列不属于紫外－可见吸收光谱法常用的定量方法的是（　　）。

A. 标准曲线法　　B. 比较法

C. 吸光系数法　　D. 双波长分光光度法

2. 通过比对未知物的吸收光谱与标准吸收光谱的形状进行定性分析时，若二者一致则可初步判断未知物与标准物可能是同一化合物，其中用于判断的参数不包括（　　）。

A. 吸收光谱上吸收峰的数目　　B. 最大吸收波长（λ_{max}）

C. 吸光度　　D. 摩尔吸光系数（ε）

3. 有关标准曲线的描述错误的是（　　）。

A. 又称工作曲线　　B. 又称吸收曲线

C. 以标准溶液浓度 c 为横坐标　　D. 以吸光度 A 为纵坐标

三、计算题

将质量浓度为 2.00 mg/L 的蛋白质溶液用碱性硫酸铜溶液显色后，在 540 nm 波长下测得其吸光度为 0.30。另取样品溶液同样处理后，在相同条件下测得其吸光度为 0.27，求样品中蛋白质浓度。

实训三　吸收系数法测定维生素 B_1 片的含量

一、实训目的

1. 会进行片剂紫外－可见吸收光谱法的基本操作。

2. 掌握吸收系数法测定维生素 B_1 含量的基本原理和计算方法。

二、实训准备

1. 器材

紫外－可见分光光度计。

2. 试剂与试药

盐酸溶液（9→1 000，即取浓盐酸 9 mL 稀释至 1 000 mL）；维生素 B_1 片，其规格为每片含维生素 B_1 5 mg 和每片含维生素 B_1 10 mg 两种。

三、实训内容与步骤

《中国药典（2020 年版）》规定，本品含维生素 B_1（$C_{12}H_{17}ClN_4OS \cdot HCl$）应为标示量的 90.0%～110.0%。

1. 方法

取本品 20 片，精密称定，研细，精密称取适量粉末（约相当于维生素 B_1 25 mg），置 100 mL 量瓶中，加盐酸溶液（9→1 000）约 70 mL，振摇 15 分钟使维生素 B_1 溶解，用上述溶剂稀释至刻度，摇匀，用干燥滤纸过滤，精密量取续滤液 5 mL，置另一 100 mL 量瓶中，再加上述溶剂稀释至刻度，摇匀。按照紫外－可见分光光度法，在 246 nm 的波长处测定吸光度，按 $C_{12}H_{17}ClN_4OS \cdot HCl$ 的吸光系数（$E_{1\,cm}^{1\%}$）为 421 计算，即得。

2. 计算

按公式进行计算：

$$\text{维生素 } B_1 \text{ 占标示量的百分比}(\%) = \frac{1\,000\ mg/g \times A \times D \times V \times m_{平均}}{E_{1\,cm}^{1\%} \times L \times 100\ mL/(g \cdot cm) \times m_{样} \times 标示量} \times 100\%$$

式中：A 为吸光度；

$E_{1\,cm}^{1\%}$ 为百分吸光系数；

L 为液层厚度，cm，如无特别注明，$L = 1$ cm；

D 为稀释倍数；

V 为供试品的溶解体积，mL；

$m_{样}$ 为供试品的取样量，g；

$m_{平均}$ 为平均片重，g；

100 mL/(g · cm) 为 $E_{1\,cm}^{1\%}$ 隐含的单位。

3. 结果与数据处理

将上述操作得到的数据记录在表 2－2 中。

表 2－2　测定结果记录表

样品名称		规格	
样品来源		检验员	
样品批号			

续表

<table>
<tr><td colspan="2">检验依据</td><td colspan="3"></td></tr>
<tr><td colspan="2">所用仪器</td><td colspan="3"></td></tr>
<tr><td colspan="2">所用试剂</td><td colspan="3"></td></tr>
<tr><td colspan="2">20 片质量/g</td><td colspan="3"></td></tr>
<tr><td colspan="2">平均片重 $m_{片}$/g</td><td colspan="3"></td></tr>
<tr><td colspan="2">供试品取样量 $m_{样}$/g</td><td colspan="3"></td></tr>
<tr><td colspan="2">供试品的溶解体积 V/mL</td><td colspan="3"></td></tr>
<tr><td colspan="2">供试品溶液的稀释倍数 D</td><td colspan="3"></td></tr>
<tr><td colspan="2" rowspan="3">供试品溶液吸光度 A</td><td>1</td><td>2</td><td>3</td></tr>
<tr><td></td><td></td><td></td></tr>
<tr><td colspan="3">平均值：</td></tr>
<tr><td colspan="2">本品含维生素 B_1 占标示量的百分比/%</td><td colspan="3"></td></tr>
</table>

4. 注意事项

（1）维生素 B_1 片中含有辅料，因此用紫外－可见分光光度法进行测量前应进行过滤操作。本实验先定容，后过滤，过滤时，所用仪器均需干燥。弃去初滤液，精密量取续滤液进行分析，保证浓度一致，从而保证结果的准确。

（2）掌握片剂的取样方法，并正确计算取样量范围。

四、实训测评

按表 2－3 所列评分标准进行测评，并做好记录。

表 2－3　　实训评分标准

<table>
<tr><th>序号</th><th>考核内容</th><th>考核标准</th><th>配分</th><th>得分</th></tr>
<tr><td>1</td><td>文明操作</td><td>符合 HSE 规定</td><td>5</td><td></td></tr>
<tr><td>2</td><td>溶液配制</td><td>正确配制盐酸溶液（9→1 000）</td><td>5</td><td></td></tr>
<tr><td rowspan="3">3</td><td rowspan="3">仪器使用</td><td>正确开机预热</td><td>5</td><td rowspan="3"></td></tr>
<tr><td>正确调节波长</td><td>5</td></tr>
<tr><td>正确使用比色皿</td><td>10</td></tr>
<tr><td rowspan="2">4</td><td rowspan="2">实验操作</td><td>空白溶液校零</td><td>10</td><td></td></tr>
<tr><td>待测溶液的润洗</td><td>10</td><td></td></tr>
<tr><td rowspan="2">5</td><td rowspan="2">实验结果</td><td>精密度（相对极差）≤0.50% 满分；每增加 0.50% 扣 5 分，扣完为止</td><td>25</td><td></td></tr>
<tr><td>含量符合中国药典规定得 10 分，不符合得 0 分</td><td>10</td><td></td></tr>
<tr><td>6</td><td>数据记录</td><td>及时记录数据（发现篡改数据本实训计 0 分）</td><td>10</td><td></td></tr>
</table>

续表

序号	考核内容	考核标准	配分	得分
7	结束工作	完成整理和清洗工作	5	
合计				

实训四　双波长分光光度法测定复方磺胺甲噁唑片的含量

一、实训目的

1. 能讲出双波长分光光度法的基本原理。
2. 学会用分光光度计进行双波长含量测定。

二、实验原理

选择两个波长 λ_1和 λ_2，待测物质在这两个波长处的吸光度之差 ΔA（选 λ_1作参比波长、λ_2作测定波长，可直接读出 ΔA）与待测物质浓度成正比，而与干扰物浓度无关。这就是双波长分光光度法的原理。

复方磺胺甲噁唑片的处方组成：磺胺甲噁唑（SMZ）400 g，甲氧苄啶（TMP）80 g，制成1 000 片。

在0.1 mol/L 氢氧化钠溶液中，将 SMZ 和 TMP 的吸收光谱重叠，如图 2－10 所示。SMZ 在 257 nm 有最大吸收，TMP 在此波长处吸光度最小；同时，SMZ 和 TMP 在 304 nm 有一等吸收点，故选择 257 nm 为测定波长，在 304 nm 附近选择供测定的参比波长。TMP 在 239 nm 波长处有较大吸收，此波长又是 SMZ 的最小吸收波长，且二者在 295 nm 附近有等吸收点，故选定 239 nm 为测定波长，在 295 nm 附近选择供测定的参比波长。据此，分别计算出 SMZ 和 TMP 的含量。

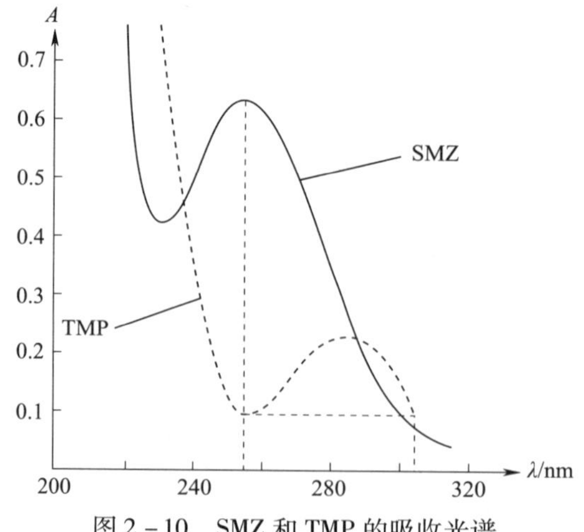

图 2－10　SMZ 和 TMP 的吸收光谱

三、实训准备

1. 器材

紫外－可见分光光度计。

2. 试剂与试药

乙醇，0.4%（g/mL）氢氧化钠溶液，盐酸－氯化钾溶液；复方磺胺甲噁唑片，磺胺甲噁唑对照品，甲氧苄啶对照品。

四、实训内容与步骤

1. 磺胺甲噁唑的测定

（1）供试品溶液制备

取本品10片，研细，精密称取适量粉末（约相当于磺胺甲噁唑50 mg与甲氧苄啶10 mg），置100 mL容量瓶中，加乙醇适量，振摇15 min使磺胺甲噁唑与甲氧苄啶溶解，加乙醇稀释至刻度，摇匀，过滤，取续滤液作为供试品溶液。

（2）对照品溶液制备

精密称取在105 ℃干燥至恒重的磺胺甲噁唑对照品50 mg与甲氧苄啶对照品10 mg，分别置100 mL容量瓶中，各加乙醇溶解并稀释至刻度，摇匀，分别作为对照品溶液（Ⅰ）与对照品溶液（Ⅱ）。

（3）测定方法

精密量取供试品溶液与对照品溶液（Ⅰ）、（Ⅱ）各2 mL，分别置100 mL容量瓶中，各加0.4%（g/mL）氢氧化钠溶液稀释至刻度，摇匀，照分光光度法，取对照品溶液（Ⅱ）的稀释液，以257 nm为测定波长（λ_2），在304 nm波长附近（每次试测时间隔0.5 nm）选择等吸收点波长为参比波长（λ_1），要求$\Delta A = A_{\lambda 1} - A_{\lambda 2} = 0$。再在$\lambda_2$与$\lambda_1$波长处分别测定供试品溶液的稀释液与对照品溶液（Ⅰ）的稀释液的吸光度，求出各自的吸光度差值（ΔA），计算，即得。

2. 甲氧苄啶的测定

精密量取上述供试品溶液与对照品溶液（Ⅰ）、（Ⅱ）各5 mL，分别置100 mL容量瓶中，各加盐酸－氯化钾溶液（取0.1 mol/L盐酸溶液75 mL与氯化钾6.9 g，加水至1 000 mL，摇匀）稀释至刻度，摇匀，照分光光度法，取对照品溶液（Ⅰ）的稀释液，以239 nm为测定波长（λ_2），295 nm波长附近（每次试测时间隔0.5 nm）选择等吸收点波长为参比波长（λ_1），要求$\Delta A = A_{\lambda 2} - A_{\lambda 1} = 0$。再在$\lambda_2$与$\lambda_1$波长处分别测定供试品溶液的稀释液与对照品溶液（Ⅱ）的稀释液的吸光度，求出各自的吸光度差值（ΔA），计算，即得。

3. 结果计算

按公式进行计算：

$$\text{所含组分占标示量的百分比(\%)} = \frac{\Delta A_{供} / \Delta A_{对} \times m_{对} \times m_{片}}{m_{供} \times 标示量(\text{mg})} \times 100\%$$

式中：$\Delta A_{供}$、$\Delta A_{对}$分别为供试品溶液的稀释液和对照品溶液（Ⅰ）或（Ⅱ）的稀释液的吸光度差值；

$m_{对}$为 SMZ 或 TMP 对照品的取样量，mg；

$m_{供}$为供试品的称取量，mg；

$m_{片}$为平均片重，mg。

4. 结果与数据处理

将上述操作得到的数据记录在表 2 -4 中。

表 2 -4　　测定结果记录表

<table>
<tr><td colspan="2">样品名称</td><td colspan="2"></td><td>规格</td><td></td></tr>
<tr><td colspan="2">样品来源</td><td colspan="2"></td><td>检验员</td><td></td></tr>
<tr><td colspan="2">样品批号</td><td colspan="4"></td></tr>
<tr><td colspan="2">检验依据</td><td colspan="4"></td></tr>
<tr><td colspan="2">所用仪器</td><td colspan="4"></td></tr>
<tr><td colspan="2">所用试剂</td><td colspan="4"></td></tr>
<tr><td colspan="3">SMZ 对照品称取量 $m_{对}$/mg</td><td colspan="3"></td></tr>
<tr><td colspan="3">TMP 对照品称取量 $m_{对}$/mg</td><td colspan="3"></td></tr>
<tr><td colspan="3">供试品称取量 $m_{供}$/mg</td><td colspan="3"></td></tr>
<tr><td colspan="3">平均片重 $m_{片}$/mg</td><td colspan="3"></td></tr>
<tr><td rowspan="4">λ_1时</td><td colspan="2" rowspan="2">对照品溶液吸光度</td><td></td><td></td><td></td></tr>
<tr><td colspan="3">平均值：</td></tr>
<tr><td colspan="2" rowspan="2">供试品溶液吸光度</td><td></td><td></td><td></td></tr>
<tr><td colspan="3">平均值：</td></tr>
<tr><td rowspan="4">λ_2时</td><td colspan="2" rowspan="2">对照品溶液吸光度</td><td></td><td></td><td></td></tr>
<tr><td colspan="3">平均值：</td></tr>
<tr><td colspan="2" rowspan="2">供试品溶液吸光度</td><td></td><td></td><td></td></tr>
<tr><td colspan="3">平均值：</td></tr>
<tr><td colspan="3">供试品溶液浓度/($mg \cdot mL^{-1}$)</td><td colspan="3"></td></tr>
<tr><td colspan="3">本品含所测组分占标示量的百分比/%</td><td colspan="3"></td></tr>
</table>

5. 注意事项

（1）仪器适应性：狭缝不得大于 1 nm。若使用自动扫描仪，波长重现性不得大于 0. 2 nm；若使用手动仪器，波长调节器应同一方向旋转并时刻用对照品溶液核对等吸收点波长。

（2）为使片粉在乙醇中溶解完全，需要振摇 15 分钟，其中滑石粉等不溶物应过滤除去，否则影响测定。

（3）弃去初滤液，取续滤液时，刻度吸管要用续滤液润洗3次，以保持浓度一致。

五、实训测评

按表2－5所列评分标准进行测评，并做好记录。

表2－5　　实训评分标准

序号	考核内容	考核标准	配分	得分
1	文明操作	符合 HSE 规定	5	
2	溶液配制	正确配制试剂	5	
3	仪器使用	正确开机预热	5	
		正确调节波长	5	
		正确使用比色皿	10	
4	实验操作	磺胺甲噁唑的测定	10	
		甲氧苄啶的测定	10	
5	实验结果	精密度（相对极差）≤0.50%满分；每增加0.50%扣5分，扣完为止	25	
		含量符合中国药典规定得10分，不符合得0分	10	
6	数据记录	及时记录数据（发现篡改数据本实训计0分）	10	
7	结束工作	完成整理和清洗工作	5	
合计				

第三章

红外吸收光谱法

英国的威廉·赫谢尔于1800年发现了红外光区，1903年才有人研究纯物质的红外吸收光谱。第二次世界大战期间，红外光谱引起了化学家的重视和研究，并得到迅速发展。20世纪40年代，商品红外光谱仪投入应用，揭开了有机化合物结构鉴定的新篇章。红外光谱经历了从棱镜红外光谱、光栅红外光谱到傅里叶变换红外光谱的发展阶段，积累了二十余万张的标准谱图。近年来，红外光谱仪与其他大型仪器的联用，使得红外吸收光谱法在结构分析、化学反应机理研究以及生产实践中发挥着极其重要的作用，红外光谱法是“四大波谱”（红外光谱、紫外光谱、质谱、核磁共振）中应用最多、理论最为成熟的一种方法。

【案例导入】

药检中经常会遇到硫酸小诺霉素注射液与硫酸庆大霉素注射液，虽然两者临床药理作用和毒副反应相差甚多，但从它们的显色反应、薄层斑点位置等化学鉴定方法来看，两者是难以进行区分的，由于硫酸小诺霉素注射液在市场上的出售价格要比硫酸庆大霉素注射液高出许多倍，这样就导致一些不法分子利用这可乘之机，来进行假药的制作与销售。因此，必须严把药品质量关，解决这一问题。用什么方法可以高度准确地将问题彻底解决呢？

第一节　基础知识

学习目标

1. 能写出不同红外区域的波长范围。
2. 能根据波长范围，分析出能级跃迁类型。
3. 能写出特征区和指纹区的概念。

4. 能写出红外吸收光谱的九个重要波段。

5. 能利用红外吸收光谱图进行有机化合物特征官能团的判断。

化合物在受到连续波长的红外光照射时，会引起分子的振动、转动能级跃迁，从而产生红外吸收光谱。

一、红外吸收光谱及红外线

红外吸收光谱法（infrared absorption spectroscopy，IR）是根据化合物的红外吸收光谱进行定性、定量及结构分析的方法，简称红外光谱法。红外光区的波长范围为0.76～1 000 μm，位于可见光与微波之间。

通常将红外线分为三个区段，这三个区段所包括的波长范围及能级跃迁类型见表3－1，其中，中红外区域是研究、应用最广泛的区段，因此本章侧重讨论中红外区段的吸收光谱。

表3－1　　红外光谱区分类

名称	波长/μm	波数/cm^{-1}	能级跃迁类型
近红外	0.76～2.5	13 158～4 000	O—H、N—H及C—H键的倍频
中红外	2.5～25	4 000～400	分子中原子的振动及分子的转动
远红外	25～1 000	400～20	分子转动、晶格振动

中红外吸收光谱是分子的振动－转动光谱，也是通常所说的红外光谱，可用于药物的定性、定量分析及分子结构的研究。

红外光谱突出的特点是具有高度的特征性，除光学异构体外，每种化合物都有自己的红外吸收光谱。对气、固、液态样品均可进行分析，且分析速度快、样品用量少、操作简便。由于上述特点，红外光谱在药物研究和质量控制等方面得到了广泛的应用。然而红外吸收光谱法也有其不足之处，如在定量分析方面的灵敏度不如紫外－可见吸收光谱法高，且不能作含水样品的分析。

二、红外吸收光谱与分子结构关系

绝大多数有机化合物的基频峰出现在4 000～400 cm^{-1}波数区域。研究者在研究了大量相关化合物红外光谱的基础上，总结出了各种特征基团的特征吸收频率，真实地反映了红外光谱与分子结构的关系，并用于结构分析。

化合物的红外吸收光谱是分子结构的客观反映，谱图中的吸收峰都对应着分子中化学键或基团的各种振动形式。关于吸收峰位置与分子结构的关系，已总结了一些规律，通常将红外光谱图划分为九个区段，见表3－2。根据表3－2中的数据，可了解化合物红外光谱的特征；反之，也可根据红外光谱特征，初步推测化合物中可能存在的特征基团，为进一步确定化合物的结构提供信息。

表 3-2 红外光谱的九个重要区段

区段	波长/μm	波数/cm^{-1}	能级跃迁类型
1	2.7~3.3	3 700~3 000	ν_{OH}，ν_{NH}
2	3.0~3.3	3 300~3 000	$\nu_{=CH}$，$\nu_{\Phi—H}$
3	3.3~3.7	3 000~2 700	$\nu_{CH(CH_3、CH_2、CH、CHO)}$
4	4.2~4.9	2 400~2 100	$\nu_{C\equiv C}$，$\nu_{C\equiv N}$
5	5.3~6.1	1 900~1 650	$\nu_{C=O}$（酸酐、酰氯、酯、醛、酮、羧酸、酰胺）
6	5.9~6.2	1 675~1 500	$\nu_{C=C}$，$\nu_{C=N}$
7	6.8~7.7	1 475~1 300	δ_{CH}
8	7.7~10.0	1 300~1 000	$\nu_{C—O}$（酚、醇、醚、酯、羧酸）
9	10.0~15.4	1 000~650	$\gamma_{=CH}$（烯氢、芳氢）

三、红外光谱重要区段

1. 特征区

习惯上将红外光谱中4 000~1 250 cm^{-1}（2.5~8.0 μm）的区间称为特征区。特征区的吸收峰比较稀疏，容易辨别。此区间主要包括：含氢原子的单键、各种叁键及双键的伸缩振动基频峰，还包括部分含氢单键的面内弯曲振动的基频峰。在特征区中，羰基峰很少与其他峰重叠，且谱带强度大，是最易识别的吸收峰；又由于含羰基的化合物较多，因此羰基峰是最受重视的吸收峰之一。

2. 指纹区

红外光谱中1 250~400 cm^{-1}（8.0~25 μm）的低频区为指纹区。此区间的红外线能量较低，所出现的谱带起源于各种单键的伸缩振动，以及多数基团的弯曲振动。因为弯曲振动的能级差小，因此在此区间谱带一般较密集，犹如人的指纹，故称为指纹区。各个化合物在结构上的微小差异在指纹区都会得到反映，因此，指纹区在确认有机化合物的结构时用处很大。

【知识链接】

弯曲振动

弯曲振动是指键角发生周期性变化的振动，可分为以下几种。

1. 面内弯曲振动

面内弯曲振动是指在由几个原子构成的平面内进行的弯曲振动，可分为：

（1）剪式振动：在振动过程中键角的变化类似剪刀的“张”“合”的振动。

（2）面内摇摆振动：基团作为一个整体，在平面内摇摆。

2. 面外弯曲振动

面外弯曲振动是指在垂直于几个原子所构成的平面方向上进行的弯曲振动，可分为：

（1）面外摇摆振动：分子或基团的端基原子同时在平面前后摇摆。

（2）蜷曲振动：各原子在垂直于由几个原子所构成的平面作反向振动。

3. 变形振动

变形振动是指组成为 AX_3 基团或分子中的 3 个 AX 键与轴线组成的夹角间进行振动，可分为：

（1）对称变形振动：振动过程中，3 个化学键与分子轴线组成的夹角对称地缩小或增大，形如花瓣开、闭的振动。

（2）不对称变形振动：振动过程中，3 个化学键与分子轴线组成的夹角在同一时间交替地变大或缩小。

四、典型光谱

1. 芳烃类

取代苯的主要特征峰有：$\nu_{\Phi-H}$3 100 ~ 3 030 cm^{-1}（m）；$\nu_{C=C}$（骨架振动）~1 600 cm^{-1}（m 或 s）及 ~1 500 cm^{-1}（m 或 s）；$\gamma_{\Phi-H}$910 ~ 665 cm^{-1}（s）；泛频峰 2 000 ~ 1 667 cm^{-1}（w，vw）。现以甲苯为例说明取代苯的红外吸收特征，如图 3 - 1 所示。

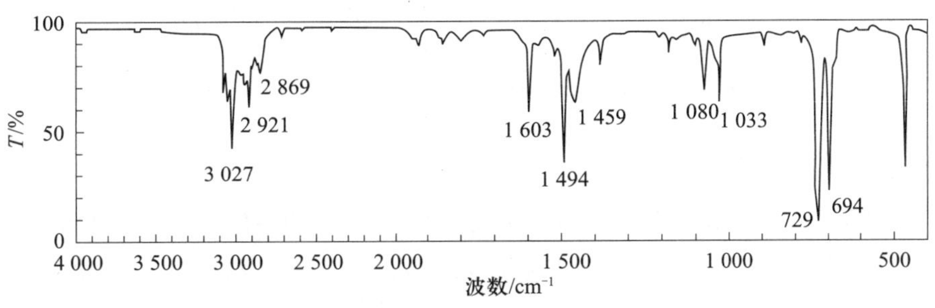

图 3 - 1　甲苯的红外吸收光谱

（1）芳氢伸缩振动（$\nu_{\Phi-H}$）

大多出现在 3 100 ~ 3 030 cm^{-1}，峰形尖锐，常和苯环骨架振动（$\nu_{C=C}$）的合频峰在一起，形成整个吸收带。

（2）苯环骨架伸缩振动

$\nu_{C=C}$ ~1 600 cm^{-1} 及 ~1 500 cm^{-1} 的吸收峰为苯环骨架（C ═ C）伸缩振动的重要特征峰。当苯环与不饱和基团（如 C ═ O）或含有 n 电子的基团直接相连形成共轭时，由于双键伸缩振动间的偶合，1 600 cm^{-1} 峰分裂为两个，又在 1 580 cm^{-1} 出现第三个吸收峰，同时使 1 600 cm^{-1} 及 1 500 cm^{-1} 峰增强。

（3）苯环碳氢面外弯曲振动

$\gamma_{\Phi-H}$910 ~ 665 cm^{-1} 处出现吸收峰，对芳环的取代位置和数目鉴定很有用。$\gamma_{\Phi-H}$ 峰随取代情况变化：单取代苯环常在 710 ~ 690 cm^{-1} 和 770 ~ 730 cm^{-1} 表现为双峰，而邻二取代苯则在 770 ~ 735 cm^{-1} 处出现一个强单峰，间二取代苯在 710 ~ 690 cm^{-1} 和 810 ~ 750 cm^{-1} 处产

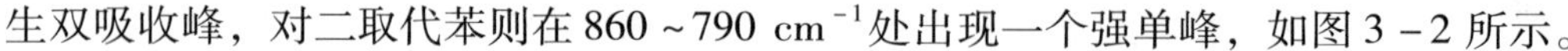
生双吸收峰，对二取代苯则在 860 ~ 790 cm^{-1}处出现一个强单峰，如图 3 – 2 所示。

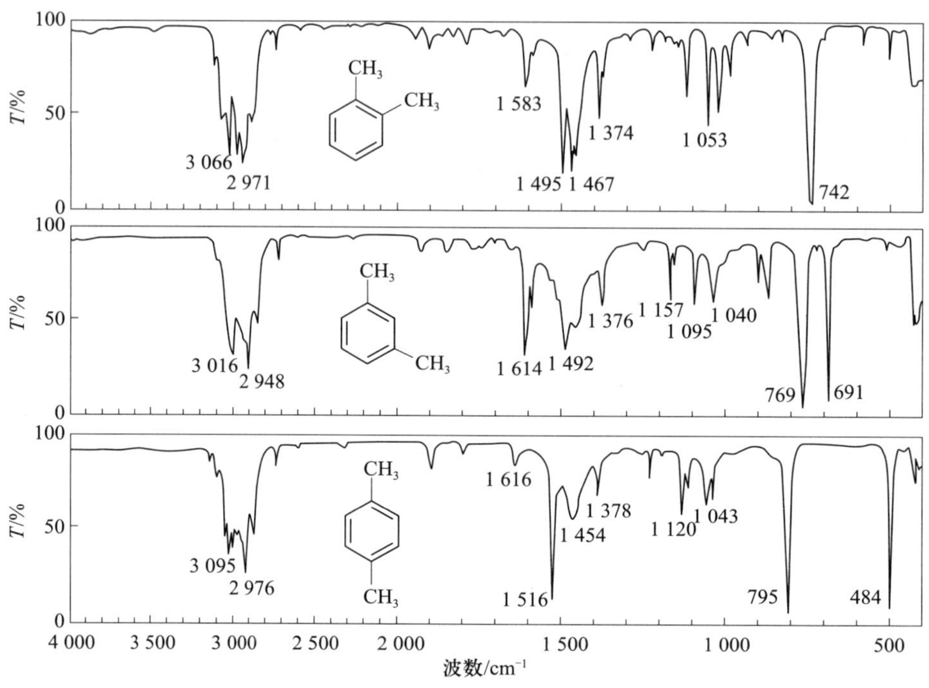

图 3 – 2　邻、间及对位二甲苯的红外吸收光谱图

（4）泛频峰

取代苯的泛频峰（2 000 ~ 1 667 cm^{-1}）来源于 $\gamma_{\Phi—H}$910 ~ 665 cm^{-1}的倍频峰和合频峰，峰较弱，常与 $\gamma_{\Phi—H}$峰联用来鉴别芳环的取代基的数目与位置。峰位和峰形与取代基的位置、数目高度相关，而与取代基的种类关系很小，如图 3 – 3 所示。

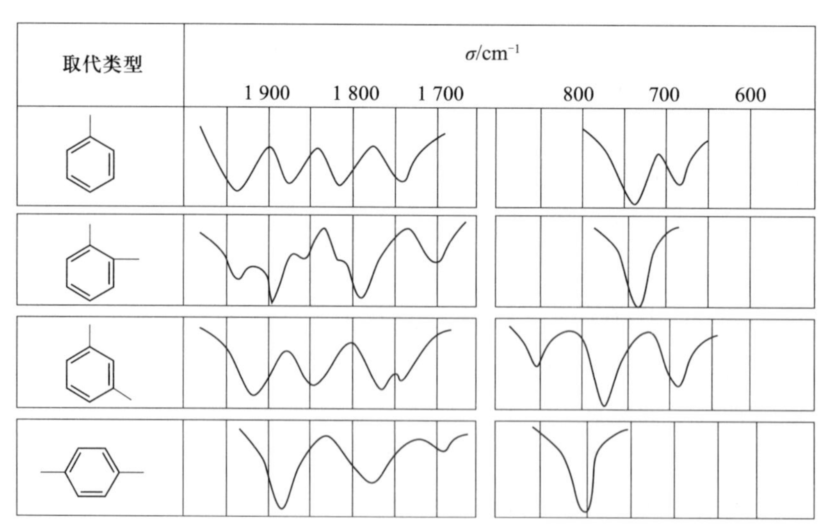

图 3 – 3　苯环取代类型对红外光谱的影响

2. 醇、酚、羧酸类

这三类化合物均含有羟基。对比正辛醇、丙酸、苯酚的红外光谱图（如图3－4所示），发现它们具有某些相同的特征峰，如$\nu_{O—H}$和$\nu_{C—O}$。此外，羧酸有$\nu_{C=O}$，酚具有苯环特征吸收峰。

（1）$\nu_{O—H}$

在气态或非极性稀溶液中，该类化合物均以单体游离方式存在，醇$\nu_{O—H}$3 650～3 590 cm^{-1}(s)，酚$\nu_{O—H}$3 610～3 590 cm^{-1}(s)，二者相近，羧酸的羟基与醇类不同，具有与氢很强的结合力，在通常测定条件下，都要形成氢键缔合，在3 300～2 500 cm^{-1}范围内形成一独特的宽峰。在液态或极性浓溶液中，该类化合物产生氢键缔合，形成二聚体或多聚体，导致$\nu_{O—H}$向低频方向移动。通常二聚体的$\nu_{O—H}$比游离羟基频率低120 cm^{-1}，比多聚体的$\nu_{O—H}$约低30 cm^{-1}。

（2）$\nu_{C—O}$及$\delta_{O—H}$

$\nu_{C—O}$峰较强，是羟基化合物的第二特征峰。醇的$\nu_{C—O}$为1 250～1 000 cm^{-1}；酚的$\nu_{C—O}$为1 335～1 165 cm^{-1}；羧酸$\nu_{C—O}$出现在1 266～1 205 cm^{-1}。$\delta_{O—H}$较弱，且峰位与$\nu_{C—O}$接近，因此，常把此区段出现的双峰视为$\nu_{C—O}$及$\delta_{O—H}$耦合所致，不细分它们的归属。

（3）$\nu_{C=O}$

$\nu_{C=O}$是此三类化合物中羧酸独有的重要特征吸收峰，峰位为1 740～1 650 cm^{-1}的高强吸收峰，干扰较少。可据此区别羧酸与醇和酚。

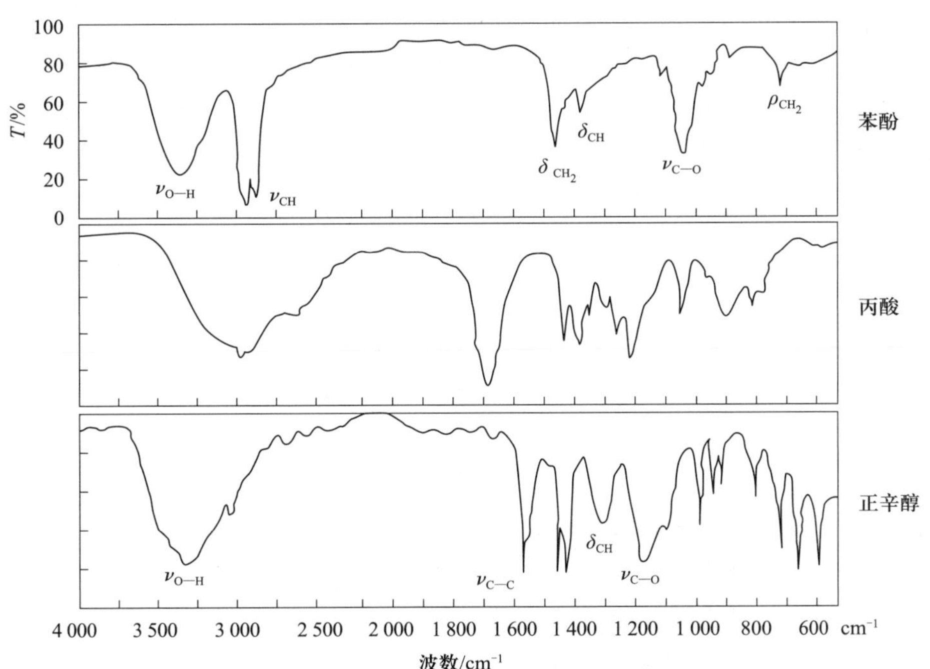

图3－4　正辛醇、丙酸、苯酚的红外吸收光谱图

3. 醛、酮类

（1）醛类

主要特征峰：$\nu_{C=O}$1 725 cm^{-1}（s）及醛基氢 $\nu_{O=C-H}$ ~2 820 与 2 720 cm^{-1}两个吸收峰。若羰基与双键或芳环共轭，将使 $\nu_{C=O}$峰向低波数方向移动至 1 710 ~1 685 cm^{-1}。

醛基氢 2 820 与 2 720 cm^{-1}的双峰是醛基中碳氢伸缩振动 $\nu_{O=C-H}$与其面内弯曲振动（~1 390 cm^{-1}）的倍频峰发生费米共振的结果，如图 3 -5 所示。

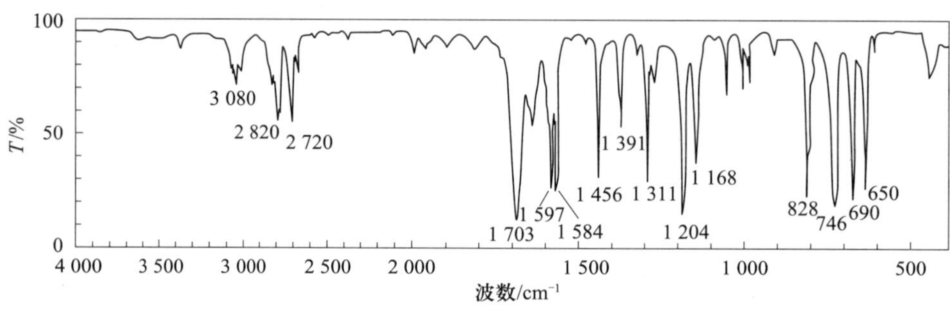

图 3 -5　苯甲醛的红外吸收光谱

（2）酮类

饱和链状酮为 1 725 ~1 705 cm^{-1}，α，β - 不饱和酮为 1 685 ~1 665 cm^{-1}，而芳香酮为 1 700 ~1 680 cm^{-1}。这是由于芳香酮及 α，β - 不饱和酮形成共轭，羰基吸收峰向低波数方向移动，如图 3 -6 所示。在环酮中，随环张力的增大，$\nu_{C=O}$峰频率增大。

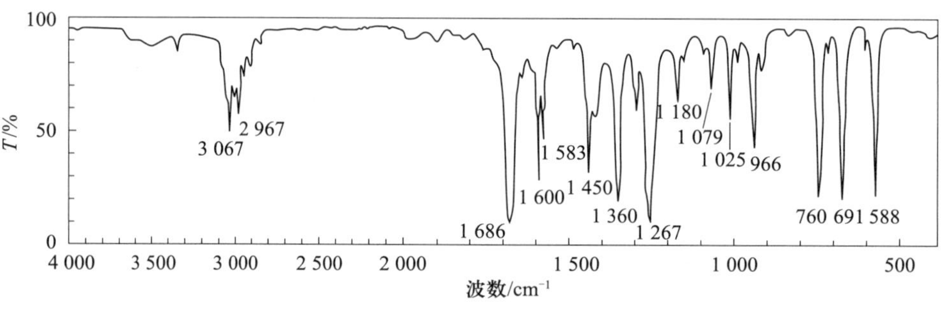

图 3 -6　苯乙酮的红外吸收光谱

【知识链接】

伸缩振动

伸缩振动指化学键的键长沿着键轴的方向发生周期性的运动，即只发生键长的变化，而键角不变化，可分为以下两种形式。

1. 对称伸缩振动：键长沿键轴方向的同时伸长或缩短。

2. 不对称伸缩振动：键长沿键轴方向的交替伸长或缩短。

图 3 -7 为亚甲基、甲基振动形式示意图。

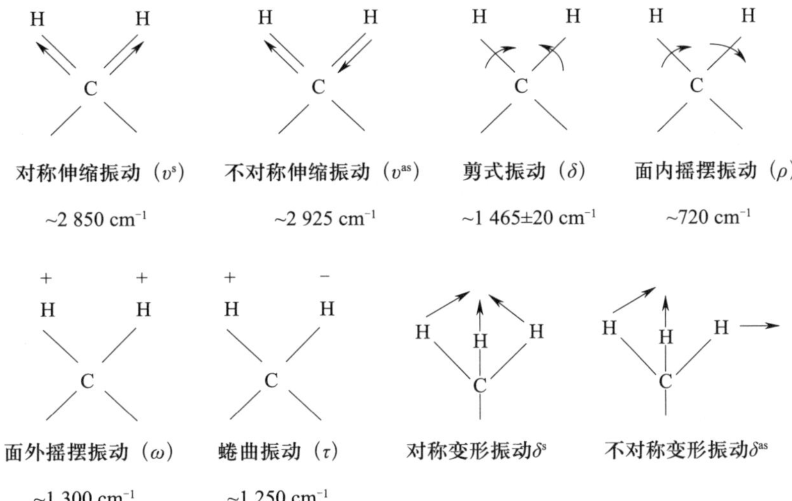

注：+表示向前方运动；－表示往后方运动。

图 3－7　亚甲基、甲基振动形式示意图

思考与练习

一、名词解释

1. 红外光谱法
2. 特征区
3. 指纹区

二、单项选择题

1. 红外光区的波长范围是（　　）。

A. 0.1～0.5 μm　　B. 0.5～25 μm

C. 0.76～1 000 μm　　D. 1 000～1 500 μm

2. 中红外的波长范围是（　　）。

A. 0.76～2.5 μm　　B. 2.5～50 μm

C. 25～1 000 μm　　D. 1 000～1 500 μm

3. 属于中红外能级跃迁的是（　　）。

A. N—H 的倍频　　B. 分子中原子的振动

C. 晶格振动　　D. C—H 键的倍频

4. 中红外的波数范围是（　　）。

A. 13 158 ~ 4 000 cm^{-1}　　B. 4 000 ~ 400 cm^{-1}

C. 200 ~ 20 cm^{-1}　　D. 13 158 ~ 400 cm^{-1}

5. 特征区波数区间是（　　）。

A. 400 ~ 100 cm^{-1}　　B. 1 250 ~ 400 cm^{-1}

C. 4 000 ~ 1 250 cm^{-1}　　D. 4 250 ~ 4 000 cm^{-1}

6. 酚、醇的红外波数区间是（　　）。

A. 1 000 ~ 650 cm^{-1}　　B. 1 300 ~ 1 000 cm^{-1}

C. 1 675 ~ 1 500 cm^{-1}　　D. 2 400 ~ 2 100 cm^{-1}

三、多项选择题

1. 位于波数 1 300 ~ 1 000 cm^{-1} 区间的能级跃迁的有（　　）。

A. 醚　　B. 酯　　C. 羧酸　　D. 芳氢

2. 特征区间包括的基频峰有（　　）。

A. 含氢原子的单键伸缩振动基频峰

B. 各种叁键伸缩振动基频峰

C. 双键伸缩振动基频峰

D. 部分含氢单键的面内弯曲振动的基频峰

3. 弯曲振动可分（　　）。

A. 面内弯曲振动　　B. 面外弯曲振动

C. 变形振动　　D. 蜷曲振动

四、简答题

1. 红外吸收光谱法有哪些特点？
2. 指纹区有什么特点和用途？
3. 红外线根据波长可分为哪几类？分别有哪些用途？

第二节　光栅型红外分光光度计

学习目标

1. 能写出光栅型红外分光光度计的主要部件和作用。
2. 能说出光栅型红外分光光度计的基本原理。
3. 能根据基本原理，学会光栅型红外分光光度计的操作。

4. 能根据操作要点，学会光栅型红外分光光度计的维护保养。

红外分光光度计可分为色散型及干涉型两大类，前者习惯称为红外分光光度计，而后者称为傅里叶变换红外光谱仪。红外分光光度计的发展分为三个阶段，仪器的主要区别在于单色器。第一代仪器为棱镜红外分光光度计，第二代仪器为光栅型红外分光光度计，第三代仪器为傅里叶变换红外光谱仪。光栅型红外分光光度计的分辨率比棱镜仪器高，而且具有对安装环境要求不高及价格便宜等优点，应用广泛，它的缺点是扫描速度仍然较慢。

一、光栅型红外分光光度计的主要部件

1. 辐射源（光源）

凡能发射连续红外光谱，强度能满足需要的物体，均可作为红外光源。常见的有以下两种。

（1）硅碳棒（globar）

硅碳棒是用碳化硅制成中间细两端粗的实心棒，中间为发光部分，直径约为 5 mm，长约 5 cm，工作温度为 1 200 ~ 1 400 ℃，最大发射波数 5 500 ~ 5 000 cm^{-1}。特点是寿命长，坚固，发光面积大，工作前无需预热。

（2）能斯特（Nernst）灯

能斯特灯由稀有金属氧化物（ZrO_2 85% 与 Y_2O_3 15% 或 CeO_2 及 ThO_2）的混合物烧结而成。该灯在低温情况下为绝缘体，温度升高到约 500 ℃时，其电阻迅速降低而成为半导体，当温度高于 700 ℃时成为导体，并开始发射连续红外辐射。正常工作温度为 1 750 ℃，因此工作前需预热。该光源的特点是发光强度大，最大发射波数为 7 100 cm^{-1}。

2. 色散元件

由于尚无较理想的红外线透过材料，目前多用反射光栅作为色散元件。在玻璃或金属坯体上每毫米间隔内，刻划上数十至百余条等距线槽而构成反射光栅，其表面呈阶梯形。当红外线照射至光栅表面时，通过反射线间的干涉作用形成光栅光谱，各级光谱相互重叠，因此，为了获得单色光必须滤光。由于一级光谱最强，故常滤去二级、三级光谱。

3. 检测器

常用检测器有真空热电偶及气胀式检测器等。

（1）真空热电偶

利用两种不同导体构成回路时的温差电现象，将温差转变为电位差的装置称为热电偶（thermocouple）。红外分光光度计所用 HW 型真空热电偶由半导体热电材料制成。热电偶的接受面（靶）涂有金属，使接受面有吸收红外辐射的良好性能。靶的正面装有岩盐窗片，用于透过红外线辐射。

（2）气胀式检测器

气胀式检测器（Golay 池）是目前红外分光光度计所用检测器中灵敏度比较高的一种。

通过岩盐窗片的红外辐射被低热容量薄膜所吸收，由于薄膜温度升高，空气中的氪气因加热膨胀而产生压力，使封闭气室另一端的软镜膜变形。当外界无红外辐射时，软镜膜处于平衡状态，由软镜膜反射出来的上部线栅像与下部线栅像完全重合；当有红外辐射时，软镜膜变形，线栅像发生位移，使射出光电管的光强发生改变而被检测。

4. 吸收池

对液体及气体样品可用液体或气体吸收池，它们均具有岩盐窗片，各种岩盐窗片的透过限度波长见表 3 - 3。

表 3 - 3　　各种岩盐窗片的应用波长

材料	透过限度波长/μm	材料	透过限度波长/μm
NaCl	16	CSI	56
KBr	28	KRS - 5（TlI - TlBr）	45

对 KBr 及 NaCl 窗片需注意防止吸湿、潮解。

二、光栅型红外分光光度计的工作原理

光栅型红外分光光度计是由光源、吸收池（或固体样品装置）、单色器、检测器及记录系统五个基本部分组成。它与自动记录的紫外 - 可见分光光度计的结构类似，其光路图如图 3 - 8 所示。

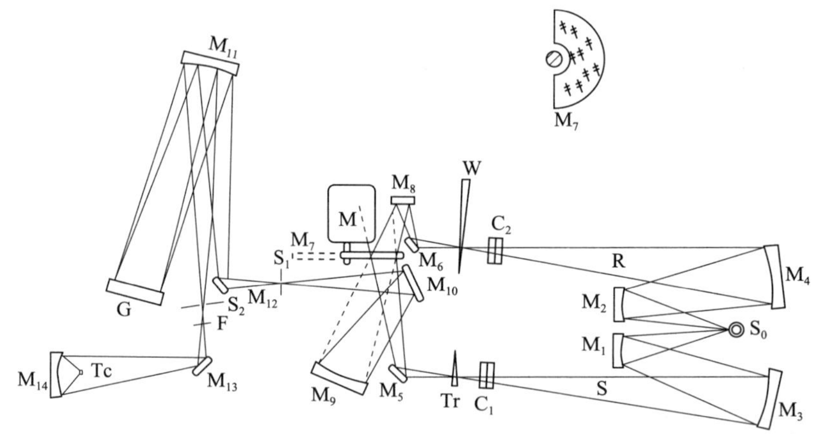

图 3 - 8　光栅型红外分光光度计光路图

S_0：光源；$M_{1,2,3,4}$：凹面镜；R：参比光束；S：样品光束；C_1：样品池；C_2：空白对照池；Tr：小光楔（100% 调节钮）；W：大光楔（梳状光栏）；$M_{5,6,8,10,12,13}$：反射镜；M_7：切光器（扇面镜）；$M_{9,14}$：椭圆镜；S_1：入射狭缝；S_2：出射狭缝；G：光栅；M_{11}：准直镜；F：滤光片；Tc：热电偶

红外线由光源 S_0 发出，分别由凹面镜 M_1、M_2 及 M_3、M_4 对称地分为两束光，其中一束光（S 光束）通过样品池 C_1，称为样品光束（或测量光束）；另一束光（R 光束）通过空白对照池（或称补偿池）C_2，称为参比光束。两光束分别聚集于小光楔 Tr（100% 调节钮）及

大光楔 W（梳状光栏）上，再分别由反射镜 M_5、M_6、M_8 反射会合于切光器（扇面镜）M_7 上。切光器每旋转一周，样品光束与参比光束以相同的入射角交替射至椭圆镜 M_9 上，再经反射镜 M_{10} 反射后，两光束交替成像于入射狭缝 S_1 上。经过入射狭缝 S_1 的光束被准直镜 M_{11} 反射形成平行光束，投射至色散元件光栅 G 上。光束被色散后，再经准直镜 M_{11} 在出射狭缝 S_2 上排列成光谱。由于在波数扫描过程中光栅 G 按一定速度转动，因此使不同波长的红外线依次通过出射狭缝 S_2 及滤光片 F，再经反射镜 M_{13} 反射，以及椭圆镜 M_{14} 聚集在真空热电偶 Tc 的接受面（靶）上，热电偶将光信号变成电信号。

由于切光器 M_7 每秒旋转 10 周，因此样品光束与参比光束将每秒 10 次交替射至热电偶上。当两光束光度相等时，则热电偶无交流信号输出，当参比光束光强大于样品光束时，则在热电偶上产生与光强差成正比的每秒 10 周交流信号电压。此信号电压经放大、调制等步骤而后驱动电动机，带动参比光束中的光楔使之向减弱参比光束光强的方向移动，直至两光束光强相等时为止，此时热电偶无信号输出，处于平衡状态。

因为光楔的透光面积由零到最大值是严格按线性变化的，因此参比光束中光楔所在的位置，正好等于样品的透光率。由于记录笔与光楔同步移动，所以记录笔可以记录波数扫描过程中样品的透光率变化，因此可绘制样品的吸收曲线。

三、光栅型红外分光光度计的操作要点

1. 检查与调整

（1）使用仪器前，电源线接线应坚固，接地要良好。

（2）使用时，主机应在室温环境下放置半小时。

（3）开启电源，仪器预热 20 分钟。

2. 操作流程

（1）打开计算机、红外系统主机与控制开关，进行系统初始化运行。

（2）点击参数设置按钮，进行样品参数设置。

（3）若样品以真空作为参比物，在确认样品室中未放置任何物品的情况下，点击仪器校准按钮，进行系统 0%、100% 校准。

（4）将事先处理好的样品放入样品室中的样品池中，点击扫描按钮，进行扫描。

（5）扫描结束后，进行数据处理。

（6）关机，实验完毕，切断电源，取出样品。

四、光栅型红外分光光度计的维护保养

光栅型红外分光光度计需要定期维护保养，维护保养应注意以下要点：

1. 仪器停止工作时，应切断电源，电源开关同时切断。

2. 长期不使用时要注意环境温度（20 ± 5 ℃）及湿度（65% 以下）。

3. 需保持仪器内部各部件的干燥，样品室的干燥剂应及时更换。

4. 如反射镜等光学元件上面附有灰尘，只能用洗耳球将灰尘吹掉，不能用有机溶剂冲洗，更不能用镜头纸擦拭。

5. 仪器开关顺序严格按照相关要求进行，以免对仪器造成损坏。

6. 不要用手或其他物体接触光栅表面。

思考与练习

一、填空题

1. 光栅型红外分光光度计主要部件有________、________、________、________。

2. 光栅型红外分光光度计的常用检测器有________、________。

3. 光栅型红外分光光度计的吸收池的岩盐窗片有________、________、________、________。

二、单项选择题

1. 硅碳棒作为光源的工作温度是（　　）。

A. 800～1 200 ℃　　B. 1 200～1 400 ℃

C. 1 400～1 600 ℃　　D. 1 600～1 800 ℃

2. Nernst 灯正常工作的温度是（　　）。

A. 1 250 ℃　　B. 1 500 ℃　　C. 1 750 ℃　　D. 2 000 ℃

3. 硅碳棒作为光源的最大发射波数是（　　）。

A. 3 000～3 500 cm^{-1}　　B. 3 500～4 500 cm^{-1}

C. 4 000～5 000 cm^{-1}　　D. 5 000～5 500 cm^{-1}

4. Nernst 灯的最大发射波数是（　　）。

A. 5 500 cm^{-1}　　B. 6 500 cm^{-1}

C. 6 800 cm^{-1}　　D. 7 100 cm^{-1}

5. KBr 岩盐窗片的透过限度波长为（　　）μm。

A. 18　　B. 28　　C. 45　　D. 56

三、简答题

1. 光栅型红外分光光度计由哪些部件组成？

2. 常用的红外光源有哪些？各有什么特点？

3. 光栅型红外分光光度计的操作要点有哪些？

4. 光栅型红外分光光度计的维护保养有哪些注意事项？

第三节　傅里叶变换红外光谱仪

学习目标

1. 能写出傅里叶变换红外光谱仪的构成。
2. 能说出傅里叶变换红外光谱仪的基本原理。
3. 能根据基本原理，理解傅里叶变换红外光谱仪的操作方法。
4. 能根据操作要点，学会傅里叶变换红外光谱仪的维护保养。
5. 能写出傅里叶变换红外光谱仪的优点。

傅里叶变换红外光谱仪（fourier transform infrared spectrometer，FTIR spectrometer）的单色器多用迈克尔逊干涉仪，其具有很高的分辨率和极快的扫描速度，一次全程扫描仪需零点几秒。目前这种仪器正朝着宽波数、多用途方向发展。尤其是微处理机的应用，解决了定量分析灵敏度差的问题，可利用多变量统计方法对多组分进行定量分析；在定性方面应用计算机可进行谱带的辨认与检索。目前已成功地进行了气相色谱－傅里叶变换红外光谱仪（GC－FTIR）及高效液相色谱－傅里叶变换红外光谱仪（HPLC－FTIR）的联用。傅里叶变换红外光谱仪具有以下优点。

1. 扫描速度快

色散型仪器是按波数的变化依次测定样品对红外线的吸收，从而获得红外光谱图。而傅里叶变换红外光谱仪的干涉仪，在整个时间内同时测定所有波数的信息，一般在 1 秒内便可对全谱进行快速扫描，从而为实现与色谱仪器联用提供必要条件。

2. 分辨率高

色散型仪器（如光栅型红外分光光度计）的分辨率在 1 000 cm^{-1}处为 0.2 cm^{-1}，由于傅里叶变换红外光谱仪的分辨率取决于干涉图形，仪器所能达到的光程差越大，则分辨率越高，一般可达 0.1～0.005 cm^{-1}，从而大大提高了仪器的性能。

3. 灵敏度高

由于干涉型仪器的输出能量大，可分析 10^{-9}～10^{-12} g 超微量样品。

4. 精密度高

波数是红外谱图的一个重要参数，是红外定性分析的依据。傅里叶变换红外光谱仪的波数精密度可达到 0.01 cm^{-1}的测量精度。

5. 测定光谱范围宽

测定光谱范围可达 10～10^4 cm^{-1}。

一、傅里叶变换红外光谱仪的构成

目前，对红外分光光度计的要求是能对样品进行快速分析，并与色谱仪器联用，充分发挥各自的分离分析效能。色散型红外分光光度计由于本身的局限，要获得一张完整的谱图至少需要 2 秒左右的时间，因此不能满足联机快速扫描的要求。而干涉型红外分光光度计，即傅里叶变换红外光谱仪全程扫描时间小于 1 秒，可达到上述要求，它由迈克尔逊干涉仪及数据处理系统等部分组成，其构成如图 3－9 所示。

光源发出的红外辐射，由迈克尔逊干涉仪产生干涉图，通过样品后，得到带有样品信息的干涉图并到达检测器，经放大器将信号放大，这种干涉信号难以进行光谱解析，将它输入到专用计算机的磁芯储存体系中，由计算机进行傅里叶变换快速计算，将干涉图进行演算后，再经数模（D/A）转换及波数分析器扫描记录，便可由 X－Y 记录仪得到通常的红外光谱图。

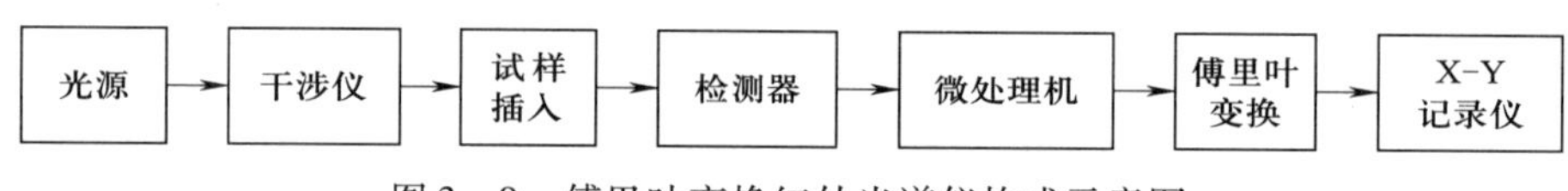

图 3－9　傅里叶变换红外光谱仪构成示意图

二、傅里叶变换红外光谱仪的工作原理

傅里叶变换红外光谱仪的光路系统如图 3－10 所示。由光源发出的红外辐射经凹面镜变成平行光进入干涉仪。从干涉仪出来的脉动光束投射到摆动反射镜 B、摆动反射镜 A，使光束交替通过样品池或参比池，再经摆动反射镜 C（与 B 同步），使光束聚焦至检测器上。检测器可以是硫酸三甘肽（TGS），或氘化的 TGS（DTGS），或者是汞镉碲检测器（MCT）。

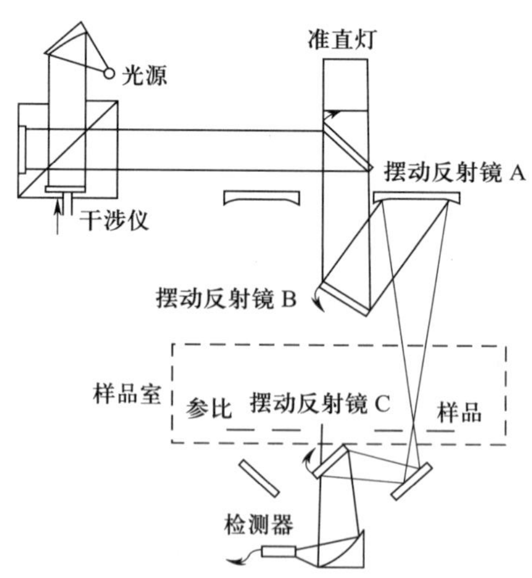

图 3－10　傅里叶变换红外光谱仪的光路系统

迈克尔逊干涉仪的结构如图 3－11 所示。主要是由光源、固定反射镜（测定镜）、移动

反射镜、分束器及检测器组成。分束器的作用是将光源射出的光分为两束，其中 50% 光线透过分束器到达移动反射镜，另外 50% 反射到固定反射镜。若设有一单色光源产生一无限窄且完全准直的光束，波长为 λ，频率为 ν，被分束器分为两束，检测器同时检测到两个反射镜的反射信号。两束反射光的光程差 $\delta = 2$（OM－OF），其中 OM 与 OF 分别为两束光线的光程。当移动反射镜、固定反射镜与分束器间的距离相等时，光程差为零（$\delta = 0$），两光束相位相同，是相长干涉，检测器测得的光线强度为两光线强度和。当移动镜移动 $\lambda/4$，$\delta = \lambda/2$ 时，到达检测器的两束光线的相位相差 180°，相位差为 $\lambda/2$，正好相反，是相消干涉；移动 $\lambda/2$，$\delta = \lambda$ 时，又为相长干涉，如图 3－12 所示。

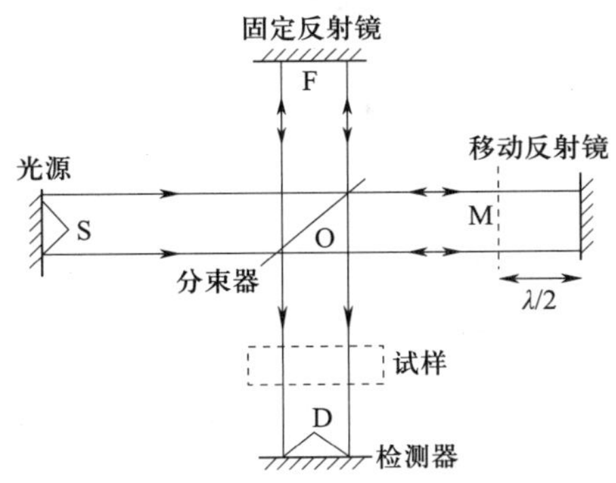

图 3－11　麦克尔逊干涉示意图

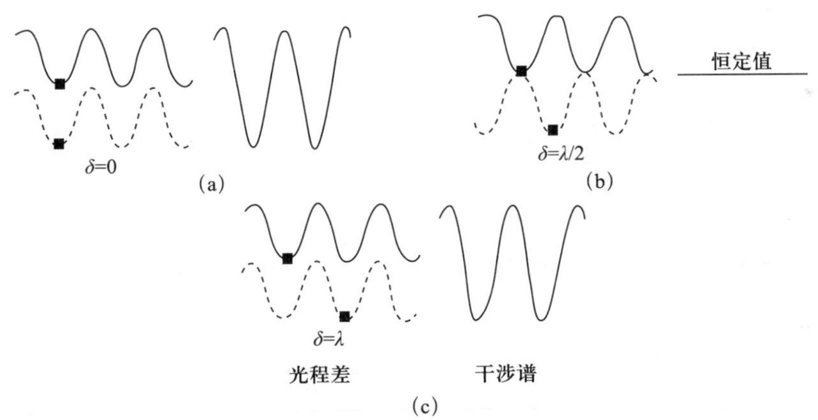

图 3－12　三种不同光程差的干涉图

在其他光程差时，检测到的光强度介于两者之间，连续移动反射镜会连续改变光程差，进而改变干涉条纹。记录中央条纹，得到干涉图，作表示此干涉图函数的傅里叶余弦变换，即得到红外吸收光谱。

三、傅里叶变换红外光谱仪的操作要点

1. 开机前准备

开机前检查实验室电源、温度和湿度等环境条件，当电压稳定才能开机。

2. 开机

首先打开仪器的外置电源，稳定半小时，使得仪器能量达到最佳状态。开启电脑，并打开仪器操作平台软件，运行，检查仪器稳定性。

3. 制样

根据样品特性以及状态，制定相应的制样方法并制样。

4. 扫描和输出红外光谱图

将制好的样品薄片轻轻放在锁式样品架内，插入样品池并拉紧盖子，在软件设置好的模式和参数下测试红外光谱图。先扫描空光路背景信号（或不放样品时的薄片），再扫描样品信号，经傅里叶变换得到样品红外光谱图。根据需要，打印或者保存红外光谱图。

5. 关机

（1）先关闭平台软件，再关闭仪器电源，盖上仪器防尘罩。

（2）在记录本上记录使用情况。

6. 清洗制样工具

四、傅里叶变换红外光谱仪的维护保养

仪器的维护保养是保证傅里叶变换红外光谱仪正常工作，减少故障的重要方式，傅里叶变换红外光谱仪维护保养应注意以下要点：

1. 测定时实验室的温度应在 15 ~ 30 ℃，相对湿度应在 65% 以下，所用电源应配有稳压装置和接地线。

2. 为防止仪器受潮影响使用寿命，红外实验室应经常保持干燥，即使仪器不用，也应每周开机至少两次，每次开机时间不少于 4 小时。同时光谱仪仓内的干燥剂应及时更换。

3. 分析前确保样品室内干燥，无上批残留的粉末。

4. 样品分析时，避免样品粉尘污染仪器。

5. 样品分析结束后，用软纸清洁样品室和仪器外表，确保无粉尘或液体污染。

6. 压片的模具使用后应立即将各部分擦干净，必要时用相溶的溶剂清洗，无残留后再用蒸馏水冲洗并擦干，放入干燥器内保存。

7. 严格遵守操作规程，如仪器出现故障，须立即退出检测状态，并向保管人或科室负责人报告，查明原因，及时处理，不得擅自修理，同时做好仪器使用和故障情况登记及实验室记录。

思考与练习

一、填空题

迈克尔逊干涉仪主要是由________、________、________、________、________组成。

二、单项选择题

1. 傅里叶变换红外光谱仪的分辨率一般为（ ）。

A. 0.4 ~ 0.2 cm^{-1}　　B. 0.2 ~ 0.1 cm^{-1}

C. 0.1 ~ 0.005 cm^{-1}　　D. 0.005 ~ 0.003 cm^{-1}

2. 傅里叶变换红外光谱仪可用于分析（ ）超微量样品。

A. 10^{-4} ~ 10^{-6} g　　B. 10^{-6} ~ 10^{-9} g

C. 10^{-9} ~ 10^{-12} g　　D. 10^{-6} ~ 10^{-12} g

3. 傅里叶变换红外光谱仪测定光谱范围可达（ ）。

A. 10 ~ 10^8 cm^{-1}　　B. 10 ~ 10^6 cm^{-1}

C. 10 ~ 10^4 cm^{-1}　　D. 10 ~ 10^2 cm^{-1}

4. 傅里叶变换红外光谱仪测定时实验室温度应控制在（ ）。

A. 4 ~ 10 ℃　　B. 10 ~ 20 ℃　　C. 15 ~ 25 ℃　　D. 15 ~ 30 ℃

5. 傅里叶变换红外光谱仪测定时实验室相对湿度应控制在（ ）。

A. 75%以下　　B. 65%以下　　C. 50%以下　　D. 45%以下

6. 傅里叶变换红外光谱仪的波数精密度可达到（ ）。

A. 0.05 cm^{-1}　　B. 0.01 cm^{-1}　　C. 0.001 cm^{-1}　　D. 0.000 1 cm^{-1}

三、简答题

1. 傅里叶变换红外光谱仪的构成有哪些？
2. 傅里叶变换红外光谱仪与光栅型红外分光光度计的最大差别是什么？
3. 傅里叶变换红外光谱仪优点有哪些？
4. 傅里叶变换红外光谱仪操作要点有哪些？

第四节 样品的制备

学习目标

1. 能描述压片法、糊剂法、薄膜法的操作要点。
2. 能根据固体样品的性质，选择合适制备方法。
3. 能描述夹片法、涂片法、液体池法的操作要点。
4. 能根据液体样品的性质，选择合适的制备方法。

气、液及固态样品皆可测定其红外光谱，但以固态样品最为方便。对样品的要求如下。

（1）样品的纯度应大于98%（质量分数），以便与纯化合物光谱对照［萨特勒纯化合物光谱是由纯度大于98%（质量分数）的样品测得]。否则试样会给谱图的解析带来困难，有时还可能造成错误的判断。

（2）样品应不含水分（结晶水、游离水），以防羟基峰被干扰或盐窗被破坏。经纯化后的样品，不同物态采用不同方法进行分析。

因气体样品可纯化后直接将气体打入气体池进行测定，以下重点介绍固体样品和液体样品的制备。

一、固体样品

固体样品制备可用压片法、糊剂法及薄膜法。

1. 压片法

取200目光谱纯、干燥的KBr粉末约200 mg，样品1～2 mg，在玛瑙乳钵中研细、混匀，压成直径为13 mm，厚约1 mm的透明KBr－样品片。光谱纯KBr在4 000～400 cm^{-1}范围无特征吸收，因此可测得样品的完整中红外吸收光谱。

2. 糊剂法（软膏法）

取固体样品约10 mg，在玛瑙乳钵中研细，滴加液体石蜡或全氟代烃，研成糊剂。将此糊剂夹于可拆卸池的两块窗片中，或夹于两块空白的KBr片中，放入光路，即可测定样品的红外吸收光谱。但需注意，液体石蜡适用于1 300～400 cm^{-1}，全氟代烃适用于4 000～1 300 cm^{-1}，两者配合可完成整个波段的测定，否则需扣除它们的吸收。

3. 薄膜法

将固体样品溶于挥发性溶剂中，涂于窗片或空白KBr片上，待溶剂挥发后，样品遗留在窗片上而形成薄膜。测定时需待溶剂完全挥发，否则溶剂可能干扰样品光谱。测毕用溶剂冲洗窗片，除去薄膜，不能强制剥离，否则易损坏窗片。

二、液体样品

液体样品制备可用夹片法、液体池法。黏度大的样品还可用涂片法。

1. 夹片法

适用于挥发性不大的液体样品，此法简便。选用两圆形空白KBr片，将液体样品滴在其中一片上，再盖上另一片，片的外侧放上环形纸垫，放入片剂框中夹紧，置于光路中，即可测定样品的红外吸收光谱。空白片在气候干燥时，可用溶剂洗净，再用一至二次。

2. 涂片法

黏度大的液体样品，可以涂在一片空白片上测定，不必夹片。

3. 液体池法

将液体样品装入具有岩盐窗片的液体池中，测定样品的吸收光谱。

另外，有些样品红外吸收很强，测定时需用溶剂稀释。但由于溶剂本身在某一区段也有红外吸收，因此采用一种溶剂很难获得完整的红外光谱，一般采用不同溶剂进行分段测量。

如常用 CCl_4（4 000 ~ 1 350 cm^{-1}）及 CS_2（1 350 ~ 600 cm^{-1}）作为溶剂，CCl_4 在 1 580 cm^{-1} 处稍有干扰。

思考与练习

一、单项选择题

1. 下列属于固体样品制备方法的是（　　）。

A. 涂片法　　B. 薄膜法　　C. 夹片法　　D. 液体池法

2. 糊剂法中用液体石蜡适用的波数范围是（　　）。

A. 400 ~ 100 cm^{-1}　　B. 2 000 ~ 700 cm^{-1}

C. 1 300 ~ 400 cm^{-1}　　D. 2 000 ~ 1 300 cm^{-1}

3. 下列属于液体样品制备方法的是（　　）。

A. 压片法　　B. 薄膜法　　C. 糊剂法　　D. 涂片法

4. 样品制备时，药品的纯度（质量分数）应在（　　）。

A. 85% 以上　　B. 88% 以上　　C. 95% 以上　　D. 98% 以上

5. 糊剂法中用全氟代烃适用的波数范围是（　　）。

A. 400 ~ 100 cm^{-1}　　B. 2 000 ~ 700 cm^{-1}

C. 2 000 ~ 1 300 cm^{-1}　　D. 4 000 ~ 1 300 cm^{-1}

6. 挥发性不大的液体样品制备可采用（　　）。

A. 夹片法　　B. 薄膜法　　C. 液体池法　　D. 涂片法

7. 黏度大的液体样品制备可采用（　　）。

A. 夹片法　　B. 薄膜法　　C. 液体池法　　D. 涂片法

二、多项选择题

1. 下列属于固体样品制备的方法有（　　）。

A. 压片法　　B. 薄膜法　　C. 夹片法　　D. 糊剂法

2. 常用于样品稀释的溶剂有（　　）。

A. CCl_4　　B. CCl_3　　C. CS_2　　D. $CH(OH)_3$

三、简答题

1. 样品制备时，对样品的要求有哪些？

2. 固体样品制备有哪些方法及各方法的注意事项有哪些？

3. 液体样品制备有哪些方法？分别适用于哪些液体样品？

实训五　乙酰苯胺的红外光谱测定

一、实训目的

1. 能学会红外分光光度计的结构与操作。
2. 能学会固体样品溴化钾压片法制样方法。
3. 能够解析样品红外光谱。

二、实训准备

1. 器材

红外分光光度计、红外灯、玛瑙乳钵、压片机、模具。

2. 试剂与试药

溴化钾、乙酰苯胺（分析纯）。

三、实训内容与步骤

1. 样品制备

称取干燥的乙酰苯胺样品 1 ~2 mg，置于玛瑙乳钵中，加入干燥的溴化钾粉末约 200 mg，在红外灯下研磨混匀，将研细研匀的物料加到压片模具中，铺匀，装好模具，置于油压机上，用 30 MPa 的压力压制 5 分钟，松开阀门，取下模具，得到均匀透明的薄片。

2. 仪器操作步骤

（1）开启空调，使室内温度为 18 ~20 ℃，相对湿度不大于 65% 。

（2）开机：打开红外分光光度计和计算机的电源开关进行预热，双击软件图标，打开运行窗口。

（3）设定光谱收集参数：扫描次数为 32；光谱分辨率为 4 cm^{-1}；扫描范围为 4 000 ~400 cm^{-1}。

（4）收集样品光谱：将制好的样品插入样品支架上，点击收集按钮，进行扫描。

3. 结果与数据处理

处理光谱，打印分析光谱图，并将结果记录于表 3 –4 中。

表 3 –4　测定结果记录表

产品名称		规　格	
生产厂家			
批　号		生产日期	

续表

批　量		检验日期	
分析结果	该化合物_______（是/否）乙酰苯胺		
图谱解析过程			
检验员		复核员	

4. 注意事项

（1）样品制片时，加入粉末量要适量。压片不能过厚，否则会导致图谱不标准；也不能过薄，否则易碎。

（2）扫描结束后，拿出压片要马上关上盖子，否则容易受潮，使图谱受干扰。

四、实训测评

按表3－5所列评分标准进行测评，并做好记录。

表3－5　实训评分标准

序号	考核内容	考核标准	配分	得分
1	文明操作	符合操作规定	5	
2	环境要求	温度、湿度符合要求	5	
3	样品制备	准确称量样品和溴化钾	5	
		红外灯下研细研匀	5	
		压片的压力和时间控制准确	5	
4	仪器使用	正确开机预热	5	
		正确设置参数	5	
5	实验操作	正确放入样品	10	
		正确完成图谱收集	10	
6	实验结果	正确解析红外光谱	30	
7	数据记录	及时记录数据（发现篡改数据本实训计0分）	10	
8	结束工作	完成整理和清洗工作	5	
合计				

实训六　苯乙酮的红外光谱测定

一、实训目的

1. 能学会红外分光光度计的结构与操作。
2. 能学会液体样品溴化钾夹片法制样方法。
3. 能够解析样品红外光谱。

二、实训准备

1. 器材

红外分光光度计；空白溴化钾晶片。

2. 试剂与试药

苯乙酮（分析纯）。

三、实训内容与步骤

1. 样品制备

在一片空白的溴化钾晶片上滴 1 ~ 2 滴待测液体样品，盖上另一片溴化钾晶片，涂布均匀，中间不可出现气泡。

2. 仪器操作步骤

（1）开启空调，使室内温度为 18 ~ 20 ℃，相对湿度不大于 65%。

（2）开机：打开红外分光光度计和计算机的电源开关进行预热，双击软件图标，打开运行窗口。

（3）设定光谱收集参数：扫描次数为 32；光谱分辨率为 4 cm^{-1}；扫描范围为 4 000 ~ 400 cm^{-1}。

（4）收集样品光谱：将制好的样品插入样品支架上，点击收集按钮，进行扫描。

3. 结果与数据处理

处理光谱，打印分析光谱图，并将结果记录于表 3 - 6 中。

表 3 - 6　测定结果记录表

产品名称		规　格	
生产厂家			
批　号		生产日期	
批　量		检验日期	

续表

分析结果	该化合物_______（是/否）苯乙酮		
图谱解析过程			
检验员		复核员	

4. 注意事项

（1）液体样品制片时，液体须涂抹均匀，中间不能有气泡。

（2）空白溴化钾晶片在气候干燥时，可用溶剂洗净，再用一至二次。

四、实训测评

按表 3 –7 所列评分标准进行测评，并做好记录。

表 3 –7　　实训评分标准

序号	考核内容	考核标准	配分	得分
1	文明操作	符合操作规定	5	
2	环境要求	温度、湿度符合要求	5	
3	样品制备	液体涂布均匀	5	
		无气泡	5	
4	仪器使用	正确开机预热	5	
		正确设置参数	5	
5	实验操作	正确放入样品	10	
		正确完成图谱收集	10	
6	实验结果	正确解析红外光谱	35	
7	数据记录	及时记录数据（发现篡改数据本实训计 0 分）	10	
8	结束工作	完成整理和清洗工作	5	
合计				

第四章

荧光光谱法

物质分子在外界能量（如电能、光能、化学能、热能）作用下，从基态跃迁到激发态，在返回基态时又以光能的形式释放能量的现象称为分子发光，通过测量其分子发射出的光的特性、强度对物质定性、定量分析的方法称为分子荧光分析法，又叫荧光光谱法。

【案例导入】

维生素 C 又名抗坏血酸，是维持机体正常生理功能的重要维生素之一，而人体不能自身合成维生素 C，只能从食物和药物中摄取。抗坏血酸在氧化剂的作用下，被氧化成脱氧抗坏血酸，脱氧抗坏血酸可与邻苯二胺作用生成荧光化合物。因此，可通过对体系荧光强度的测定进行维生素 C 的定量分析。

讨论：

1. 什么是荧光分析法？
2. 如何通过荧光分析法来进行药物含量测定？

第一节　基础知识

学习目标

1. 能说出荧光光谱的产生机理。
2. 能说出荧光光谱与激发光谱的关系。
3. 能选择正确的测量条件。

一、概述

因外界能量作用形式不同，分子发光有多种形式，也产生了相应的分子发光分析法。若在化学反应中，产物分子吸收了反应过程释放的化学能而被激发发光称为化学发光；有酶类物质参加的生物体内的化学发光称为生物发光；物质的分子因吸收光能而被激发发光称为光致发光。当光（通常为紫外光或 X 射线）照射到某些物质的时候，这些物质会发射出各种颜色和不同强度的光（通常为可见光），而当紫外光停止照射时，这种光线也随之很快地消失，这种光线称为荧光。荧光光谱是一种发射光谱。根据物质的荧光波长可确定物质分子具有某种结构，从荧光强度可测定物质的含量，这就是荧光分析法。能发射出荧光的物质称为荧光物。

荧光分析法最主要的优点是测定灵敏度高和选择性好。一般紫外－可见分光光度法的检出限约为 10^{-7}g/mL，而荧光分析法的检出限可达 10^{-10} g/mL，甚至 10^{-12} g/mL。虽然具有天然荧光的物质数量不多，但许多重要的生化物质、药物及致癌物质（如稠环芳烃等）都有荧光现象。而荧光衍生化试剂的使用，又扩大了荧光分析法的应用范围。其次，荧光分析法还具有用样量少、方法简便、工作曲线线性范围宽等优点，所以荧光分析法在药品分析、医学检验、环境监测、食品检测等诸多领域有着特殊的重要性。

二、基本原理

1. 荧光分子的产生机理

（1）分子激发态

物质分子中存在着一系列电子能级，而每个电子能级中又包含一系列的振动能级和转动能级。大多数分子含有偶数个电子，在基态时，这些成对电子自旋方向相反，填充在能量最低的轨道中。当基态分子中的一个电子吸收光辐射后，被激发跃迁至较高的电子能级且其自旋方向不变，此时，分子所处的激发态称为单线第一电子激发态；如果电子在跃迁过程中还伴随着自旋方向的改变，此时，分子所处的激发态称为三重态。单线第一电子激发态与三重态的区别在于电子自旋方向的不同且三重态的能量稍低一些。

（2）荧光分子的产生

物质分子吸收紫外光或可见光后，从基态最低振动能级跃迁到第一电子激发态或更高电子激发态的不同振动能级，变成激发态分子，激发态分子不稳定，可以通过以下几种途径释放能量返回基态，如图 4－1 所示。

1）振动弛豫。在溶液中，处于激发态的分子与溶剂分子碰撞，将部分振动能量传递给溶剂分子，以 10^{-13}～10^{-11}秒的速度返回同一分子激发态的最低振动能级上，这一过程称为振动弛豫。由于能量不能以光能的形式释放，所以振动弛豫属于无辐射跃迁。

2）内转换。激发态分子将部分能量转变为热能，从较高电子能级降至较低的电子能级。因能量不是以光能的形式释放，而是以热能的形式释放，所以内转换也属于无辐射跃迁。

3）荧光发射。处于激发单重态最低振动能级的分子，如以光辐射形式放出能量，回到基态各振动能级，此过程称为荧光发射，这时的发射光称为荧光。

4）系间窜跃。处于激发单重态的分子由于电子自旋方向的改变，跃迁回到同一激发态

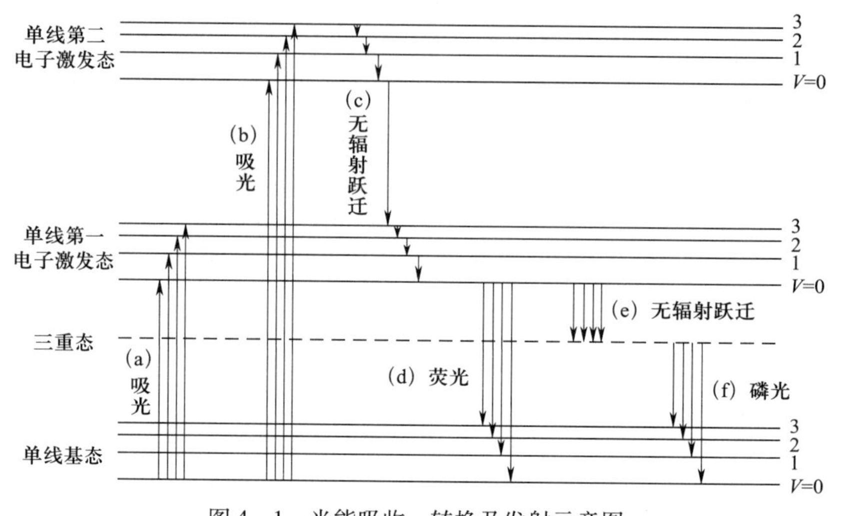

图 4-1 光能吸收、转换及发射示意图

的三重态的过程称为系间窜跃，系间窜跃也是无辐射跃迁。对于大多数物质，系间窜跃是禁阻的。如果较低单重态振动能级与较高的三重态振动能级重叠或分子中有重原子（如 I、Br 等）存在，系间窜跃则较为常见。

5）磷光发射。分子经系间窜跃后，再通过振动弛豫降至激发三重态的最低振动能级，然后以光辐射形式放出能量返回到基态各振动能级，此过程称为磷光发射，这时发出的光称为磷光。由于激发三重态能量比激发单重态最低振动能级能量低，故磷光辐射的能量比荧光更小，所以，磷光的波长比荧光更长。

6）猝灭。猝灭是指处于激发态的分子与溶剂分子或其他溶质分子相互作用，发生能量转移，使荧光或磷光强度减弱甚至消失的现象。

（3）荧光寿命

当除去激发光源后，分子的荧光强度降低到激发时最大荧光强度的 1/e 时所需的时间称为荧光寿命。利用不同化合物荧光寿命的差别，可以进行荧光混合物的分析。

2. 激发光谱与发射光谱

（1）激发光谱

激发光谱（excitation spectrum）是通过固定发射出的荧光波长，扫描激发光波长而获得的荧光强度（F）与激发光波长（λ_{ex}）的关系曲线，如图 4-2 所示。激发光谱反映了在一个固定的荧光波长处，不同波长的激发光激发荧光的效率。激发光谱可用于荧光物质的鉴别，并在进行荧光测定时选择合适的激发光波长。

（2）发射光谱

发射光谱（emission spectrum）又称荧光光谱（fluorescence spectrum），是通过固定激发光的波长和强度，扫描发射出的光波长所获得的荧光强度（F）与荧光波长（λ_{em}）的关系曲线，如图 4-2 所示。如发射出的光是磷光，则称为磷光光谱。发射光谱反映了在相同的激发条件下，不同荧光（或磷光）波长处分子的相对发光强度。发射光谱也可用于荧光物质的鉴别，并在进行荧光测定时选择合适的测量波长。

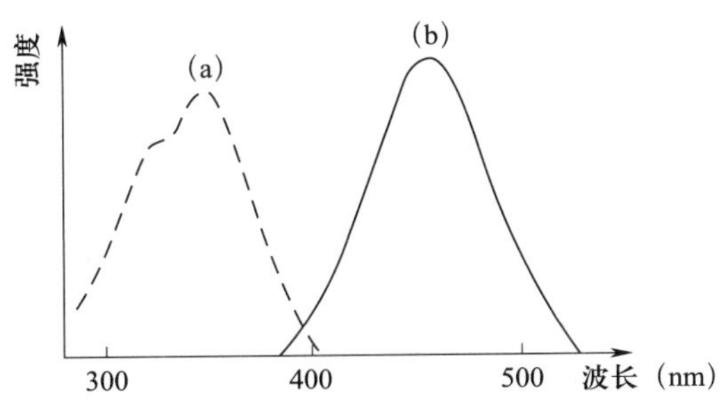

图 4－2　硫酸奎宁的激发光谱与荧光光谱

（a）激发光谱　（b）荧光光谱

（3）荧光光谱与激发光谱的关系

1）荧光光谱形状与激发光波长无关

由于荧光发射是激发态的分子由第一激发单重态的最低振动能级跃迁回基态的各振动能级所产生的，所以不管激发光的能量多大，能把电子激发到哪种激发态，都将经过迅速的振动弛豫及内部转移跃迁至第一激发单重态的最低能级，然后发射荧光。因此荧光光谱只有一个发射带（特殊情况除外），且光谱的形状与激发光的波长无关。

2）荧光的波长比激发光的波长长

由于分子吸收激发光被激发至较高激发态后，先经无辐射跃迁（振动弛豫、内转换）损失掉一部分能量，到达第一电子激发态的最低振动能级，再由此发出荧光；因此，荧光发射能量比激发光能量低，荧光的波长比激发光的波长长。

3）荧光光谱与激发光谱成镜像关系

物质的分子只有对光有吸收，才会被激发，因此，从理论上说，荧光化合物的激发光谱形状应与它的荧光光谱的形状完全相同。然而实际并非如此，由于存在着测量仪器或测量环境的影响，绝大多数情况下，激发光谱与荧光光谱两者的形状有所差别。只有在校正仪器因素和环境因素后，两者的形状才相同。如果把某种物质的荧光光谱和它的激发光谱相比较，便会发现两者之间存在着“镜像对称”关系。

3. 影响荧光强度的因素

实验研究表明，影响荧光强度的主要因素是荧光效率、分子结构、荧光物质浓度和环境因素。

（1）荧光效率

荧光效率（fluorescence efficiency）是指发射荧光的分子数与总的激发态分子数之比，也可定义为物质发射荧光的光子数与吸收激发光的光子数之比，常用 φ 表示。

$$\varphi = \frac{\text{发射荧光的光子数}}{\text{吸收激发光的光子数}} \tag{4-1}$$

如果一段时间内所有的激发态分子都将以发射荧光的方式回到基态，这一体系的荧光效率就是 1，任何物质的 φ 均不可能大于 1，而在 0～1 之间。例如，蒽在乙醇中 $\varphi = 0.3$；菲

在乙醇中 $\varphi = 0.1$。荧光效率越大，荧光强度越大，无辐射跃迁概率就越小；当荧光效率等于零时就意味着不能发射荧光。

（2）分子结构

物质分子能产生荧光必须具备两个条件：

1）物质分子有强的紫外或可见光的吸收。

2）有一定的荧光效率。

研究表明，具有大 π 键共轭体系结构分子（如维生素 A、乙烯基蒽）、有供电子取代基的芳香族化合物（如 8－羟基喹啉、苯胺）和刚性平面结构的分子（如蒽、酚酞、荧光素）有利于荧光发射，且共轭体系越长、供电子能力越强、刚性和共平面性越好，荧光越强。

（3）荧光物质浓度

实验结果表明，荧光强度 F 正比于被荧光物吸收的光强度。再依据朗伯－比尔定律和数学关系的推导，当荧光物质浓度很小（$A \leqslant 0.05$）时，荧光强度 F 与荧光物质的浓度有如下关系：

$$F = 2.303\varphi \cdot I_0 \cdot \varepsilon \cdot L \cdot c \tag{4-2}$$

式中，I_0 为激发光强度；ε 为摩尔吸光系数；c 为荧光物质的物质的量浓度；L 为液层厚度。对于给定的物质来说，当激发光的强度和液层厚度一定时，ε、φ、I_0、L 均为定值，可得出：

$$F = K \cdot c \tag{4-3}$$

式中，K 为常数。由式（4－3）可见，在实验条件（如温度、激发光的波长、强度和液层厚度等）固定和低浓度情况下，荧光物质的荧光强度与其溶液的浓度呈线性关系。这是荧光物质定量分析的理论基础。但如果荧光物质浓度较高，荧光分子间相互碰撞会引起自猝灭，反而会造成荧光强度的降低或消失。

（4）环境因素

溶液中的环境因素对荧光分子可能产生强烈的影响，了解和利用这一重要因素，可以提高荧光分析的灵敏度和选择性。以下讨论某些比较重要的环境因素的影响。

1）温度的影响

温度对于溶液的荧光强度有显著的影响。在一般情况下，随着温度的升高，溶液中荧光物质的荧光效率和荧光强度将降低。这是因为，当温度升高时，分子运动速度加快，分子碰撞概率增加，使无辐射跃迁增加，从而降低了荧光效率。如荧光素钠的乙醇溶液，在 0 ℃以下温度每降低 10 ℃，荧光效率约增加 3%，冷却至 －80 ℃时，荧光效率接近 1。

2）溶剂的影响

同一种荧光体在不同的溶剂中，其荧光光谱的形状和强度都可能会有显著的差别。一般情况下，荧光波长随着溶剂极性的增大而长移，荧光强度也有所增强。这是因为在极性溶剂中 $\pi \rightarrow \pi^*$ 跃迁所需的能量差 ΔE 小，而且跃迁概率增加，从而使紫外吸收波长和荧光波长均长移，强度也增强。

溶剂黏度减小时，可以增加分子间碰撞机会，使无辐射跃迁增加，故荧光强度随溶剂黏度的减小而减弱。

3）pH 值的影响

假如荧光物质是一种弱酸弱碱盐，溶液的 pH 值改变将对荧光强度产生很大的影响。这主要是因为弱酸、弱碱分子和它们的离子结构有所不同，在不同酸度中分子和离子间的平衡改变，因此荧光强度也有差异。每一种荧光物质都有它最适宜的发射荧光的存在形式，也就是有其最适宜的 pH 值范围。

4）其他影响

此外还有如散射光、溶解氧、荧光猝灭剂等环境因素，通过影响荧光效率或荧光物质的结构从而影响荧光物质发光强度。

【知识链接】

荧光熄灭

荧光物质分子间或与荧光物质其他物质相互作用，引起荧光强度显著下降的现象叫做荧光熄灭或猝灭。引起荧光熄灭的物质称为荧光熄灭剂，如卤素离子、重金属离子、氧分子、硝基化合物、重氮化合物和羰基化合物等。荧光熄灭是荧光分析的不利因素，但是如果一个荧光物质在加入某种熄灭剂后，荧光强度的减小和熄灭剂的浓度呈线性关系，则可利用这一性质建立基于熄灭剂的荧光分析法，称为荧光熄灭法。荧光熄灭法比直接荧光法更灵敏、更有选择性。

思考与练习

一、名词解释

1. 荧光分析法
2. 激发光谱
3. 发射光谱
4. 荧光效率

二、单项选择题

1. 下列关于荧光分析法的说法错误的是（　　）。

A. 荧光光谱是一种吸收光谱

B. 根据物质的荧光波长可确定物质分子具有某种结构，从荧光强度可测定物质的含量，这就是荧光分析法

C. 物质分子受到紫外或可见光照射激发后，发射出的波长与入射光相同或较长的紫外－可见光称为荧光

D. 能发射出荧光的物质称为荧光物

2. 下列关于荧光分析法特点，说法错误的是（　　）。

A. 荧光分析法的检出限可达 10^{-10} g/mL，甚至 10^{-12} g/mL

B. 用样量少

C. 方法简便

D. 工作曲线线性范围窄

3. 荧光光谱属于（　　）。

A. 吸收光谱　　B. 发射光谱　　C. 质谱　　D. 红外光谱

4. 荧光是指某些物质经入射光照射后，吸收了入射光的能量，从而辐射出比入射光（　　）。

A. 波长长的光线　　B. 能量大的光线　　C. 波长短的光线　　D. 频率高的光线

5. 下列跃迁过程有光辐射过程的是（　　）。

A. 振动弛豫　　B. 猝灭　　C. 磷光发射　　D. 系间窜跃

6. 在荧光测量中，要使荧光强度与荧光物质浓度成正比，必要的条件是（　　）。

A. 用高灵敏度的检测器　　B. 在最大的荧光效率下进行

C. 在最大的摩尔吸光系数下测定　　D. 在稀溶液中测量

三、判断题

1. 荧光光谱形状与激发光波长有关。（　　）
2. 激发光的波长比荧光的波长长。（　　）
3. 荧光光谱与激发光谱成镜像关系。（　　）

四、简答题

1. 影响荧光强度的因素有哪些？
2. 荧光分析法的优点有哪些？

第二节　荧光分光光度计

学习目标

1. 能说出荧光分光光度计的工作原理与主要部件的功能。
2. 能完成简单的仪器维护。
3. 能完成荧光分光光度计的仪器校正。

一、构造与工作原理

1. 工作原理

荧光分光光度计和紫外－可见分光光度计的构造基本上是相同的。仪器包括四个主要部件：激发光源、单色器、样品池及检测器，如图4－3所示。

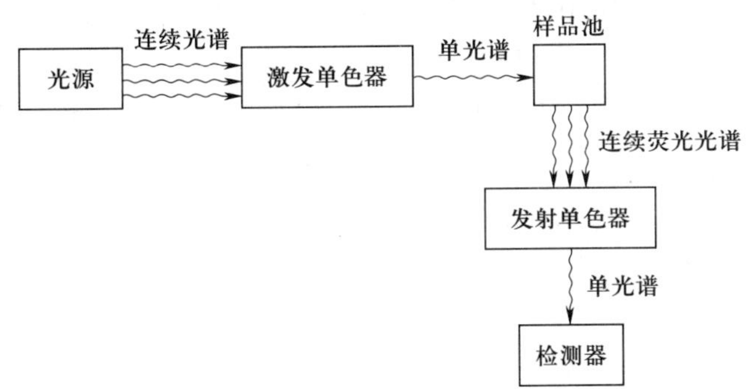

图4－3　荧光分光光度计构造示意图

由高压汞灯或氙灯发出的紫外光和蓝紫光经滤光片照射到样品池中，激发样品中的荧光物质发出荧光，荧光经过滤和反射后，被光电倍增管所接收，然后以图或数字的形式显示出来。

物质荧光的产生过程是，通常状况下处于基态的物质分子吸收激发光后变为激发态，这些处于激发态的分子是不稳定的，在返回基态的过程中将一部分的能量又以光的形式放出，从而产生荧光。不同物质由于分子结构的不同，其激发态能级的分布具有各自不同的特征，这种特征反映在荧光上表现为各种物质都有其激发光谱和发射光谱，因此可以用激发光谱和发射光谱的不同来定性地进行物质的鉴定。

在溶液中，当荧光物质的浓度较低时，其荧光强度与该物质的浓度通常有良好的正比关系，即 $F=Kc$，利用这种关系可以进行荧光物质的定量分析，与紫外－可见分光光度法类似，荧光分析通常也采用标准曲线法进行。

2. 主要部件

（1）激发光源

对激发光源主要考虑其稳定性和强度，因为光源的稳定性直接影响测量的重复性和精确度，而光源的强度又直接影响测定的灵敏度。荧光测量中常用的光源包括高压汞灯或氙灯。氙灯产生强烈的连续辐射，其波长范围在250～700 nm；高压汞灯发射365 nm、405 nm、436 nm、546 nm、579 nm、690 nm和734 nm的线状谱，测量中常用365 nm、405 nm、436 nm三条谱线。目前大部分荧光分光光度计都采用150 W和500 W的氙灯作光源；现代荧光仪器有采用12 V 50 W的新型溴钨灯作光源，在300～700 nm波段发射连续光谱。此外，20世纪70年代开始用激光作为激发光源，激光光源单色性好、光强度大、脉冲激光的光照时间短，可以避免某些感光物质的分解。

（2）样品池

荧光分析的样品池是用低荧光、不吸收紫外光的石英材料制成的，形状为方形或矩形。荧光样品池四面透光，不同于紫外吸收池两对面透光，这样也有利激发光和荧光的双向透过。

（3）单色器

荧光分析仪器有两个单色器，激发单色器（第一单色器）和荧光（发射）单色器（第二单色器）。第一个单色器的作用是将不需要的光除去，使需要的激发光透过而照射到样品池，第二个单色器将由激发光所发出的反射光、瑞利散射光、拉曼散射光和溶液中杂质产生的大多数荧光滤去。采用滤光片做单色器的一般称为滤光片荧光计，其结构简单，价格便宜，可用于已知组分样品的定量分析，但不能提供激发光谱或荧光光谱。荧光分光光度计都采用光栅分光，可以获得单色性好的激发光，并能分出某一波长的荧光，以减少干扰，而且可以扫描激发光谱或荧光光谱。

（4）检测器

荧光的强度通常比较弱，一般用光电倍增管作检测器，放置位置与激发光入射方向成直角，可以使背景信号为零，即使是微弱的荧光信号也能被检测到，也是其灵敏度高于一般分光光度法的原因之一。

3. 维护保养

（1）氙灯的保养与维护

氙灯是荧光分光光度计的一个重要部件，它的正常使用寿命通常为500小时。氙灯在使用时不宜频繁开关，氙灯关闭，需要重新开启前，应确保氙灯完全冷却后再开启，以免缩短其寿命。而且关闭时最好不要马上切断总电源，让风扇多转一会儿，降低灯的温度，可延长灯的寿命。

为了得到稳定准确的测试数据，同时也出于仪器使用安全的考虑，在氙灯达到正常使用寿命时应及时更换新的氙灯。在更换新氙灯前，务必关断所有电源；而且要等氙灯完全冷却后再更换，这通常需要 2 小时，以防烫伤。更换氙灯时，首先，注意不要用手触摸灯的表面，以防留下指纹、汗液，可戴手套操作；如果不小心用手触碰到了，可用擦镜纸或脱脂棉沾无水乙醇拭去。其次，注意不要用太大力或撞到氙灯。再次，安装氙灯时注意不能接反了正负极，否则可能引起爆炸事故。最后，注意不要用眼睛直视氙灯发出的光，以免对眼睛造成损伤。

被更换下来的旧氙灯内同样充有高压氙气，务必要妥善处理旧灯。通常的做法是：用厚布缠绕旧灯三层，然后用锤头打烂灯上的玻璃窗。

（2）样品室的保养与维护

在使用中，样品室的污染是经常会遇到的，如不采取必要的措施，会直接影响到测试的正常进行，严重时甚至会造成仪器损坏，所以需要特别注意保护样品室不受样品污染。通常来说，需要注意的污染源如下：

1）固体污染。主要是粉末污染，例如，高发光效率的发光粉末落在样品室，如果测量弱发光样品的时候就会干扰测试，需要特别留意。夹好的样品放入前，用洗耳球吹一下，可以减少洒落。

2）液体污染。在取放样品时，样品池中的液体若不小心溅到样品室里，要及时进行清洗。

3）气体污染。具有腐蚀性的酸性气体对光学元件的污染是不可逆的，直接影响仪器的使用寿命。在测试此类气体时，样品室需要和周边的光学元件隔离，采用光学窗口保证测试正常进行。

4）指纹污染。当狭缝开到比较大的时候，留在样品仓上的指纹、汗液可能会发光，影响测试，因此，应在测试时戴上手套。

5）水汽污染。做液氮低温或变温低温时，会导致窗口表面水汽凝结，影响测量数据，可以用干燥空气或氮气吹扫样品室，驱走水汽。

（3）光电倍增管的维护要点

在切换光源、修改设置或放样品之前必须把狭缝（$\Delta\lambda$）关到最小，防止强光照射时，通过光阴极的电流超过光电倍增管的容许值，导致光阴极的光敏性下降，甚至损坏光电倍增管。

经常清洁光电倍增管外壳，保持其干净无尘；不要用手直接触摸其外壳。光电倍增管的光阴极具有光敏性，注意对其所有的操作都在弱光下进行。

（4）常见事故排除

除了对仪器进行保养维护以外，也需要能够对一些简单的仪器故障进行合理的判断和维修，自己解决不了的故障再报仪器公司的专业技术人员进行维修。这有助于故障得到更快的排除，也大大减少了因仪器故障而带来的不便。

1）荧光分光光度计开机自检不通过

主机与计算机连接电缆没接好，重新连接；计算机系统出错，关机重新开启；电机故障，联系技术工程师维修。

2）测试数据不稳定

光源不稳定，查看氙灯的使用记录，看是否快到或者已到额定寿命，如果是，则更换新灯；测试样品本身不稳定。

3）无结果显示

无激发光源，查看氙灯是否被点亮，如果氙灯已被点亮，查看狭缝是否关闭；信号传输线断开，联系技术工程师维修；样品没有荧光，或者荧光太弱，检测不到；样品有荧光，只是因为测量参数（比如激发波长、扫描范围等）设置错误而导致测不到峰，重新设置测量参数。

4）氙灯未点亮

主机电源是否接通；断开电源后查氙灯的保险丝，如已断，更换新保险丝；氙灯损坏，更换新的氙灯。

二、荧光分光光度计校正

1. 灵敏度校正

荧光分光光度计的灵敏度受许多因素影响，如激发光源的光强度、单色器性能、放大系统、所用测定波长、溶剂的散射、杂质荧光等，即使是同一台仪器，在不同的时间操作，测定的结果也不尽相同。因此，在每次测定时，在选定波长及狭缝宽度的条件下，先用一种稳定的荧光物质（如硫酸奎宁、荧光素），配制成浓度一致的标准溶液进行校正，将每次所测得的荧光强度调节到相同值（如50%或100%）。如果被测物质所产生的荧光很稳定，自身也可作为标准溶液。

2. 波长校正

荧光分光光度计的波长在出厂前都经过了校正，荧光分光光度计在使用较长时间后，或者在重要部件更换或有所变动后，必须用汞灯的标准谱线对单色器波长刻度重新校正，这在测定要求较高的工作中尤为重要。

稀土玻璃（镨钕玻璃，钬玻璃）在相当宽的波长范围内有特征吸收峰，如通常采用镨钕玻璃在573 nm和586 nm的双峰以及741 nm和808 nm等处的吸收峰来对分光光度计的波长刻度进行校正。一般情况下，可见分光光度计的波长误差允许在±3 nm范围内。利用某些本身有较强特征谱线的光源也可对波长进行校正，如氘灯和汞灯广泛用于紫外分光光度计的校正。此外，苯蒸气在紫外区有很强的特征吸收峰，用它来校正波长也很方便。

3. 光谱校正

荧光分光光度计测得的激发光谱或荧光光谱往往是表观的，有一定误差，主要原因是光源的强度随波长而改变和检测器对不同波长光的响应程度不同。因此，由于不用参比溶液校正，单光束荧光分光光度计测定的激发光谱或荧光光谱误差较大，尤其在检测器灵敏度曲线的陡坡处，误差最为显著。具体的校正方法是：先用仪器上附有的校正装置将每一个波长的光源强度调整到一致，然后根据表观光谱上每一个波长的强度除以检测器对每一个波长的响应强度进行校正。目前使用的荧光分光光度计大多采用双光束光路，故可用参比光束抵消光学误差。

思考与练习

一、填空题

1. 荧光分光光度计的构造分为________、________、________、________四个主要部件。

2. 荧光分析仪器有两个单色器，分别为________、________。

二、单项选择题

1. 下列关于荧光分光光度计的说法错误的是（　　）。

A. 荧光分光光度计装有两个光栅单色器：激发单色器和发射单色器

B. 测定荧光用的样品池必须用低荧光的材料制成，常用荧光池，样品池的形状以散射光较小的方形为宜（四面透光）

C. 荧光激发光源常用钨灯

D. 检测器常用光电倍增管

2. 荧光分光光度计的构造顺序是（　　）。

A. 激发光源、激发单色器、样品池、发射单色器及检测器

B. 激发光源、发射单色器、激发单色器、样品池及检测器

C. 激发单色器、激发光源、发射单色器、样品池及检测器

D. 发射单色器、激发光源、激发单色器、样品池及检测器

3. 下列关于荧光分光光度计维护修养的说法错误的是（　　）。

A. 实验室温度保持在 15 ~30 ℃

B. 湿度保持在 45% ~70% 之间，最好是恒温恒湿

C. 所用试剂均应为优级纯，且需现用现配，不能过夜使用

D. 测试结束后，仪器无须清洗

4. 在荧光分析中，所用吸收池是四面透光的，原因是（　　）。

A. 为了方便　　　　B. 防止位置放错

C. 和入射光平行方向测荧光　　　　D. 和入射光垂直方向测荧光

5. 不属于荧光分光光度计的部件有（　　）。

A. 干涉仪　　B. 样品池　　C. 单色器　　D. 光源

6. 下列说法正确的是（　　）。

A. 荧光发射波长一般大于激发波长

B. 荧光发射波长永远小于激发波长

C. 对于高度对称的有机分子，荧光发射光谱和吸收光谱不对称

D. 荧光光谱形状与激发波长有关

7. 荧光物质的荧光强度与该物质的浓度呈线性关系的条件，下列说法错误的是（　　）。

A. 复色光　　　　B. $\varepsilon cL \leq 0.05$

C. 入射光强度 I_0 一定　　　　D. 样品池厚度一定

8. 下列说法不正确的是（　　）。

A. 荧光分光光度计有两个单色器

B. 荧光效率越大，荧光强度越强

C. 荧光寿命与其强度降低速度有关

D. 磷光是经系间窜跃产生的，故是无辐射跃迁

9. 下列说法正确的是（　　）。

A. 分子中共轭体系越长，荧光效率越高

B. 分子的荧光效率都小于 1.0

C. 荧光强度和荧光物吸收的光强度不成正比

D. 运用荧光光谱法定量时不需要进行灵敏度校正

三、简答题

1. 荧光分析时为什么要用标准溶液校正仪器的灵敏度？

2. 荧光分光光度计的样品池为什么四面透光？如何使用？

3. 荧光分光光度计的校正方法有什么？

第三节 实用分析技术

学习目标

1. 能说出标准曲线法进行物质含量测定流程。

2. 能说出标准对照法进行物质含量测定的流程。

荧光分光光度法比紫外－可见分光光度法灵敏度更高、选择性更好，应用也极其广泛，尤其对生物大分子的检测效果更好，另外还可作为液相色谱的检测器。荧光分析仪是运用光的色散、消化吸收、透射等获得被解析化学物质相关信息的光谱仪，是可对化学物质成分、构造开展解析、精确测量的物理学光学设备。

一、定性分析

分子荧光光谱法可测荧光物质的激发光谱和发射光谱两个特征光谱，因此，它对物质的定性鉴别可靠性更强。荧光定性分析常采用直接比较法，即将试样与已知物质并列于紫外光之下，根据它们所发出的荧光的性质、颜色和强度，来鉴定它们是否含有同一荧光物质。这种鉴定法不限于固体试样，还可用于液体试样，也可将已知物质在数种不同溶剂中配成不同浓度和不同酸度的溶液而加以比较。进行定性分析时，通常要有纯品作对照，不但要比较激发光谱的一致性，还要比较发射光谱的一致性。但实际操作中，由于能产生荧光的化合物占被分析物的数量是相当有限的，并且许多化合物几乎在同一波长产生光致发光，所以荧光光谱法很少用作定性分析。

荧光光谱仪用于定性分析方法有以下几种：

1. 比较光谱分析法

这种方法应用比较广泛，它包括标准试样比较法和铁谱比较法。标准试样比较法一般适用于单项定性分析及有限分析。铁谱比较法不但可以做单项测定，还便于做全分析。

2. 谱线波长测量法

光谱分析仪器利用谱线波长测量法进行定性分析是先测出某一谱线的波长，再查表确定存在的元素，这种方法在日常分析中很少使用，一般只是在编制谱图或者做仲裁分析时才用。

荧光光谱仪定性分析可以分析 70 多个元素，但由于受到仪器和光源条件的限制，有些元素如非金属及卤族元素等需要在特殊的条件下才能测定。

荧光光谱仪定性分析的样品可以是多种多样的，所以光谱定性采用的方法各不相同。对于易导电的金属试样可以将试样本身作为电极，直接用直流电弧或交流电弧光源分析；有时为了不损坏试样也可以采用火花和激光显微光源分析。对于有机物一般先进行化学处理，使之转化成溶液，再用溶液残渣法测定。荧光光谱仪也可以通过灼烧、灰化将试样处理成均匀的粉末，装在碳电极孔中用直流电弧或交流电弧光源分析测定。

荧光光谱仪定性研究的特性是方式简易、速度快、样品量少且试品都能够解析，针对绝大部分元素有较高的敏感度。

二、定量分析

荧光是物质在吸收光能之后发射产生的，因此溶液的荧光强度与该溶液吸收光能的程度以及溶液中荧光物质的荧光效率有关。溶液被入射光激发后，可以在溶液的各个方向观测荧光强度。但由于激发光的一部分被透过，因此在透射光的方向观察荧光是不适宜的。一般是在与激发光束垂直的方向观测。

1. 标准曲线法

将已知量的标准物质经过和样品相同的处理方法处理后，配成一系列标准溶液，在一定的仪器条件下测定这些溶液的荧光强度 F，作出 $F-c$ 标准曲线。然后在同样的仪器条件下，测定试样溶液的荧光强度，从标准曲线上查出它们的浓度。

由于荧光光谱仪是通过对样品产生的 X 射线的计算强度进行测定，再通过预先建立的计算强度与元素百分含量的曲线关系，来间接测定元素的含量。因此，标准曲线的精确是分析结果准确的前提。标准曲线的样品应当不少于 5 个，以 10 ~ 15 个为佳。样品太少，缺少代表性，回归线准确性低；样品太多，容易造成误差。因此制作标准曲线工作非常重要。在标准曲线制作过程中应注意以下几点：

（1）为了使各次所绘制的标准曲线能重合一致，每次应用同一标准溶液对仪器进行校正。

（2）在测量时，标准溶液和试样溶液的荧光强度，都应扣除空白溶液的荧光强度。对于实际遇到的复杂分析体系，实验中通常只能采用近似于真实空白溶液。最简单的是溶剂空白。

（3）荧光分析仪标准样品各元素百分含量梯度的变化方向要与实际试样的变化方向一致，其含量范围要涵盖生产中可能出现的所有含量。

（4）标样的细度要与生产过程中的样品细度尽量保持一致。原材料标准样品细度要与日常化学分析时细度一致。另外，样品在制作时要烘干，否则，会因水分的变化造成较大的测定误差。标准曲线样品的定值一定要准确。一般可采用 3 次平行测定样品，然后取其平均值，同时剔除异常值。

2. 标准对照法

如果荧光物质的标准曲线通过零点，就可选择在其线性范围，用标准对照法进行测定。取已知量的纯荧光物质，配成浓度在线性范围内的标准溶液，测定其荧光强度 F_s，然后在相同条件下测定样品溶液的荧光强度 F_x，分别扣除空白 F_0，由标准溶液的浓度 c_s 和两个溶液的荧光强度比，求出样品中荧光物质的浓度 c_x。

$$\frac{F_s - F_0}{F_x - F_0} = \frac{c_s}{c_x} \Rightarrow c_x = c_s \frac{F_x - F_0}{F_s - F_0} \tag{4-4}$$

若多组分的荧光光谱不重叠，可选用不同的发射波长分别测定各组分的荧光强度，再采用单组分定量方法定量。若两组分的荧光光谱峰相近，甚至重叠，而激发光谱有差别，可选用不同的激发波长来进行测定。

【知识链接】

荧光分析新技术

随着计算机技术和仪器技术的发展，荧光分析技术和交叉学科或边缘学科的结合更加紧密，新的分析技术不断呈现。先后出现了激光荧光分析技术、同步荧光分析技术、时间分辨荧光技术、偏振荧光分析技术、显微荧光分析技术、相分辨荧光技术、多维荧光分析技术、胶束增敏荧光分析技术、荧光免疫分析技术、酶促放大荧光免疫分析技术、光学多道分析技术等。在化学、材料学、医学，以及食品、环境等领域有着广泛的应用。

三、定量分析示例

1. 无机物荧光分析

无机物荧光分析的方法有直接荧光法、间接荧光法、荧光猝灭法及催化荧光法等。

（1）直接荧光法

无机化合物能自身产生荧光用于测定的比较少，主要依赖于待测元素与有机试剂组成的能发荧光的配合物，通过检测配合物的荧光强度来测定该元素的含量，这种方法称为直接荧光法。现在可以利用有机试剂以进行荧光分析的元素约有 70 种。较常用荧光法分析的元素有铍、铝、硼、镓、硒、镁、锌、镉及某些稀土元素等。

（2）间接荧光法

许多有机物和绝大多数的无机化合物，有的不发荧光，有的因荧光效率很低而只有微弱的荧光，因而无法进行直接的测定，只能采用间接测定的方法。

间接荧光法常用于某些阴离子如氟离子、氰离子等的分析，它们可以从某些不发荧光的金属有机配合物中夺取金属离子，而释放出能发荧光的配位体，从而测定这些阴离子的含量。常用的有荧光衍生法。

荧光衍生法是通过某种手段使本身不发荧光的待测物转变为发荧光的另一种物质，再通过测定该物质来测定待测物的方法。荧光衍生法根据采用的衍生反应大致可分为化学衍生法、电化学衍生法和光化学衍生法。其中化学衍生法和光化学衍生法用得较多，尤其是化学衍生法用得最多。许多无机金属离子的荧光测定，就是通过它们与金属螯合剂反应生成具有荧光的螯合物之后加以测定的。

（3）荧光猝灭法

某些元素虽不与有机试剂组成会发荧光的配合物，但它们可以从其他会发荧光的金属离子－有机试剂配合物中取代金属离子或有机试剂，组成更稳定的不发荧光配合物或难溶化合物，而导致溶液荧光强度的降低，通过测定降低的程度来测定该元素的含量，这种方法称为荧光猝灭法。有时，金属离子与能发荧光的配位体反应，生成不发荧光的配合物，导致荧光配位体的荧光猝灭，同样可以测定金属离子的含量，这也属于荧光猝灭法。该法可以测定氟、硫、铁、银、钴、镍、钦等元素和氰离子。与工作曲线法相似，对一定浓度的荧光物质体系，分别加入一系列不同量的猝灭剂 Q，配成一个荧光物质体系，然后在相同条件下测定它们加入猝灭剂前后的荧光强度 F_0 和 F，再绘制 $F - c_Q$ 工作曲线即可方便地进行工作。该法具有较高的灵敏度和选择性。

（4）催化荧光法

某些反应的产物虽能产生荧光。但反应速率很慢，荧光微弱，难以测定。在某些金属离子的催化作用下，反应可加速进行，利用这种催化动力学的性质，可以测定金属离子的含量。铜、铍、铁、钴、锇、银、金、过氧化氢及氰离子等都可采用这种方法测定。

示例 4－1　测定利血平片的利血平含量

（1）基本原理

利血平（结构式如图 4－4 所示）无荧光性，但其在中等强度的氧化剂（如五氧化二钒）作用下，可氧化成 3,4－二去氢利血平，3,4－二去氢利血平的三氯甲烷溶液在 400 nm 波长的光的激发下，在 500 nm 处有较强的荧光。片剂辅料淀粉、蔗糖、滑石粉等在此都无荧光现象，不会干扰其荧光测定。因此利用荧光分析法中的标准对照法可测定利血平片中利血平的含量。

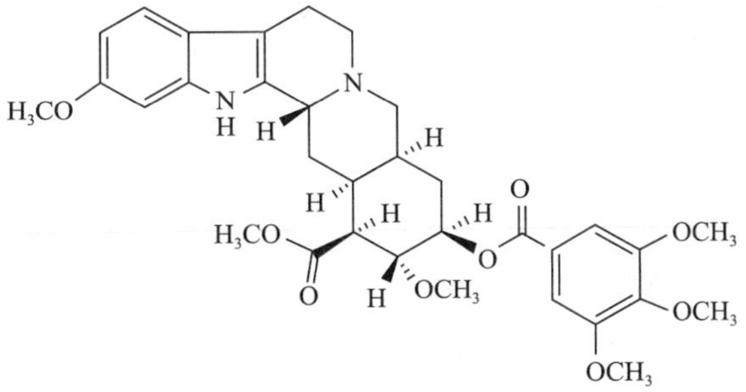

图 4－4　利血平结构式

（2）测定方法

1）溶液配制

①配制五氧化二钒试液。取五氧化二钒适量，加磷酸激烈振摇 2 小时后得其饱和溶液，用垂熔玻璃漏斗滤过，取滤液 1 份加水 3 份，混匀，即得。

②配制对照品溶液。精密称取利血平对照品 10 mg，置 100 mL 棕色容量瓶中，加三氯甲烷 10 mL 溶解后，再用乙醇稀释至刻度，摇匀，精密量取 2 mL，置 100 mL 棕色容量瓶中，用乙醇稀释至刻度，摇匀，即得。

③样品溶液。取利血平片剂 20 片（0. 25 mg/片），如为糖衣片应除去包衣，精密称定，研细，精密称取适量（约相当于利血平 0. 5 mg），置 100 mL 棕色容量瓶中，加热水 10 mL，摇匀后，加三氯甲烷 10 mL，振摇，用乙醇定量稀释至刻度，摇匀，过滤，精密量取续滤液，用乙醇定量稀释成每 1 mL 中约含利血平 2 μg 的溶液，即得。

④空白溶液。取三氯甲烷 10 mL，置 100 mL 棕色容量瓶中，用乙醇稀释至刻度，摇匀，精密量取 2 mL，置 100 mL 棕色容量瓶中，用乙醇稀释至刻度，摇匀，即得。

2）精密量取对照品溶液与样品溶液各 5 mL，分别置于具塞试管中，加五氧化二钒试液 2. 0 mL，激烈振摇后，在 30 ℃环境中放置 1 小时，以空白溶液为参比溶液，在激发光波长 400 nm、发射光波长 500 nm 处测定荧光强度。

（3）数据处理与结果

$$标示量(\%) = \frac{c_s \times \frac{F_x - F_0}{F_s - F_0} \times D \times V \times \bar{m}}{m \times 标示量} \times 100\% \qquad (4-5)$$

式中，c_s为对照品溶液浓度；F_x为样品溶液荧光强度；F_0 为空白溶液的荧光强度；F_s为对照品溶液荧光强度；D 为溶液稀释倍数；V 为供试品溶液原始体积，$\bar{m}$ 为平均片质量；m 为供试样品质量。

2. 有机物荧光分析

芳香族及具有芳香结构的物质，在紫外光照射下能产生荧光。因此，荧光分析法可直接用于这类有机物的测定，如多环胺类、萘酚类、嘌呤类、吲哚类、多环芳烃类、具有芳环或芳杂环结构的氨基酸及蛋白质等，约有 200 种。脂肪族有机化合物中，本身能产生荧光的并不多，但可利用它们与某种有机溶剂作用后生成的能产生荧光的物质，通过测量荧光化合物的荧光强度来进行定量分析。具有高共轭体系的脂肪族有机化合物，如维生素 A、维生素 B_2 及胡萝卜素等本身能产生荧光，可以直接测定。

（1）脂肪族化合物

脂肪族化合物的分子结构较为简单，本身能产生荧光的很少，如醇、醛、酮、有机酸及糖类。但也有许多脂肪族化合物与某些有机试剂反应后的产物具有荧光性质，此时就可通过测量荧光化合物的荧光强度进行定量分析。

（2）芳香族化合物

芳香族化合物具有共轭不饱和结构，大多能产生荧光，可以直接进行荧光测定。有时为了提高测定方法的灵敏度和选择性，还常使某些弱荧光的芳香族化合物与某些有机试剂反应生成强荧光的产物进行测定。例如，去甲肾上腺素经与甲醛缩合而得到强荧光产物，然后采用荧光显微法可以检测组织切片中含量低至 10^{-17} g 的去甲肾上腺素。此外，氨基酸、蛋白质、维生素、胺类等有机物大多具有荧光，可用荧光分析法进行测定并研究其结构或生理作用机理。在现代的分离技术中，常以荧光法作为检测手段，测定物质的低微含量。

示例 4－2　测定阿司匹林中乙酰水杨酸和水杨酸的含量

（1）基本原理

乙酰水杨酸（阿司匹林，ASA）水解即生成水杨酸（SA），而在阿司匹林中，都或多或少存在一些水杨酸。用三氯甲烷作为溶剂，可用荧光法分别测定乙酰水杨酸和水杨酸。加少许醋酸可以增加两者的荧光强度。

在低浓度时，荧光强度与荧光物质浓度成正比，故有：

$$F = K \cdot c \tag{4-6}$$

采用标准曲线法，即以已知量的标准物质，经过和试样同样处理后，配制一系列标准溶液，测定这些溶液荧光后，用荧光强度对标准溶液浓度绘制标准曲线，再根据试样溶液的荧光强度，在标准曲线上求出试样中荧光物质的含量。

（2）测定方法

1）绘制乙酰水杨酸和水杨酸的激发光谱和荧光光谱

将乙酰水杨酸和水杨酸储备溶液分别稀释100倍（每次稀释10倍，分两次完成）。用该溶液，分别绘制乙酰水杨酸和水杨酸的激发光谱和荧光光谱曲线，并分别找到它们的最大激发波长和最大发射波长。

2）标准曲线的绘制

①乙酰水杨酸标准曲线：在5只50 mL容量瓶中，用吸量管分别加入4.00 μg/mL乙酰水杨酸溶液2 mL、4 mL、6 mL、8 mL、10 mL，用1%醋酸－三氯甲烷溶液稀释至刻度，摇匀。分别测量它们的荧光强度。

②水杨酸标准曲线：在5只50 mL容量瓶中，用吸量管分别加入7.50 μg/mL水杨酸溶液2 mL、4 mL、6 mL、8 mL、10 mL，用1%醋酸－三氯甲烷溶液稀释至刻度，摇匀。分别测量它们的荧光强度。

③阿司匹林药片中乙酰水杨酸和水杨酸的测定：将5片阿司匹林药片称量后磨成粉末，称取400 mg，用1%醋酸－三氯甲烷溶液溶解，全部转移至100 mL容量瓶中，用1%醋酸－三氯甲烷溶液稀释至刻度。迅速通过定量滤纸干过滤，用该滤液在与标准溶液同样条件下测量水杨酸荧光强度。

将上述滤液稀释1 000倍（用3次稀释来完成），与标准溶液同样条件测量乙酰水杨酸荧光强度。

（3）数据处理与结果

1）从绘制的乙酰水杨酸和水杨酸激发光谱和荧光光谱曲线上，确定它们的最大激发波长和最大发射波长。

2）分别绘制乙酰水杨酸和水杨酸标准曲线，并从标准曲线上确定试样溶液中乙酰水杨酸和水杨酸的浓度，计算每片阿司匹林药片中乙酰水杨酸和水杨酸的含量，将乙酰水杨酸测定值与说明书上的值比较。

思考与练习

一、名词解释

1. 标准曲线法
2. 标准对照法
3. 荧光猝灭法
4. 直接荧光法
5. 荧光分析仪

二、填空题

1. 分子荧光光谱法可测荧光物质的________和________两个特征光谱。

2. 荧光定性分析常采用________，即将试样与已知物质并列于紫外光之下，根据它们所发出的荧光的性质、颜色和强度，来鉴定它们是否含有同一荧光物质。

3. 标准曲线的样品以________个为佳。

三、单项选择题

下列关于无机物荧光分析的说法错误的是（　　）。

A. 对无机物进行分析通常是将待测元素与荧光试剂反应，生成具有荧光特性的配合物，进行间接测定

B. 有些元素虽不能与有机试剂形成能产生荧光的配合物，但它可使荧光物质的荧光猝灭，因此可利用荧光猝灭法测定

C. 无机化合物能自身产生荧光用于测定的比较多

D. 目前可利用直接荧光法进行荧光分析的无机元素已近 70 种。常见的有铬、铝、铍、硒、锗、镉等及部分稀土元素

四、简答题

1. 标准曲线制作过程中应注意什么？
2. 荧光分析仪定性研究的特性是什么？
3. 间接荧光法的适用范围是什么？

五、计算题

1. 用荧光法测定食品中的维生素 B_2时，依次取 0.00、2.00、4.00、6.00、8.00 mL 浓

度为 2.00 mg/mL 的维生素 B_2标准溶液，稀释至 10.00 mL，分别测得荧光强度如表所示。准确称取 2.00 g 样品，制成 50.00 mL 待测液，从中取出 10.00 mL 待测液，其荧光强度为 46。

$V_{标}$/mL	0.00	2.00	4.00	6.00	8.00
荧光强度	0.00	14.0	31.0	45.0	61.0

（1）绘制 $F-c$ 标准曲线。

（2）求样品中维生素 B_2的含量。

2. 取地高辛片一片用 80%（体积分数）的乙醇溶解成 100 mL 溶液，经微膜滤过后，取续滤液，在激发光波长 360 nm 与发射光波长 485 nm 处测定荧光强度读数为 45.6，溶剂空白的读数为 1.4；对照品溶液（2.50 μg/mL）的荧光强度读数为 43.4，试计算此片中含地高辛的质量。

实训七　荧光分光光度法测定维生素 B_2

一、实训目的

1. 能说出标准曲线法定量分析维生素 B_2的基本原理。
2. 能完成荧光分光光度计的基本操作方法。
3. 能说出荧光分光光度计的基本原理、结构及性能。

二、实验原理

维生素 B_2（核黄素）是橘黄色无臭的针状结晶。其结构式为：

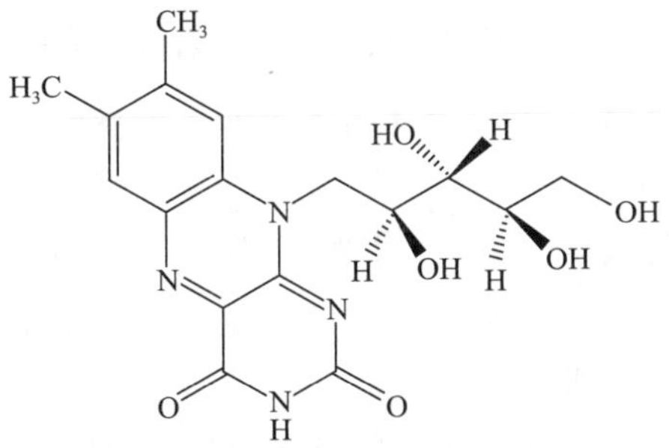

维生素 B_2分子中有三个芳香环，具有平面刚性结构，因此它能够发射荧光。维生素 B_2易溶于水而不溶于乙醚等有机溶剂，在中性或酸性溶液中稳定，光照易分解，对热稳定。

维生素 B_2溶液在 430～440 nm 蓝光的照射下，发出绿色荧光，荧光峰在 535 nm 附近。

维生素 B_2在 pH 值为 6 ~7 的溶液中荧光强度最大，而且其荧光强度与维生素 B_2溶液浓度呈线性关系，因此可以用荧光光谱法测维生素 B_2的含量。维生素 B_2在碱性溶液中经光线照射会发生分解而转化为另一物质——光黄素，光黄素也是一个能发荧光的物质，其荧光比维生素 B_2的荧光强得多，故测维生素 B_2的荧光时溶液要控制在酸性范围内，且在避光条件下进行。在稀溶液中，荧光强度 F 与物质的浓度 c 有以下关系：

$$F = 2.303\varphi \cdot I_0 \cdot \varepsilon \cdot L \cdot c$$

当实验条件一定时，荧光强度与荧光物质的浓度呈线性关系：

$$F = K \cdot c$$

三、实训准备

1. 器材

荧光分光光度计；1 cm 石英皿；50 mL 容量瓶；5 mL 移液管；烧杯；胶头滴管。

2. 试剂与试药

维生素 B_2标准溶液：未知液 A。

四、实训内容与步骤

1. 系列标准溶液的制备

取维生素 B_2标准溶液（10.0 μg/mL）1.00 mL、2.00 mL、3.00 mL、4.00 mL、5.00 mL 分别置于 50 mL 的容量瓶中，各加入去离子水稀释至刻度，摇匀。标记为①②③④⑤的一系列维生素 B_2标准溶液。待测。

2. 待测液制备

取 5.00 mL 未知液 A 置于 50 mL 容量瓶中，加入去离子水稀释至刻度，摇匀。待测。

3. 激发光谱和荧光发射光谱的绘制

设置 λ =540 nm 为发射波长，在 250 ~500 nm 范围内扫描标准溶液③，记录荧光发射强度和激发波长的关系曲线，便得到激发光谱。从激发光谱图上找出其最大激发波长 λ_{ex}。在此激发波长下，在 400 ~600 nm 范围内扫描，记录发射强度与发射波长间的函数关系，便得到荧光发射光谱。从荧光发射光谱上找出其最大荧光发射波长 λ_{em}。

4. 标准溶液及样品的荧光测定

将激发波长固定在最大激发波长 λ_{ex}，荧光发射波长固定在最大荧光发射波长 λ_{em}。扫描蒸馏水和上述 5 个标准液的荧光发射强度。记录数据，以溶液的荧光发射强度为纵坐标，标准溶液浓度为横坐标，制作标准曲线。

在同样条件下测定未知溶液的荧光强度，并由标准曲线确定未知试样中维生素 B_2的浓度，计算待测样品溶液中的维生素 B_2的含量。

5. 数据记录与处理

（1）用标准系列溶液的荧光强度，绘制标准工作曲线并记录于表 4 －1 中。

表 4－1　标准曲线测定结果记录

序号	标准系列溶液浓度	荧光强度

（2）根据待测液的荧光强度，从标准工作曲线上求得其浓度，计算出试样中样品含量并填写表 4－2。

表 4－2　测定结果记录表

<table>
<tr><td>检品名称</td><td></td><td colspan="2">规　　格</td><td></td></tr>
<tr><td>来　　源</td><td></td><td colspan="2">生产日期</td><td></td></tr>
<tr><td>批　　号</td><td></td><td colspan="2">检验项目</td><td></td></tr>
<tr><td>检验日期</td><td></td><td colspan="2">温度/湿度</td><td></td></tr>
<tr><td>仪器名称</td><td></td><td colspan="2">仪器型号</td><td></td></tr>
<tr><td>检验依据</td><td colspan="4"></td></tr>
<tr><td colspan="5">样品溶液荧光强度测定记录</td></tr>
<tr><td>测定次数
平行样品</td><td>1</td><td>2</td><td>3</td><td>平均值</td></tr>
<tr><td>A</td><td></td><td></td><td></td><td></td></tr>
<tr><td>B</td><td></td><td></td><td></td><td></td></tr>
<tr><td>C</td><td></td><td></td><td></td><td></td></tr>
<tr><td>总体平均值</td><td colspan="4"></td></tr>
<tr><td>检验结果</td><td colspan="4"></td></tr>
<tr><td>结论</td><td colspan="4">标准工作曲线见附页。</td></tr>
<tr><td>检验员</td><td></td><td colspan="2">复核员</td><td></td></tr>
</table>

6. 注意事项

（1）配制标准溶液时，为了减少仪器偏差，取不同体积的同种溶液应用同一移液管。

（2）因荧光是从石英池下部通过，所以拿取石英池时，应用手指捏住池体的上部，不能接触下部。清洗样品池后，应先用吸水纸吸干四个面的液滴，再用擦镜纸往同一方向进行轻轻擦拭。

（3）在使用荧光分光光度计时，须按照既定程序进行。在测定系列标准溶液的浓度和荧光强度时，必须按顺序放入。

（4）在测试样品时，应注意样品的浓度不能太高，否则会由于存在荧光猝灭效应，样品浓度与荧光强度不呈线性关系，造成定量工作出现误差。

（5）此次实验，影响标准曲线的线性的主要因素是配制溶液时，操作是否规范、标准。

五、实训测评

按表 4 – 3 所列评分标准进行测评，并做好记录。

表 4 – 3　实训评分标准

序号	考核内容	考核标准	配分	得分
1	实验准备	检测前预热机器	2	
		固体样品为均匀粉末、片状或光滑平面块状样品	3	
2	开机	接通电源，打开主机开关，打开光源后，根据说明书要求启动计算机	5	
3	荧光激发光谱测定	设置仪器参数，扫描发射波长，找到最大 λ_{em}，以此为发射波长，记录发射强度作为激发波长的函数，得到激发光谱	15	
4	荧光发射光谱测定	设置仪器参数，扫描激发波长，找到最大 λ_{ex}，以此为激发波长，记录发射强度与发射波长间的函数关系，得到荧光发射光谱	15	
5	差谱测定	设置仪器参数，选择合适的工作方式，测定背景溶液的发射光谱并储存起来，在一定的工作方式下，扫描样品溶液的发射波长，得到当时的光度值和储存的背景值之间的差示值，即差谱	10	
6	峰面积积分	选择适当的工作方式，对样品溶液进行积分操作，即得到峰面积积分	10	
7	荧光强度	选择合适的测量参数，设置 λ_{ex}、λ_{em}，采用定点读数或扫描方式，测得所选波长处的荧光强度	10	
8	定量测定	配制一系列已知浓度的标准溶液，在一定的测定条件下，设置 λ_{ex}、λ_{em}，按照由稀至浓的次序，测定标准溶液的荧光强度，绘制荧光强度 – 浓度的工作曲线；不改变仪器参数，测定未知溶液的荧光强度，由工作曲线求出未知溶液的浓度	15	
9	结果记录	及时记录结果（发现篡改数据本实训计 0 分）	10	
10	结束工作	完成整理和清洗工作	5	
合计				

第五章

原子吸收光谱法

在足够高的温度下，大部分物质都可解离成气态原子。气态自由原子在外界作用下，既能吸收也能发射具有特征的谱线，测量自由原子对特征谱线的吸收程度或发射强度就可以推断试样的元素组成和含量，这就是原子光谱法。它是仪器分析的重要组成部分。原子光谱法主要包括原子吸收光谱法（AAS）、原子发射光谱法（AES）、原子荧光光谱法（AFS）等，本章主要介绍原子吸收光谱法。

【案例导入】

枸橼酸钾颗粒在临床上可用于低钾血症，其制剂成品的处方含枸橼酸钾、枸橼酸、柠檬黄、橘子香精和甜蜜素。对于其含量的测定如果采用高氯酸常规滴定的方法则存在以下不足：一是滴定终点不好判断，存在蓝色和绿色两种滴定终点颜色；二是处方中的有机钠盐，如辅料柠檬黄及甜蜜素可与滴定液高氯酸反应，影响测定准确度。那么如何快速、准确测定枸橼酸钾在制剂成品中的含量呢？

第一节　基本原理

学习目标

1. 能写出原子吸光度与原子浓度的定量关系。
2. 能说出原子能级与共振吸收线的基本概念。
3. 能运用原子吸收分光光度法的基本原理解释分析过程。

原子吸收光谱法（atomic absorption spectrometry，AAS）又称为原子吸收分光光度法，是基于物质的原子蒸气对特征辐射（谱线）的吸收作用而建立起来的定量分析方法。19 世纪初，人们就发现了原子吸收现象，即在太阳的连续光谱中有暗线的存在，但是直到 1955

年，澳大利亚的沃尔什才首先提出了原子吸收应用于化学分析的理论，他指出原子吸收分析方法能克服光谱分析中存在的许多问题，例如元素之间的干扰等。20 世纪 60 年代开始，随着原子吸收分光光度计的出现，原子吸收光谱法得到了迅速的发展和广泛的应用。

一、原子吸收光谱的产生

1. 原子能级

原子是由原子核与核外电子组成，通常我们使用主量子数、角量子数、磁量子数和自旋量子数来描述核外电子的运动状态。原子在正常状态时，核外电子按一定规律排布在距离原子核比较近的原子轨道上，此时原子的能量最低、最稳定，这时原子的状态被称为基态，处于基态的原子我们又称为基态原子。

如果将外界能量（如热能、光能等）提供给基态原子，当外界能量 E 正好等于该基态原子与高能级之间能级差 ΔE 时，其最外层电子就会吸收一定的能量从而跃迁到一个能量更高的轨道上，这时原子的状态被称为激发态。由于原子能级轨道是量子化的，所以原子对外界能量的吸收是选择性吸收，所吸收的能量必须等于基态和激发态两能级之间的能量差。原子具有不同的激发态，其能量最低的激发态我们称为第一激发态，如图 5－1 所示。

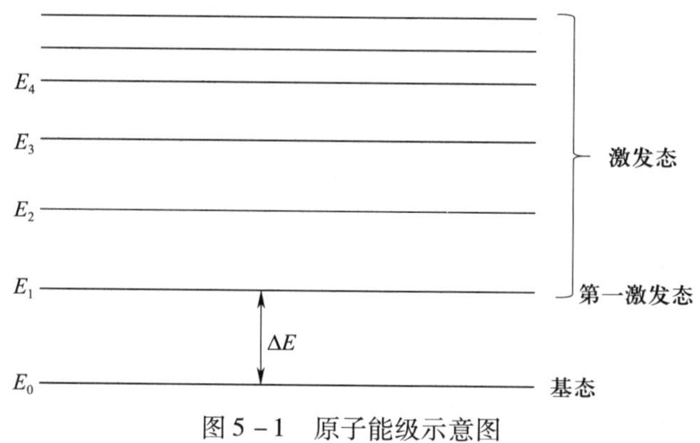

图 5－1　原子能级示意图

能级差对应的辐射波长符合公式：

$$\Delta E = \frac{hc}{\lambda} \tag{5-1}$$

式中，λ 为波长；h 为普朗克常量；c 为光速。

2. 共振线

原子外层电子在基态与不同激发态之间跃迁，就会产生原子吸收光谱。原子外层电子吸收一定能量从基态跃迁至第一激发态所产生的吸收谱线，称为共振吸收线。同时处在激发态的电子是不稳定的，电子将在极短的时间内返回基态或其他较低能级，多余的能量将以光的形式释放出去，从而产生原子发射光谱。我们将原子外层电子从第一激发态直接跃迁至基态所发射的谱线称为共振发射线。共振发射线和共振吸收线都属于共振线。

3. 原子吸收光谱

由于电子从基态跃迁至第一激发态所需能量最低，更容易发生，因此对于大多数原子来说，共振线是所有谱线中最灵敏的谱线，常被用作分析线。不同元素的原子结构和外层电子排布各不相同，所以不同元素的共振线也不同，各有其特征，每种元素的共振线又称为“特征谱线”。例如常见元素的特征谱线有，钾：766.5 nm；钠：589.0 nm；铅：283.3 nm；锂：670.7 nm；钙：422.7 nm。在入射光源的辐射下，待测元素的原子通过原子化器后，该元素的特征谱线就会出现强弱改变，从而引起原辐射信号发生改变，因此对元素原子特征谱线进行定性和定量分析的方法称为原子吸收光谱法。

二、原子吸光度与原子浓度之间的关系

基态原子对该元素的共振线的吸收遵守光的吸收定律，因为基态原子总数可以认为是蒸气中处于基态的原子数，所以特征谱线处的吸收系数与单位体积内总的原子数成正比。又因为在一定条件下原子的总浓度和待测试样中该元素的浓度也成正比，所以待测试样中待测元素的浓度与其在特征谱线处的吸光度成正比，即特征谱线处的吸光度与待测元素原子浓度符合朗伯-比尔定律：

$$A = KcL \tag{5-2}$$

式中，A 为吸光度；K 为比例常数；c 为待测元素的溶液浓度；L 为辐射光透过原子化器的光程。由于 L 是不变值，故式（5-2）可简化为：

$$A = Kc \tag{5-3}$$

这就是原子吸收光谱法中定量分析的基本关系式，即进行定量计算的理论依据。

【知识链接】

原子光谱分析是分析化学的重要分支，它通常是指根据气态自由原子所产生的发射、吸收及荧光信号进行元素分析的一类仪器分析方法，原子光谱法灵敏度高、检出限低、选择性好，可直接测定周期表中绝大多数金属元素，也可用于测定非金属元素，主要包括原子发射光谱法（atomic emission spectrometry，AES）、原子吸收光谱法（atomic absorption spectrometry，AAS）、原子荧光光谱法（atomic fluorescence spectrometry，AFS）。近年来，X射线荧光光谱法（X-ray fluorescence spectrometry，XRF）和原子质谱法（atomic mass spectrometry，AMS）也被纳入广义的原子光谱分析中，因此原子光谱分析的内容有了新的拓展。随着原子光谱联用技术的不断成熟，原子光谱分析技术已发展成为分析化学的重要技术手段，同时在药物分析领域也得到了越来越广泛的应用。

思考与练习

一、单项选择题

1. 原子吸收光谱产生的原因是（　　）。

A. 分子中电子能级的跃迁　　B. 转动能级跃迁
C. 振动能级跃迁　　D. 原子最外层电子跃迁

2. 当特征辐射通过试样蒸气时，被下列哪种粒子吸收？（　　）
A. 激发态原子　　B. 离子　　C. 分子　　D. 基态原子

3. 下列说法正确的是（　　）。
A. 分析线一定是共振线
B. 原子吸收光谱的谱线较多
C. 共振线是基态气态原子跃迁至第一激发态的吸收谱线
D. 基态原子对特征谱线的吸收不遵循朗伯－比尔定律

4. 原子吸收分光光度法选择性好是因为（　　）。
A. 检测器灵敏度高
B. 原子蒸气中基态原子数不受温度影响
C. 原子化效率高
D. 光源发出的特征辐射只能被特定的基态原子所吸收

5. 原子吸收光谱法是基于吸光度与待测元素的含量成正比而进行分析检测的，符合（　　）。
A. 多普勒效应　　B. 朗伯－比尔定律　　C. 光电效应　　D. 乳剂特性曲线

二、名词解释

1. 基态原子
2. 激发态
3. 第一激发态
4. 原子吸收光谱法

三、判断题

1. 在原子吸收分光光度法中，可以通过峰值吸收的测量来确定待测原子的浓度。（　　）
2. 在原子吸收测定中，基态原子数不能代表待测元素的原子数。（　　）

四、简答题

1. 在原子吸收分光光度法中为什么通常选择共振吸收线作为分析线？
2. 何谓特征谱线？试举例说明常见元素的特征谱线是多少？
3. 简要回答原子吸收光谱法定量测定的理论基础。
4. 原子光谱法主要分为哪几种方法？

五、计算题

测定血浆中铅的浓度，将两份均为 1.00 mL 的血浆分别加入 10.00 mL 水中，然后向第二份溶液加入 0.05 mol/L 的铅标准溶液 20.0 μL。在原子吸收分光光度计上测得读数分别为 0.230 和 0.680，求此血浆中铅的浓度。

第二节　原子吸收分光光度计

学习目标

1. 能写出原子吸收分光光度计的基本结构。
2. 能完成原子吸收分光光度计的开机运行操作。
3. 能对原子吸收分光光度计进行简单的维护保养。

一、原子吸收分光光度计的类型

原子吸收光谱法所使用的仪器称为原子吸收光谱仪或者原子吸收分光光度计。商品化的原子吸收分光光度计类型较多。按技术发展的水平可分为单火焰原子吸收光谱仪、火焰原子吸收光谱仪＋外置石墨炉和一体化的火焰＋内置石墨炉原子吸收光谱仪；按辐射光的类型可分为单光束型和双光束型；按波道数可分为单波道、双波道和多波道。单波道的原子吸收光谱仪一次只能分析测试一种元素，多波道原子吸收光谱仪可一次同时测定多种元素。目前应用比较广泛的是单波道单光束型和单波道双光束型。

1. 单波道单光束型

辐射光源经过被测元素的原子化的蒸气后，到达分光系统（单色器）分散出分析谱线，再经检测器检测和记录处理。单波道单光束型光谱仪光路和测定时的分析线都只有一条，虽然结构简单，但是常常会因为光源不稳定而引起检测基线的漂移，故在测量过程前需要校正基线。

2. 单波道双光束型

辐射光源发出的光被切光器分成两束平行光，一束为测量光，通过被测元素的原子化的蒸气，一束为参比光，不经过原子化的蒸气。两束光进入同一分光系统（单色器），然后检测器再进行检测和记录处理，这时检测器输出的信号是两束光谱信号的差值。由于两束光来自同一辐射光源，可以通过参比光束的作用，扣除背景影响，克服光源不稳定造成的基线漂移。单波道双光束型光谱仪有两条光束，测定时分析线只有一条。虽然相较于单波道单光束型光谱仪结构复杂，但测定精密度和准确度都优于单波道单光束型光谱仪。

二、原子吸收分光光度计的基本结构

原子吸收分光光度计通常由锐线光源、原子化器、分光系统、检测系统、记录处理系统五大部分组成，如图 5－2 所示。

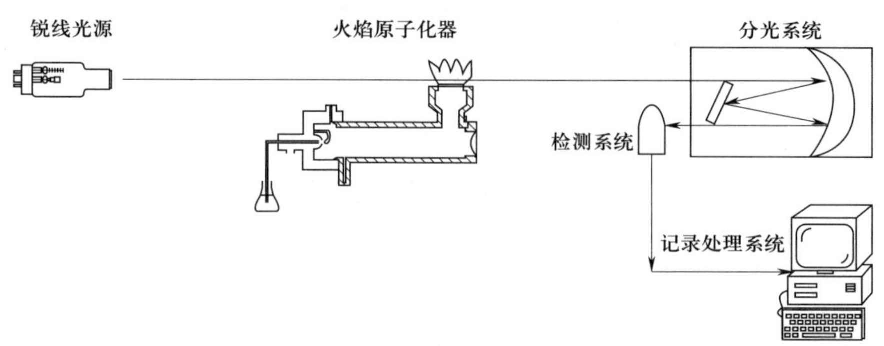

图 5－2　原子吸收分光光度计的基本结构示意图

1. 锐线光源

空心阴极灯是目前应用最广泛的锐线光源，如图 5－3 所示。其具有辐射强度大、稳定性好、背景吸收少等优点。这是一种特殊的低压气体放电管，结构上是由圆筒状的阴极（由被测元素的金属或合金化合物制成）和高熔点金属钨制成的阳极组成。阴极内径约为 2 mm，阴极和阳极被密封在带有石英玻璃窗的玻璃管内，管内充有低压稀有气体（氖气或氩气）。

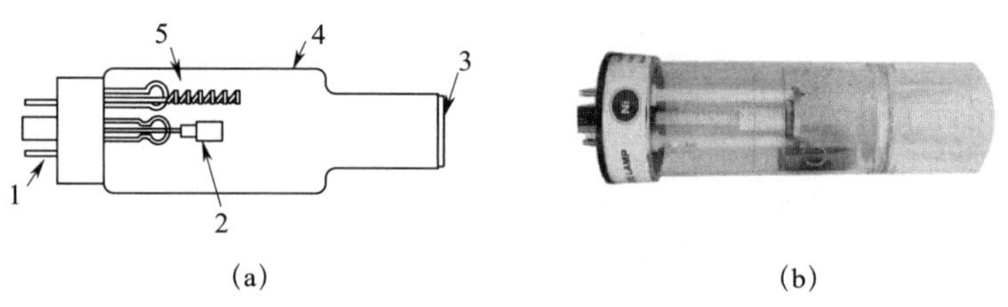

图 5－3　空心阴极灯结构

（a）结构示意图　（b）实物图

1. 电源接头　2. 阴极　3. 石英窗　4. 玻璃管　5. 阳极

空心阴极灯光源的发光强度与灯电流大小呈正比例关系，灯电流越大，发光强度越大，但灯的使用寿命会变短；调低灯电流时，发光强度就会变弱且稳定性会变差。其具体的发光机制可概括为：在阴阳两极间 300～500 V 电压的电场作用下，电子由阴极高速射向阳极，在这个过程中电子会与稀有气体分子发生碰撞并使其电离，电离出的正离子在外加电场的作用下高速射向阴极内壁，引起阴极溅射出原子，溅射出的原子与其他电子、离子相互碰撞而被激发。因激发态的原子是不稳定的，故很快跃迁回到基态，并发射出其共振光谱线。空心阴极灯锐线光源发射的光谱主要是阴极材料元素的光谱，所以使用不同的阴极材料，就可以制成被测元素的空心阴极灯。在实际的测量中，经常是测一种元素换一种灯，使用不便，近年来随着连续光源测量技术的发展，上述缺点正逐渐被克服。

【知识链接】

连续光源原子吸收光谱仪

传统的原子吸收光谱仪使用的光源主要是空心阴极灯，每分析一个元素就要更换一种灯，使原子吸收分析的速度和使用的方便性等方面受到了限制。同时某些元素的空心阴极灯还存在不稳定、辐射能量较低以及如稀土元素无法用于空心阴极灯等诸多问题。

连续光源原子吸收光谱仪中，采用一个连续光源取代了传统的空心阴极灯，可满足全波长（189～900 nm）所有元素的原子吸收测定需求，并可以选择任何一条谱线进行分析。光谱仪提供的光谱信息非常丰富，可提高分析结果的准确性和测量精度。同时可对一些无法制成空心阴极灯的元素进行测定，也可以通过分子吸收或与其他相关技术联用测定某些非金属元素（如卤素、硫和磷等）。

2. 原子化器

将试样中被测元素的原子气化转变成基态原子的过程称为原子化过程，能够实现这个转化的仪器部件称为原子化器。原子化器通常有火焰型、石墨炉型、氢化物发生型和冷蒸气型四种类型。

（1）火焰原子化器

目前常用的火焰原子化器为预混合型的火焰原子化器，它是通过燃烧提供能量，使被测元素原子化的。该原子化器由雾化器、预混合室、燃烧器等结构组成，如图 5－4 所示。

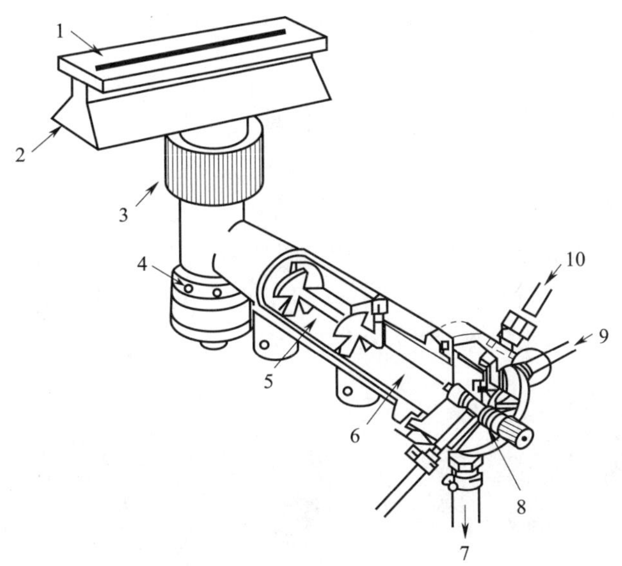

图 5－4 火焰原子化器结构示意图

1. 狭缝 2. 燃烧器 3. 锁闭装置 4. 泄压孔 5. 气体扰流器 6. 预混合室 7. 废液 8. 雾化器 9. 燃气 10. 助燃气

雾化器的主要作用就是利用压缩空气使待测试液经过毛细管喷嘴，将试液喷雾分散成雾粒状的雾滴，称为雾化。雾化的雾滴越小，在火焰中生成的基态原子就越多。雾化器的效率是影响检测灵敏度和检出限的主要因素。雾化效率除了与待测试液的物理性质（黏度、表面张力、密度等）有关外，还与助燃气的压力、毛细管孔径大小等有关。

预混合室的主要作用是使雾滴、燃气、助燃气均匀混合形成气溶胶，再进入燃烧器，以便燃烧时产生稳定的火焰。在预混合室中，较大的雾滴凝聚沉降，从废液口排出，小雾滴中在高速运动中蒸发，形成进入火焰的微粒，同时与燃气、助燃气均匀混合，减少了它们进入燃烧器时引起的火焰扰动。

燃气和助燃气预混合后，在燃烧器狭缝口点燃形成火焰，常用的是单缝燃烧器。不同的燃气和助燃气燃烧的火焰温度不同，通过改变燃气和助燃气的种类和比例就可以控制火焰的温度，使待测试样元素的原子化到达理想的效果。常用的几种火焰的燃烧特性和适用范围见表5－1。

表5－1　火焰的燃烧特性和适用范围

火焰种类	燃烧温度/K	适用元素
空气－丙烷火焰	2 200	适用于分析易挥发、易解离的元素，如碱金属、Cd、Cu、Pb、Ag、Zn、Au、Hg等
空气－氢气火焰	2 300	适用于测定易电离的金属元素，尤其是As、Se和Sn等元素，特别适用于共振线位于远紫外区的元素
空气－乙炔火焰	2 600	用途最广的火焰，可测定35种以上的元素
一氧化二氮－乙炔火焰	3 300	是强还原性火焰，能用于测定Al、B、Be、Ta、Ti、Zr等元素，使用时危险性较高

火焰原子化器由于其火焰稳定、重现性好、操作简单等特点，应用十分广泛，但也有原子化效率低等缺点，并且通常只能做液体试样的检测。

（2）石墨炉原子化器

石墨炉原子化器本质上就是一个电加热器，属于非火焰原子化器的一种，如图5－5所示。原子化器工作时，首先要接通冷却水和惰性保护气（氮气或氩气），然后通过上部窗口，将样品加入石墨管中，石墨管中的试样经过干燥、灰化、原子化，形成待测试样元素的原子蒸气，光源的辐射光线由石墨管中心通过，实现原子吸收。

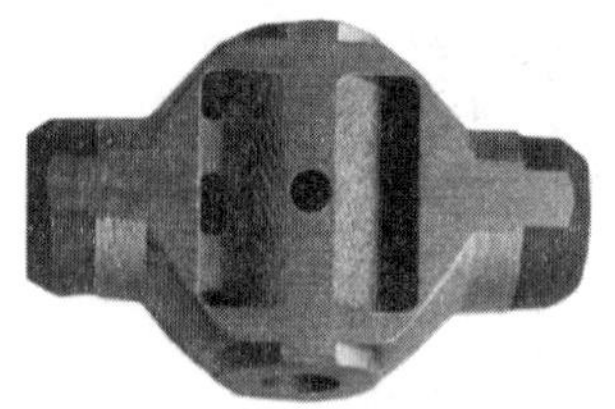
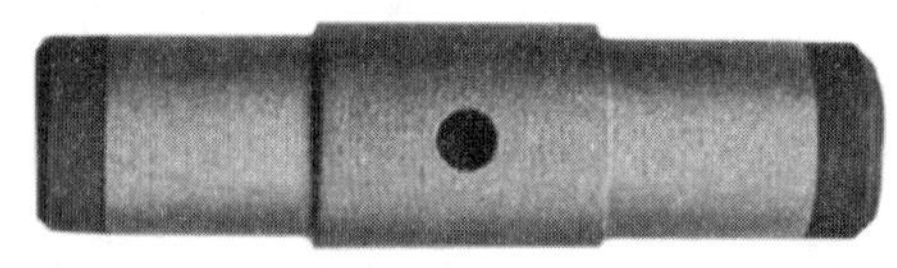

图5－5　各种类型的石墨管

相较于火焰原子化器，石墨炉原子化器有以下的特点，一是样品用量少，可不经前处理直接进行分析，可分析固体样品，尤其适用于生物样品的分析；二是原子化效率高，原子在测定区的有效停留时间长，灵敏度高。但由于取样量少，故测定重现性差，操作复杂，分析速度慢。

（3）氢化物发生原子化器

氢化物发生原子化器是指利用某些元素易形成低沸点氢化物的性质而设计的原子化器，它可以减少因高温导致的背景干扰和化学干扰。

(4) 冷蒸气原子化器

冷蒸气原子化器是指专门用于汞金属测定的原子化器。在汞蒸气发生器中，汞离子被还原成汞，然后将汞蒸气直接导入石英吸收池中进行测定。

3. 分光系统

分光系统也称为单色器，其主要作用是将原子吸收所需的共振吸收线从邻近的谱线中分离出来。分光器由入射和出射狭缝、反射镜和色散元件（衍射光栅）等组成，由于原子吸收分光光度计采用的是锐线光源，吸收值测量采用峰值吸收测定法，吸收光谱本身也比较简单，因而对分光系统的分辨率要求不是很高。同时为了更好地分离谱线，通常将分光系统设置在原子化器后面。

4. 检测系统

检测系统的主要作用就是将分光系统输出的光信号转变为电信号，系统由检测器、放大器、对数变换器、指示仪表等组成。检测器主要使用光电倍增管，工作转换范围一般在 200 ~ 900 nm 之间。

5. 记录处理系统

仪器的这部分功能主要是将检测结果输出为我们可以识读的数字、图表等，并对结果进行记录与显示，常配备计算机和相应数据处理软件。

三、原子吸收分光光度计的基本操作

1. 开机调试与仪器的性能检定

原子吸收分光光度计在使用前要进行性能检定与开机前调试工作，主要包括对光调整、雾化器调整、样品提取量调节等。此项工作并非日常检测前的常规工作，一般在仪器安装前或定期维护保养中进行，由专业的工程技术人员完成。

(1) 对光调整

对光调整分为光源对光和燃烧器对光两种，光源对光的操作包括，接通电源，开启交流稳压器，打开相应元素的阴极灯，调分光系统中单色器波长至该元素共振吸收线的位置。燃烧器对光可以通过改变燃烧器前后、转角、水平位置来实现。

(2) 雾化器调整

雾化器中的毛细管和节流嘴的相对位置，也就是同心度是调节雾化器的关键。毛细管口和节流嘴同心度越高，雾滴越细，雾化效率就越高。一般可以通过观察喷雾状况来判断调整的效果。

(3) 样品提取量调节

样品提取量是指每分钟吸取试样溶液的体积，通过改变喷雾气流速度和聚乙烯毛细管的内径及长度，调节试样提取量，以适应不同情况下的检测工作。

2. 仪器的操作的方法与步骤

(1) 原子吸收分光光度计的开机

按仪器说明书检查仪器各部件，各气路接口是否安装正确，气密性是否良好。打开仪器电源开关，双击电脑桌面上的软件图标，进入软件工作界面，光谱仪开始自动初始化操作，等待仪器自检结束，设置实验条件及相关参数，包括空心阴极灯的选择、“定峰”、扫描过程等。基本实验条件设置好后进行仪器点火，打开空气压缩机工作开关和风机开关，调节压力表，打开乙炔钢瓶调节输出压力，点击控制软件界面上的“点火”按钮。

（2）样品的测定

在设定的工作条件下，加入预处理好的试样，测定其吸光度，并保存所得的数据。

（3）原子吸收分光光度计的关机

关闭乙炔钢瓶，此时仪器会自动熄火，关闭空压机，退出工作软件。最后关闭原子吸收分光光度计的电源和计算机。

3. 注意事项

仪器启动前一定先打开风机进行通风，防止点火时乙炔气体发生爆炸。其次，点火时先开助燃气，后开燃气，关机时先关燃气，后关助燃气。

使用石墨炉原子化器分析试样时，要确保试样注入的位置一致，开始工作后，要保证冷却水与惰性气流的流速稳定。开启石墨炉加热前，一定要先通入惰性气体，以防止石墨炉烧毁。

四、原子吸收分光光度计的简单保养维护

1. 对安装实验室的基本要求

原子吸收分光光度计属于精密仪器设备，故对实验室安装环境条件有一定要求。首先，实验室应该防潮、防尘、防震、无腐蚀性气体，空气相对湿度小于 70%。其次，仪器主机应放置在固定的平台上，离地 0.5 米以上，同时避免阳光直射。主机烟窗上方应装排风罩，排风罩与主机烟窗应保持一定距离。最后，实验室所有气体管道应清洁无油污、耐压，室内管道要安装过滤减压阀，各管道接头处要保证紧密牢靠，并经过试漏检查。

2. 仪器的维护保养

日常的维护保养工作包括开机前维护、空心阴极灯预热、雾化器及燃烧器清洁、气路气密性检查、氘灯更换、日常分析完毕后的清场等。

（1）开机前维护

开机前应该检查仪器中各部件的电源接头是否接触良好，同时调整好燃烧器的狭缝位置。将仪器中所有的旋钮归零再通电。开机时先开低压电路，再开高压电路，关机时则顺序相反。

（2）空心阴极灯预热

空心阴极灯使用前要先预热，灯电流要由低到高逐渐升高。日常装卸阴极灯时要轻拿轻放，如果存有污物或指印，应用擦镜纸轻轻擦拭干净。长期闲置不用的空心阴极灯，要定期在额定电流下点燃，以维持其使用寿命。

（3）雾化器及燃烧器清洁

雾化器在工作中要防止其中的毛细管弯折，若发生堵塞，可用细金属丝清除，但是要小

心不要损伤毛细管口或内壁。如仪器经常使用，燃烧器应至少每月清洁一次，因为长期使用会有积灰或堵塞，造成点火困难或火焰在仪器内燃烧，严重时甚至会发生火灾。

（4）气路气密性检查

每月应定期检查一次仪器设备管路的气密性，包括气体钢瓶和压缩机到气体软管所有的配属管路，用漏气检测专用溶液或者肥皂水可查找漏气的部位。如果漏气发生在管件接头连接部位，重新连接这些管件接头，如果漏气发生在气路软管上，则应该立即更换气路软管。

（5）氘灯更换

若采用氘灯进行背景校正，那么在日常维护中就会涉及氘灯的更换，氘灯的正常寿命为数百小时，当光强度不足时，就应及时更换。在更换灯之前，应关闭电源并等待灯充分冷却，拿新灯时要戴手套，不能把指印留在灯上，影响光的透射。

（6）日常分析完毕后的清场

日常分析完毕后，要及时进行清场工作。应在不灭火的情况下喷雾化蒸馏水，对雾化器、燃烧器进行清洗，特别是在试样中含有高浓度酸碱时，要用水彻底清洗，防止腐蚀。

思考与练习

一、单项选择题

1. 在原子分光光度计中，广泛采用的光源是（　　）。

A. 无极放电灯　　B. 空心阴极灯　　C. 氢灯　　D. 白炽灯

2. 原子吸收分光光度法中，光源的作用是（　　）。

A. 发射很强的连续光谱

B. 发射待测元素基态原子所吸收的特征共振辐射

C. 产生足够强度的散射光

D. 提供试样蒸发和激发所需的能量

3. 双光束与单光束原子吸收分光光度计比较，前者突出的优点是（　　）。

A. 灵敏度高

B. 可以消除背景的影响

C. 便于采用最大的狭缝宽度

D. 可以抵消因光源的变化而产生的误差

4. 空心阴极灯的主要操作参数是（　　）。

A. 灯电流　　B. 灯电压　　C. 预热时间　　D. 内充气体压力

5. 使用原子吸收光谱法分析时，下述火焰温度最低的是（　　）。

A. 空气－丙烷　　B. 空气－氢气　　C. 空气－乙炔　　D. 一氧化二氮－乙炔

6. 选择不同的火焰类型主要是根据（　　）。

A. 分析线波长　　B. 灯电流大小　　C. 狭缝宽度　　D. 待测元素性质

7. 石墨炉原子化器与火焰原子化器相比，优点是（　　）。

A. 灵敏度高　　B. 重现性好　　C. 分析速度快　　D. 背景吸收小

8. 石墨炉原子化器与火焰原子化器相比，缺点是（　　）。

A. 重现性差　　B. 原子化效率低

C. 共存物质干扰小　　D. 某些元素能形成耐高温的稳定化合物

9. 原子吸收分光光度计主要组成部件为光源、单色器、检测器以及（　　）。

A. 原子化器　　B. 光电管

C. 辐射管　　D. 电感耦合等离子体

10. 空心阴极灯内充气体是（　　）。

A. 大量的空气　　B. 大量的氖或氮等稀有气体

C. 少量的空气　　D. 低压的氖或氩等稀有气体

11. 原子吸收光谱法中单色器的作用是（　　）。

A. 将光源发射的带状光谱分解成线状光谱

B. 把待测元素的共振线与其它谱线分离开来，只让待测元素的共振线通过

C. 消除来自火焰原子化器的直流发射信号

D. 消除锐线光源和原子化器中的连续背景辐射

12. 下列不属于火焰原子化器的组成部分的是（　　）。

A. 石墨管　　B. 雾化器　　C. 预混合室　　D. 燃烧器

13. 原子化器的主要作用是（　　）。

A. 将试样中待测元素转化为基态原子

B. 将试样中待测元素转化为激发态原子

C. 将试样中待测元素转化为中性分子

D. 将试样中待测元素转化为离子

二、判断题

1. 原子吸收分光光度计中单色器在原子化系统之前。（　　）

2. 原子化器的作用是将试样中的待测元素转化为基态原子蒸气。（　　）

3. 火焰原子化器的试样利用率比石墨炉原子化器的高。（　　）

4. 在火焰原子化器中，雾化器的作用是使试液雾化成均匀细小的雾滴。（　　）

三、简答题

1. 原子吸收分光光度计主要由哪几部分构成？简要说出每个部分的作用。

2. 原子吸收分光光度计安装前的调试主要包含哪些工作？

3. 原子吸收分光光度计日常维护保养工作有哪些？

第三节　实用分析技术

学习目标

1. 能写出原子吸收干扰的因素。
2. 能根据具体情况选择正确的测量条件。
3. 能完成标准曲线法与标准加入法的结果计算。

一、原子吸收干扰的消除

原子吸收光谱虽然由锐线光源产生，受到的干扰比较小，但是在元素原子化过程中，影响吸光度的因素仍然存在，其干扰主要有物理干扰、化学干扰、光谱干扰、背景干扰、电离干扰等。

1. 物理干扰

物理干扰是指待测试样在转移、蒸发和原子化的过程中，由于其物理特性的变化而引起的原子吸收强度下降的效应，也称为基体干扰。物理干扰的产生是试样与标准溶液物理性质的差异而导致的，这些物理性质包括黏度、表面张力、溶剂蒸气压等。物理干扰是非选择性的，对试样中各种元素的影响基本相同。

消除方法有：配制与待测试样具有相似组成的标准溶液，当待测试样成分复杂，配制标准溶液有困难时，可考虑采用标准加入法。如果试样浓度较高，可采用等比例稀释的方法降低物理干扰。

2. 化学干扰

待测试样元素与共存的其他组分发生了化学反应，生成了难挥发或难解离的化合物，使基态原子数目减少，称为化学干扰。化学干扰是原子吸收分析中主要的干扰因素，具有选择性。

消除方法有：一是加入释放剂，与干扰组分形成更稳定的或更难挥发的化合物，将待测元素释放出来，例如加入镧、锶的可溶盐可消除磷酸盐对钙的干扰。二是加入保护剂，与被测元素生成更容易分解的或者更稳定的配体化合物，防止了被测元素和干扰元素之间的结合，例如加入乙二胺四乙酸（EDTA）溶液与被测元素钙、镁形成稳定的配合物，从而抑制了磷酸根对钙、镁的干扰。

此外，还有提高火焰温度、加入基体改进剂，或采用化学分离法、标准加入法等方法抑制化学干扰。

3. 光谱干扰

光谱干扰产生的原因是元素分析线附近有分光系统（单色器）不能分离的非待测元素的邻近线；或者是试样中含有能部分吸收待测元素共振线的元素，产生光谱干扰，使结果偏高。

消除方法有：减小狭缝宽度、选用高纯度的单元素空心阴极灯等方法。

4. 背景干扰

背景干扰是指试样中待测元素原子化过程中产生的光谱干扰。产生的原因有分子吸收与光散射。分子吸收指试样溶液中的溶剂、基体、无机盐在原子化过程中形成气体分子而引起分子吸收干扰。光散射指原子化过程中产生的微小固体颗粒使光发生散射，造成透射光减弱，吸收值增加，最终导致结果偏高。

消除方法有：仪器调零吸收法、邻近线校正背景法、连续光源（氘灯）校正背景法、塞曼效应校正背景法等。

5. 电离干扰

电离干扰是指在高温下易电离元素在火焰中电离，使基态原子数减少，吸光度下降。火焰温度越高，电离干扰越大。

消除方法有：加入比被测元素电离电位低的元素，即消电离剂。例如测定钙元素时加入一定量的氯化钾作为消电离剂，可以消除钙的电离干扰。

二、测量样品的预处理

分析测试前要先取样，取样要有代表性，要防止样品污染，一般取得的样品都要进行预处理，样品预处理总的原则是：消除干扰因素，完整保留被测组分，以获得可靠的分析结果。

1. 试剂的选择

样品预处理过程中所用到的试剂要求纯度高，例如溶解样品的酸碱、缓冲剂、电离抑制剂、萃取溶剂、配制标准溶液的试剂等，必须是高纯度的，并且不能含有被测元素。实验中所用到的水应该是去离子水和超纯水。

2. 测量样品的要求

对于未知成分的样品，在测定前须做预处理。无机固体样品要用合适的溶剂溶解，尽可能将被测元素全部溶解到溶液中，并控制溶液总浓度在合适的范围内，不宜过高，若无机溶液样品浓度过高，可用蒸馏水稀释到合适的浓度。有机固体样品要先用干法或湿法消解有机物，再将消解后的残留物溶解到合适的溶剂中，若采用石墨炉原子化器光谱仪可直接分析固体样品，采用程序升温，分别控制样品干燥、灰化和原子化过程，使易挥发或易热解的杂质在待测元素原子化之前除去，同样可达到样品预处理的目的。

三、仪器测量条件的选择

1. 分析线

理论上每种元素都有对应的几条吸收谱线，通常选用灵敏度最高的共振线作分析线。但是最适合的分析线是由实验测定的，扫描空心阴极灯的发射光谱，选取可用的谱线，然后引入试液，比较这些谱线的吸收情况。最后需注意的是，应选择不受干扰且吸光度大小适中的谱线作为分析线。

2. 狭缝宽度

光谱带宽和光强度受分光系统（单色器）中狭缝宽度的影响。由于原子吸收光谱为窄线光谱，测量时可以使用较宽的狭缝，增强光强，减小检测器噪声，提高信噪比，改善检测限。但是当狭缝宽度达到一定程度后，吸光度趋于稳定，进一步增大狭缝宽度，就会导致吸光度减小，故不引起吸光度减小的最大狭缝宽度即是最合适的狭缝宽度。

3. 空心阴极灯电流

空心阴极灯的发射光谱取决于工作电流。灯电流过小，则光谱输出不稳定且强度小；灯电流过大，发射谱线变宽，会使灵敏度下降，灯寿命缩短。灯电流的选用原则是，在保证足够强度和稳定光谱输出情况下，尽量选用低的灯电流（一般为额定电流的40% ~60%）。

4. 原子化条件

使用火焰原子化器时，原子化的效率受火焰类型、燃助比、燃烧器高度等因素影响。通过调节燃气和助燃气的流量以及燃烧器高度，使待测元素特征谱线通过基态原子密度最大的区域，以提高测定灵敏度。

使用石墨炉原子化器时，要选择合适的干燥、灰化、原子化和净化温度。干燥是除去试样溶剂的过程。灰化是破坏和蒸发除去样品基体，在保证被测元素没有明显损失的情况下，将试样加热至比较高的温度。原子化温度应选择达到最大吸光度值时的最低温度。净化是高温消除残渣，温度应尽可能高。通常采用程序升温的方式来提高元素原子化效率。

四、测定技术选择

1. 标准曲线法

标准曲线法适用于组成成分简单的试样分析。这是原子吸收光谱法中最常用的分析方法。在光谱仪推荐的浓度线性范围内，配置一组不同浓度的待测元素标准溶液，在与试样测定完全相同的条件下，先将标准溶液按照浓度由低到高的顺序测定吸光度，每个溶液至少测定三次，取其吸光度的平均值，以吸光度值为纵坐标，标准溶液浓度为横坐标绘制标准曲线，测定样品三次吸光度，计算其平均值，代入线性方程求得浓度，或从标准曲线上找出其对应的浓度，如图 5 -6 所示。

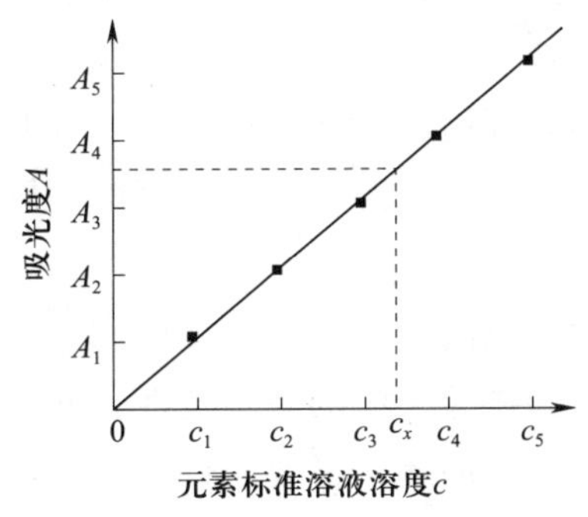

图 5 -6　标准曲线法图解

2. 标准加入法

当待测试样的物理干扰比较大，或配制与待测试样组成一致的标准溶液有困难时，可采用标准加入法。具体操作为，同时取几份等量的待测试样，分别加入不同体积的待测元素标准溶液，其中一份不加待测试样，作为空白对照，以上溶液均稀释至相同体积，分别测定它们的吸光度值。以加入的标准溶液浓度为横坐标，对应吸光度值为纵坐标绘制标准曲线，再将该曲线外推至与浓度轴相交。交点至坐标原点的距离就是待测元素经稀释后的浓度，如图 5 －7 所示。

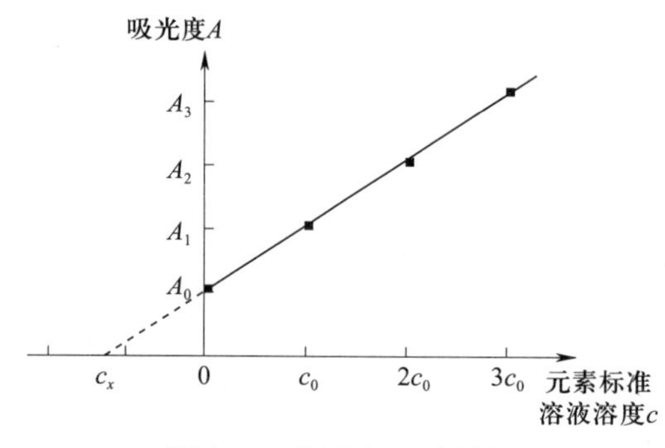

图 5 －7　标准加入法图解

3. 内标法

在待测试样和标准样品中加入内标元素，测定待测试样元素和内标元素的吸光度之比，并根据吸光度之比对待测试样元素的含量或浓度绘制工作曲线，然后从工作曲线上推算出待测元素的含量或浓度。

五、在药物分析中的应用

原子吸收分光光度计可测定多种元素，在地质、冶金、机械、化工、农业、食品、轻工、生物医药、环境保护、材料科学等领域均有广泛的应用。原子吸收光谱法应用于药物分析，可分为直接原子吸收光谱法和间接原子吸收光谱法两大类。

1. 直接原子吸收光谱法

直接原子吸收光谱法是当待测的药物分子中有易于测定的金属原子或离子时，使用原子吸收光谱法直接测定药物分子中含有的金属原子或离子的一种方法。例如维生素 B_{12}分子中含有一个钴离子，将样品溶解预处理后在 240. 7 nm 波长下测定钴便可直接测定维生素 B_{12}的含量。目前有三十余种药物中因含有金属离子，可直接使用原子吸收光谱法测量。

2. 间接原子吸收光谱法

因为大多数药物分子中不含金属离子，不能直接使用原子吸收光谱法进行测定，而必须采用间接原子吸收光谱法。根据药物分子中的基团特性，通过一定的化学反应使其和金属离子反应形成配合物或离子缔合物、沉淀等，经离心分离或萃取后，用原子吸收光谱法测定金属离子而间接测定药物的一种方法。

按照化学反应的类型不同，间接原子吸收光谱法也可以分成以下几类：一是利用沉淀反应，即药物分子与可测定的金属离子或金属离子化合物直接反应生成一种难溶的化合物，例如磺胺类药物可与 Cu^{2+} 或 Ag^{+} 反应生成难溶盐沉淀物，通过测定沉淀中金属离子的含量就可间接得到药物分子的含量。二是利用药物分子与金属离子缔合反应的方法，经溶剂萃取等手段进行分离后测定金属离子便可确定该药物的含量，例如氨基酸或酚类药物能直接与 Cu^{2+}、Co^{2+} 等离子生成螯合物，因为大多数药物分子中含有络合基团或螯合基团，故此方法目前是比较有发展前景的一种方法。三是一些药物分子含有可被氧化或还原的基团，经氧化还原反应后，产生一种可直接测定的金属离子或其化合物，通过测定反应物中金属离子或化合物的含量间接测定药物的含量。

【知识链接】

中药重金属残留的检测

在中药材种植、加工过程中均可能引起重金属污染。摄入重金属可能会引起机体的急性中毒，或是在人体内蓄积引起慢性中毒。重金属超标不仅严重影响中药的用药安全，同时制约着中医药现代化的工作。

原子吸收光谱法由于其适用性广且检测成本适中，被大多数实验室用来测定中药材的重金属含量。例如金银花中砷的含量，黄芪、人参中镉的含量等。该法可以解决中药重金属含量低微，导致其分析检测困难这一瓶颈问题。《中国药典（2020 年版）》中不再只简单规定对重金属元素的检测，也针对同一重金属元素的不同价态规定了相应限度，体现了重金属限制标准与时俱进。相信随着原子吸收光谱法的深入应用，中药重金属检测方法会朝着国际化、特色化的道路不断发展。

思考与练习

一、单项选择题

1. 在原子吸收分光光度法中，可消除物理干扰的定量方法是（　　）。

A. 标准曲线法　　B. 标准加入法

C. 内标法　　D. 直接比较法

2. 在原子吸收分光光度法中，配制与待测试样具有相似组成的标准溶液，可减小（　　）。

A. 光谱干扰　　B. 物理干扰　　C. 背景干扰　　D. 电离干扰

3. 用原子吸收分光光度法测定血清钙时，加入 EDTA 是为了消除（　　）。

A. 物理干扰　　B. 化学干扰　　C. 电离干扰　　D. 背景吸收

4. 原子吸收中的背景干扰主要来源于（　　）。

A. 火焰中待测元素发射的谱线　　B. 干扰元素发射的谱线

C. 光源辐射的非共振线　　D. 分子吸收

5. 在原子吸收分析中，采用标准加入法可以消除（　　）。

A. 分子吸收　　B. 背景干扰　　C. 光散射　　D. 基体干扰

6. 在原子吸收分光光度法定量测定基体较复杂的样品时，最好选用（　　）。

A. 内标法　　B. 外标法　　C. 标准加入法　　D. 归一化法

7. 在石墨炉原子化过程中温度最高的是（　　）。

A. 干燥　　B. 灰化　　C. 原子化　　D. 净化

8. 石墨炉原子化的升温程序为（　　）。

A. 灰化、干燥、原子化和净化

B. 干燥、灰化、净化和原子化

C. 干燥、灰化、原子化和净化

D. 灰化、干燥、净化和原子化

二、判断题

1. 在原子吸收分光光度法中，化学干扰是非选择性的，对试样中所有元素的影响基本相同。（　　）

2. 释放剂能消除化学干扰，因它能与干扰元素形成更稳定的化合物。（　　）

3. 在原子吸收分光光度法中，物理干扰是非选择性的，对试样中各种元素的影响基本相同。（　　）

4. 在原子吸收分光光度法中，一定要选择共振线作分析线。（　　）

5. 为保证空心阴极灯所发射的特征谱线的强度，灯电流应尽可能的大。（　　）

三、简答题

试举例说明原子吸收分光光度法在药物分析中的应用。

四、计算题

1. 原子吸收分光光度法测定药品中的成分 M，称取 1.00 g 样品制备成 100 mL 溶液，再用 10 mL 萃取液萃取 M（萃取率为 90%），然后将所得溶液平分为两份，其中一份加入浓度为 5.00 μg/mL 的 M 标准溶液 2.00 mL。两份均用水稀释至 25 mL 后，测得吸光度分别为 0.32 和 0.60。求药品中 M 的含量。

2. 采用原子吸收分光光度法分析样品中的铜，测定结果见下表。试计算样品中铜的含量。

加入 Cu 的质量浓度/(μg · mL^{-1})	0	2.0	4.0	6.0	8.0
吸光度 A	0.280	0.440	0.600	0.757	0.912

实训八　原子吸收光谱法测量水样中镁的含量——标准曲线法

一、实训目的

1. 能完成标准溶液的配制及标准曲线的绘制。
2. 能规范操作原子吸收分光光度计。
3. 能正确计算出待测样品中镁的含量。

二、实训准备

1. 器材

原子吸收分光光度计、空气压缩机、乙炔钢瓶、容量瓶、移液管、其他相关玻璃仪器。

2. 试剂与试药

氧化镁、稀盐酸溶液、去离子水。

三、实训内容与步骤

1. 标准溶液的配制

取分析纯的氧化镁在高温炉中灼烧至恒重，准确称取0.829 2 g于100 mL烧杯中，滴加2 mol/L稀盐酸溶液至完全溶解，转入500 mL容量瓶中，用去离子水稀释至刻度，摇匀。取上述溶液1 mL于100 mL容量瓶中，用去离子水稀释至刻度，摇匀，即得10 μg/mL镁标准工作液。

准确吸取1.00 mL、2.00 mL、4.00 mL、6.00 mL、8.00 mL上述镁标准工作液，分别置于100 mL容量瓶中，用去离子水稀释至刻度，摇匀备用。待测定吸光度值。

2. 样品测定步骤

（1）装好镁元素的空心阴极灯，接通稳压电源，打开计算机电源，开机进入软件工作界面，进入仪器“自动初始化窗口”。仪器初始化结束后，预热30分钟，等待仪器稳定。设置实验条件及相关参数：灯电流为4 mA，狭缝宽度在0.1 nm处，波长为285.2 nm，燃烧器高度为6 mm。同时调节灯座的高低及左右、前后位置，使接收器接收到最大光强。

（2）检查乙炔钢瓶，确保其处于关闭状态，打开空气压缩机工作开关和风机开关，调节压力表为0.25 MPa、流量为7.0 L/min；打开乙炔钢瓶，调节输出压力至0.07 MPa、流量为3.0 L/min，点击控制软件界面上的“点火”。

（3）在设定实验条件下，以去离子水为参比溶液，再依次由低浓度到高浓度测定所配制的标准溶液的吸光度。测定完毕，绘制相关的工作曲线，供样品检测使用。重新校准参比吸光度后进行样品溶液吸光度的测量，平行测定三次。相关数据填写至实训报告。

（4）吸取蒸馏水5分钟以上，关闭乙炔气瓶，火灭后退出测量程序，关闭主机、电脑和空气压缩机电源。

3. 数据记录和处理

将相关数据填入表 5－2 中。

表 5－2　　测定结果记录表

<table>
<tr><td colspan="8">取样记录</td></tr>
<tr><td colspan="2">取样时间</td><td colspan="6"></td></tr>
<tr><td colspan="2">取样地点</td><td colspan="6"></td></tr>
<tr><td rowspan="5">样品信息</td><td>名称</td><td colspan="6"></td></tr>
<tr><td>批号</td><td colspan="6"></td></tr>
<tr><td>数量</td><td colspan="6"></td></tr>
<tr><td>样品描述</td><td colspan="6"></td></tr>
<tr><td>取样人</td><td colspan="6"></td></tr>
<tr><td colspan="2">备注</td><td colspan="6"></td></tr>
<tr><td colspan="3" rowspan="2">测量项目</td><td colspan="5">标准溶液系列编号</td></tr>
<tr><td>1</td><td>2</td><td>3</td><td>4</td><td>5</td></tr>
<tr><td colspan="2" rowspan="3">吸光度 A</td><td>1</td><td></td><td></td><td></td><td></td><td></td></tr>
<tr><td>2</td><td></td><td></td><td></td><td></td><td></td></tr>
<tr><td>3</td><td></td><td></td><td></td><td></td><td></td></tr>
<tr><td colspan="3">吸光度 A 平均值</td><td></td><td></td><td></td><td></td><td></td></tr>
<tr><td colspan="3">Mg^{2+} 浓度/($\mu g \cdot mL^{-1}$)</td><td colspan="5"></td></tr>
<tr><td colspan="3">标准曲线方程</td><td colspan="5"></td></tr>
<tr><td colspan="3" rowspan="2">测量项目</td><td colspan="5">待测试样编号</td></tr>
<tr><td>1</td><td colspan="2">2</td><td colspan="2">3</td></tr>
<tr><td colspan="2" rowspan="3">吸光度 A</td><td>1</td><td></td><td colspan="2"></td><td colspan="2"></td></tr>
<tr><td>2</td><td></td><td colspan="2"></td><td colspan="2"></td></tr>
<tr><td>3</td><td></td><td colspan="2"></td><td colspan="2"></td></tr>
<tr><td colspan="3">吸光度 A 平均值</td><td></td><td colspan="2"></td><td colspan="2"></td></tr>
<tr><td colspan="3">计算得 Mg^{2+} 浓度/($\mu g \cdot mL^{-1}$)</td><td></td><td colspan="2"></td><td colspan="2"></td></tr>
</table>

4. 注意事项

（1）空心阴极灯应预热半小时以上，待发光强度稳定后再使用。

（2）分析完毕后，燃烧器中如有盐类结晶，可用滤纸或硬纸片轻轻刮去，必要时可卸下燃烧器清洗。

（3）分光系统中的光学元件严禁用手触摸，可用少量气体吹去表面灰尘，不可用擦镜纸擦拭。

（4）取样要有代表性，取样量要根据其性质、分析方法、分析精度决定。标准样品的组成尽可能与被测样品接近。

（5）实验中盛装去离子水的容器一般用聚乙烯塑料瓶等耐腐蚀性的材料。

四、实训测评

按表5-3所列评分标准进行测评，并做好记录。

表5-3　实训评分标准

序号	考核内容	考核标准	配分	得分
1	文明操作	符合HSE规定	5	
2	溶液配制	正确配制镁标准工作液	5	
3	仪器使用	正确开机预热	5	
		正确选择测量条件	5	
		燃气、助燃气压力调节正确	5	
		点火时先开助燃气，后开燃气，关机时顺序相反	5	
4	实验操作	正确使用去离子水做参比	10	
		正确完成三次测量实验	10	
5	实验结果	精密度（相对极差）≤0.50%满分；每增加0.50%扣5分，扣完为止	35	
6	数据记录	及时记录数据（发现篡改数据本实训计0分）	10	
7	结束工作	完成整理和清洗工作	5	
合计				

实训九　硫酸镁中钙盐的限度检查——标准加入法

一、实训目的

1. 能完成标准溶液的配制及标准曲线的绘制。
2. 能规范操作原子吸收分光光度计。
3. 能正确计算出待测样品中钙的含量。

二、实训准备

1. 器材

原子吸收分光光度计、空气压缩机、乙炔钢瓶、容量瓶、移液管、其他相关玻璃仪器。

2. 试剂与试药

硫酸镁、碳酸钙、稀盐酸、去离子水。

三、实训内容与步骤

1. 标准溶液的配制

取分析纯的碳酸钙在高温炉中灼烧至恒重，准确称取0.125 0 g于100 mL烧杯中，滴加1 mol/L稀盐酸溶液至完全溶解，转入500 mL容量瓶中，用去离子水稀释至刻度，摇匀，即得100 μg/mL钙标准工作液。同时取待测样品1.0 g，置于100 mL容量瓶中，加去离子水溶解并稀释至刻度，摇匀，作为待测试样溶液。

按照下表中给定的数据进行溶液配置，将不同体积的钙标准工作液分别加入5个50 mL容量瓶中，然后取10 mL相同体积的待测试样溶液分别加入上述50 mL容量瓶中，加去离子水溶解并稀释至刻度，摇匀，待测定吸光度值。

容量瓶编号	1	2	3	4	5
$MgSO_4$ 试样体积/mL	10.00	10.00	10.00	10.00	10.00
50 μg/mol Ca^{2+} 标准液/mL	0.00	1.00	2.00	3.00	4.00

2. 样品测定步骤

（1）开机进入软件工作界面，进入仪器“自动初始化窗口”。仪器初始化结束后，预热30分钟，等待仪器稳定。设置实验条件及相关参数：灯电流为3 mA，狭缝宽度在0.4 nm处，波长为422.7 nm，燃烧器高度为6 mm。同时调节灯座的高低及左右、前后位置，使接收器接收到最大光强。

（2）检查乙炔钢瓶，确保其处于关闭状态，打开空气压缩机工作开关和风机开关，调节压力表为0.25 MPa、流量为6.0 L/min；打开乙炔钢瓶，调节输出压力至0.05 MPa、流量为1.5 L/min，点击控制软件界面上的“点火”。

（3）在设定实验条件下，于422.7 nm的波长处分别测定，以去离子水为参比，再依次由低浓度到高浓度测定所配制的溶液的吸光度，记录至实训报告中。测量完毕，绘制标准曲线及计算外推的样品溶液的浓度。查《中国药典（2020年版）》，硫酸镁中钙盐应符合规定（≤0.02%）。

（4）吸取蒸馏水5分钟以上，关闭乙炔气瓶，火灭后退出测量程序，关闭主机、电脑和空气压缩机电源。

3. 数据记录和处理

将相关数据填入表5－4中。

表5－4　测定结果记录表

取样记录	
取样时间	
取样地点	

续表

<table>
<tr><td rowspan="5">样品信息</td><td colspan="2">名称</td><td colspan="5"></td></tr>
<tr><td colspan="2">生产厂家</td><td colspan="5"></td></tr>
<tr><td colspan="2">批号</td><td colspan="5"></td></tr>
<tr><td colspan="2">数量</td><td colspan="5"></td></tr>
<tr><td colspan="2">取样人</td><td colspan="5"></td></tr>
<tr><td colspan="3">备注</td><td colspan="5"></td></tr>
<tr><td colspan="3" rowspan="2">测量项目</td><td colspan="5">容量瓶编号</td></tr>
<tr><td>1</td><td>2</td><td>3</td><td>4</td><td>5</td></tr>
<tr><td colspan="2" rowspan="3">吸光度 A</td><td>1</td><td></td><td></td><td></td><td></td><td></td></tr>
<tr><td>2</td><td></td><td></td><td></td><td></td><td></td></tr>
<tr><td>3</td><td></td><td></td><td></td><td></td><td></td></tr>
<tr><td colspan="3">吸光度 A 平均值</td><td></td><td></td><td></td><td></td><td></td></tr>
<tr><td colspan="3">Ca^{2+} 浓度/(μg · mL^{-1})</td><td colspan="5"></td></tr>
<tr><td colspan="3">钙盐的含量/%</td><td colspan="5"></td></tr>
<tr><td colspan="3">《中国药典（2020 年版）》规定值</td><td colspan="5">≤0.02%</td></tr>
<tr><td colspan="3">结论</td><td colspan="5"></td></tr>
</table>

4. 注意事项

（1）待测元素浓度与对应的吸光度呈线性关系。为了得到准确的分析结果，最少应采用 4 个点来作外推曲线。

（2）该法可消除基体干扰带来的影响，但不能消除背景干扰。

（3）加入标准溶液的浓度应适当，曲线斜率太大或太小都会引起较大误差。

四、实训测评

按表 5－5 所列评分标准进行测评，并做好记录。

表 5－5　实训评分标准

<table>
<tr><td>序号</td><td>考核内容</td><td>考核标准</td><td>配分</td><td>得分</td></tr>
<tr><td>1</td><td>文明操作</td><td>符合 HSE 规定</td><td>5</td><td></td></tr>
<tr><td>2</td><td>溶液配制</td><td>正确配制钙标准工作液</td><td>5</td><td></td></tr>
<tr><td rowspan="4">3</td><td rowspan="4">仪器使用</td><td>正确开机预热</td><td>5</td><td rowspan="4"></td></tr>
<tr><td>正确选择测量条件（波长 422.7 nm）</td><td>5</td></tr>
<tr><td>燃气、助燃气压力调节正确</td><td>5</td></tr>
<tr><td>点火时先开助燃气，后开燃气，关机时顺序相反</td><td>5</td></tr>
</table>

续表

序号	考核内容	考核标准	配分	得分
4	实验操作	正确使用去离子水做参比	10	
		正确完成三次测量实验	10	
5	实验结果	精密度（相对极差）≤0.50%满分；每增加0.50%扣5分，扣完为止	25	
		钙盐限度符合《中国药典（2020年版）》得10分，不符合得0分	10	
6	数据记录	及时记录数据（发现篡改数据本实训计0分）	10	
7	结束工作	完成整理和清洗工作	5	
合计				

第六章

气相色谱法

色谱法又叫色层法、层析法，是一种用以分离、分析多组分混合物质的极有效的分析方法，本章主要介绍色谱法中的气相色谱法。

【案例导入】

维生素E是一种脂溶性维生素，成人每天维生素E的适宜摄入量为14 mg α－TE，摄入过量会引起血小板的聚集和形成，引起各类疾病。药品检测机关的工作人员接到任务，需要通过气相分析技术测定某一品牌复合维生素片中维生素E的含量，那么他该如何进行样品的处理、设备的使用和定量分析呢？

第一节　基础知识

学习目标

1. 能叙述色谱法的定义和分类。
2. 能看懂色谱图并解释相关术语。
3. 能描述气相色谱的分离原理、特点和应用范围。
4. 通过学习基本理论理解影响色谱分离效率的因素。

一、色谱法原理

1. 色谱法概述

1906年俄国植物学家茨维特在从事植物色素的研究时，将碳酸钙放在竖立的玻璃管中，从顶端注入植物叶的石油醚浸取液，用石油醚由上而下冲洗碳酸钙。植物叶中所含色素在碳酸钙柱子上得到分离，形成几个不同颜色的色带（即不同颜色的色素），如图6－1所示，就像一束白光在通过棱镜时被色散成不同的七色色带的光谱现象。茨维特把这种现象称为“色谱”，相应的分离方法命名为“色谱法（chromatography）”或简称色谱。随着其不断发展，色谱法不仅用于有色物质的分离，而且更多用于无色物质的分离，虽然已失去了其原有的含义，但叫法仍沿用至今。

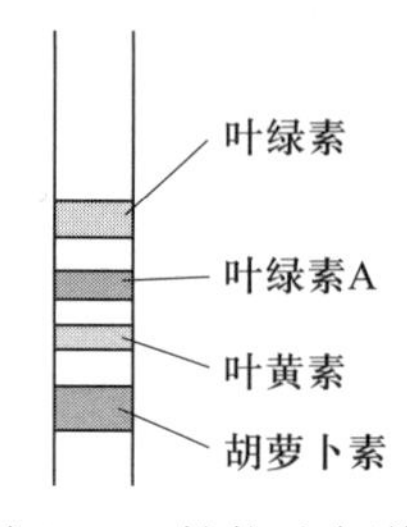

图 6－1　植物叶色谱带

在色谱法中，常将装有用于分离的填充物（如上述实验中的碳酸钙）的细长管（如玻璃管、不锈钢管）称为色谱柱（chomatographic column）；管内起分离作用和保持固定作用的填充物称为固定相（stationary phase），流经固定相孔隙及表面的溶剂（如上述实验中的石油醚）称为流动相（mobile phase）。如今，固定相可以是固体，也可以是液体（将液体涂在固态的载体或管壁上）；流动相可以是气体，也可以是液体或超临界流体。

实际上，色谱法是利用混合物中各组分在流动相和固定相之间相互作用力（如溶解能力、吸附力、极性、亲和力等）的强弱不同，而使各组分在色谱柱中分别以不同的速度移动而达到分离的定性与定量分析的方法，是一种物理或物理化学分离分析方法。色谱法具有如下特点：

（1）分离效能高

混合组分在两相间不断进行吸附、解吸（或脱吸）或分配等，在此不间断的重复过程中，各组分间的微小差别被多次放大，产生各组分移动速度的不同，造成各组分通过色谱柱的先后顺序不同而达到分离。有时一个分析周期内可以分离十多个，甚至上百个化合物。特别是对于有机同系物和异构体的分离，色谱法比经典分离技术（如萃取、蒸馏、重结晶等）更有效。

（2）分离与分析功能兼备

色谱法与光谱法的主要区别在于色谱法具有分离与分析两种功能，而光谱法不具备分离功能。色谱法是先将混合物分离，而后逐个检测分析，或采用联用技术在线检测，实现分离和分析一并完成。采用高灵敏度的检测器可以分析痕量组分（ng/g 级），是分析混合物最有效的手段。

（3）自动化程度高

色谱分析一般都可与先进的计算机技术结合，使仪器操作和分离分析自动完成，操作和数据处理简单、快速和准确。

（4）应用范围广

色谱法可以分离分析无机样品、有机样品、低分子或高分子样品，甚至对热不稳定或有生物活性的样品，也可进行分离测定。其应用几乎涵盖所有的生产性领域。

2. 色谱法分类

色谱法可从不同角度进行分类。

（1）按两相所处状态分类

流动相为液体的色谱法称为液相色谱法（liquid chromatography，LC）；流动相为气体的色谱法称为气相色谱法（gas chromatography，GC）：流动相为超临界流体的色谱法称为超临界流体色谱法（supercitical fluid chromatography，SFC）。如再按固定相的状态是固体或液体，液相色谱法又可分为液固色谱法（LSC）和液液色谱法（LLS）；气相色谱法又可分为气固色谱法（GSC）和气液色谱法（GLC）。

（2）按色谱分离原理分类

按色谱分离所依据的物理或物理化学性质的不同，可分为吸附色谱法、分配色谱法、离子交换色谱法、分子排阻色谱法和亲和色谱法等类型。

（3）按操作形式分类

按固定相的形式可分为柱色谱法和平面色谱法。柱色谱法是将固定相装于柱管（如玻璃柱或不锈钢柱）内，色谱分离过程在柱管内完成的色谱法；平面色谱法是色谱过程在固定相构成的平面状层内进行的色谱法，包括薄层色谱法、纸色谱法和薄膜色谱法。

3. 气相色谱分离原理

气相色谱法是一种以气体为流动相的色谱分离技术。它是由载气携带气化后的试样进入色谱柱，试样分子在载气的推动下与固定相接触，最终达到分离的目的。根据固定相的不同，气相色谱可分为气固色谱和气液色谱，气固色谱的固定相是多孔性的固体吸附剂，气液色谱的固定相为液体，可涂在担体（用来支持固定液的、惰性的多孔性固体物质）或毛细管壁上。

在气固色谱中，试样气体由载气携带进入色谱柱，与固定相接触时，很快被固定相吸附。随着载气的不断通入，被吸附的组分又从固定相中脱附下来，脱附下来的组分随着载气向前移动时，又再次被固定相吸附。随着载气的流动，吸附、脱附过程反复进行。由于组分性质的差异，固定相对它们的吸附能力有所不同。易被吸附的组分难脱附，随载气移动的速度慢，在柱内停留的时间长；反之，不易被吸附的组分随载气移动的速度快，在柱内停留的时间短，所以，经过一定的时间间隔（一定柱长）后性质不同的组分便彼此分离。

气液色谱的固定相是涂抹在担体表面的固定液（高沸点的有机物），其主要是基于固定液对试样中各组分的溶解度的不同进行分离，其分离原理与气固色谱相似，不同之处是，在气固色谱中，组分在固定相中被吸附和脱附；在气液色谱中，组分在固定相中被溶解和挥发。

我们将组分在固定相和流动相间发生的吸附、脱附，或溶解、挥发的过程称为分配过程。在一定温度下，组分在两相间分配达到平衡时的浓度比，称为分配系数（partition coefficient)，用 K 表示，以 c_S 表示组分在固定相中的浓度，以 c_M 表示组分在流动相中的浓度，则：

$$K = \frac{c_S}{c_M} \tag{6-1}$$

在一定温度下，各物质在两相间的分配系数不相同。分配系数小的组分，每次分配在气相中的浓度较大，随载气前移速度快，在柱内停留时间短；分配系数大的组分，每次分配在气相中的浓度较小，随载气前移的速度慢，在柱内停留时间长；因此经过足够多次的分配以后，各组分便彼此分离。

综上所述，气固色谱和气液色谱是利用不同物质在流动相和固定相两相间分配系数的不同对物质进行分离，当两相做相对运动时，试样中各组分就在两相中经过反复多次的分配，从而使原来分配系数仅有微小差异的各组分能够彼此分离。

为使试样各组分分离，要求各组分在流动相和固定相之间具有不同的分配系数。若各组分在固定相和流动相间的分配系数相同，则它们在柱内的保留时间相同，色谱峰将重叠；反之，各组分的分配系数差别越大，它们在柱内的保留时间相差越大，各组分分离的可能性就越大，色谱峰间距也越大。影响分配系数的因素较多，在一定温度下，分配系数只与固定相和组分的性质有关。当试样一定时，组分的分配系数主要取决于固定相的性质。

由上述可知，分配系数表征了色谱平衡过程。在实际工作中，我们常用另一个参数——分配比（partition ratio）来表征平衡过程。

分配比也称容量因子（capacity factor），或容量比（capacity ratio），用 k 表示。分配比是指在一定温度、压力下，组分在两相间达到分配平衡时，它在两相间的质量比。如以 m_S 表示组分分配在固定相中的质量，以 m_M 表示组分分配在流动相中的质量，则组分分配在两相间的分配比 k 为：

$$k = \frac{m_S}{m_M} \tag{6-2}$$

根据公式换算，得分配系数 K 为：

$$K = \frac{c_S}{c_M} = k\beta \tag{6-3}$$

β 表示色谱柱流动相的体积与色谱柱中固定相的体积之比，色谱柱的柱型和结构不同，β 值也不同，如填充柱的 β 值为 6 ~ 35，毛细管柱的 β 值为 50 ~ 1 500。对于一定的色谱体系，组分的分离最终取决于组分在两相中的质量，而不是平衡浓度，因此分配比更能表征分配达到平衡时的分离情况。

【知识链接】

色谱峰分离情况对比

色谱分离过程可分为四种情况，第一种：柱效较高，分配系数较大，完全分离；第二种：分配系数不是很大，柱效较高，峰较窄，基本上完全分离；第三种：柱效较低，虽然分配系数较大，但分离得不好；第四种：分配系数小，柱效低，分离效果差，如图 6－2 所示。

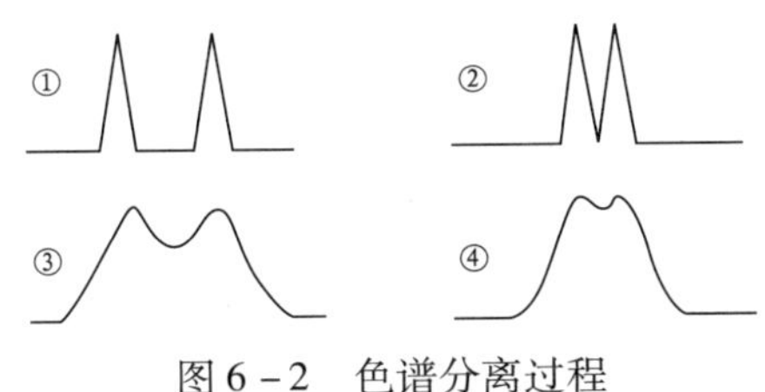

图 6－2　色谱分离过程

4. 识读色谱图

现代气相色谱仪一般由载气系统、进样系统、色谱柱、检测器和记录系统五个部分组成，其中检测器将组分及浓度随时间的变化量转变为易测量的电信号（电流或电压）。必要时将信号放大，然后驱动自动记录仪记录信号随时间的变化量，即得一组峰形曲线。

当有组分进入检测器时，色谱流出曲线就会偏离基线，这时检测器输出信号随检测器中的组分浓度而改变，直至组分全部离开检测器，此时绘出的曲线称为色谱峰。正常色谱峰接近对称形正态分布曲线，非对称色谱峰则统称为畸峰，如图 6－3 所示。

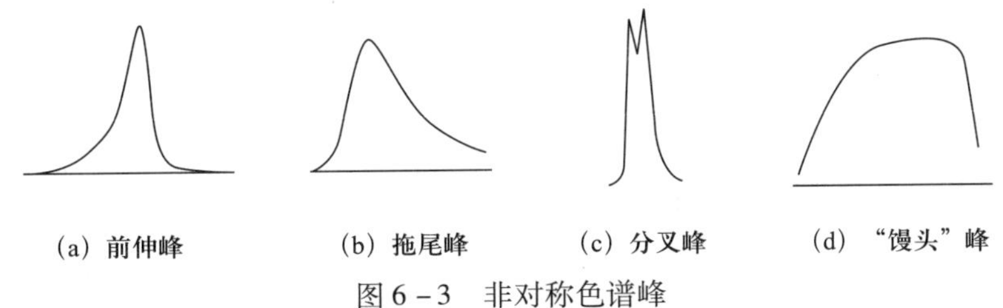

图 6－3　非对称色谱峰

在气相色谱分析中，以组分浓度（或质量）的检测信号为纵坐标，流出时间为横坐标，绘得的组分及其浓度（或质量）随时间变化的曲线称为色谱图，也称色谱流出曲线。在一定的进样量范围内，色谱流出曲线遵循正态分布，它是色谱定性、定量和评价色谱分离情况的基本依据。

下面以一个组分的流出曲线图（如图 6－4 所示）为例说明有关术语。

（1）基线（base line）

基线指只有载气通过检测器时响应信号的记录，在实验条件稳定时，基线是一条直线，如图 6－4 中 $O-t$ 所示。

（2）保留值（retention value）

保留值指试样中各组分在色谱柱内停留时间的数值，通常用时间或相应的载气体积来表示。

1）用时间表示的保留值

①保留时间（retention time，t_R）指待测组分从进样到色谱柱后出现浓度最大值时所需的时间，如图 6－4 中 $O'B$ 所示。

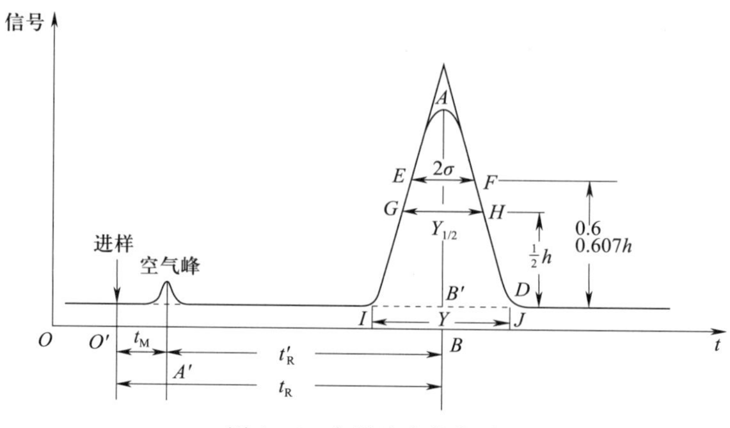

图6-4　色谱流出曲线图

②死时间（dead time，t_M）指不与固定相作用的气体（如空气、甲烷）的保留时间，如图6-4中$O'A'$所示。

③调整保留时间（adjusted retention time，t'_R）：指扣除了死时间的保留时间，即：

$$t'_R = t_R - t_M \tag{6-4}$$

如图6-4中$A'B$所示。

2）用体积表示的保留值

①保留体积（retention volume，V_R）：指从进样到色谱柱后出现待测组分浓度最大值时所通过的载气体积。它与保留时间的关系为

$$V_R = t_R \cdot F_0 \tag{6-5}$$

式中，F_0为色谱柱出口处载气流量，以$mL \cdot min^{-1}$计。

②死体积（dead volume，V_M）：指色谱柱内除了填充物固定相以外的空隙体积、色谱仪中管路和连接头间的空间，进样系统及检测器的空间的总和。它和死时间的关系为

$$V_M = t_M \cdot F_0 \tag{6-6}$$

③调整保留体积（adjusted retention volume，V'_R）：指扣除死体积后的保留体积。

$$V'_R = V_R - V_M \tag{6-7}$$

$$或\ V'_R = t'_R \cdot F_0 \tag{6-8}$$

3）相对保留值（relative retention value，r_{21}）指组分2与另一组分1调整保留值之比，是一个量纲为1的量。

$$r_{21} = t'_{R2} / t'_{R1} = V'_{R2} / V'_{R1} \tag{6-9}$$

相对保留值用以表示色谱柱对这两种组分的选择性，与柱温有关，与固定相性质有关，与其他色谱操作条件无关。

（3）区域宽度（peak width）

区域宽度，即色谱峰宽度，习惯上常用以下三个量之一表示。

1）标准偏差（standard deviation，σ）指流出曲线上二拐点间距离的一半，也就是

0.607 倍峰高处色谱峰宽度的一半，即图 6-4 中 EF 的一半。

峰高 h 是峰顶到基线的距离。h、σ 均是描述色谱流出曲线形状的两个重要参数。

2）半峰宽（peak width at half height，$Y_{1/2}$）指峰高一半处色谱峰的宽度。如图 6-4 中的 GH。半峰宽和标准偏差的关系是：

$$Y_{1/2} = 2\sigma\sqrt{2\ln 2} = 2.354\sigma \tag{6-10}$$

由于半峰宽容易测量，使用方便，所以一般多用它来表示区域宽度。

3）峰基宽度（peak width at peak base，W_b）指通过流出曲线的拐点所作的切线在基线上的截距，其与标准偏差的关系是：

$$W_b = 4\sigma \tag{6-11}$$

5. 气相色谱特点和应用范围

气相色谱法应用较广泛，在全部的色谱分析对象中，可以使用气相色谱法进行分析的大约占 20%。气相色谱法的特点见表 6-1。

表 6-1　气相色谱法的特点

特点	具体释义
灵敏度高	可检出 10^{-13} g 的物质，可做超纯气体、高分子单体的痕量杂质分析和空气中微量毒物的分析
高选择性	可有效地分离性质极为相近的各种同分异构体和各种同位素，它的分离能力主要是通过高选择性的固定相和增加理论塔板数来达到
高效能	可把组分复杂的样品分离成单组分，如汽油中烃类物质的分离和测定
速度快	一般分析只需几分钟即可完成，有利于指导和控制生产
应用范围广	既可分析低含量的气体、液体，也可分析高含量的气体、液体，可不受组分含量的限制，还可以分析固体，不仅适于分析有机物，而且也可分析部分无机物
所需试样量少	一般气体样只需几毫升，液体样只需几微升或几十微升

在仪器允许的气化条件下，凡是能够气化且热稳定、不具腐蚀性的液体或气体，都可以用气相色谱法分析。部分化合物不稳定、沸点太高或难挥发，可通过化学衍生化技术，进行结构转换，变成可以使用气相色谱法检测的物质。不足之处是，当缺乏标准试样时，定性分析较困难。

二、气相色谱基本理论

色谱理论的研究包括热力学和动力学两个方面，这两方面影响柱对组分的分离能力。热力学理论主要是从相平衡观点来研究物质在相对运动的两相中的分配平衡过程，以塔板理论为代表；动力学理论是从动力学观点来研究各种动力学因素对峰展宽的影响，以速率理论为代表。分离度则是概括了这两方面的因素，定量描述了混合物中相邻两组分的实际分离程度。

1. 塔板理论（plate theory）

塔板理论提出了柱效能指标，柱效能越高，分离能力越强。在色谱分离技术发展的初期，马丁等人把色谱分离过程比作分馏过程，直接引用处理分馏过程的概念、理论和方法来处理色谱分离过程，即把连续的色谱过程看作许多小段平衡过程的重复，从而提出了塔板理论。这个半经验的理论把色谱柱比作一个分馏塔，柱内有若干想象的塔板，在每个塔板高度间隔内，被分离组分在气液两相间达成分配平衡。经过若干次的分配平衡后，分配系数小，即挥发度大的组分首先由柱内逸出。由于色谱柱的塔板数很多，致使分配系数仅有微小差异的组分也能得到很好的分离。

若色谱柱长为 L，塔板间距离（亦称理论塔板高度）为 H，色谱柱的理论塔板数为 n，则：

$$n = \frac{L}{H} \qquad (6-12)$$

由塔板理论推导出的理论塔板数 n 的计算公式如下：

$$n = 5.54\left(\frac{t_R}{Y_{1/2}}\right)^2 = 16\left(\frac{t_R}{W_b}\right)^2 \qquad (6-13)$$

式中，t_R、$Y_{1/2}$、W_b均以同一单位（时间或长度的单位）表示。

显然，在一定长度的色谱柱内，塔板高度 H 越小，塔板数 n 越大，组分被分配的次数越多，柱效能越高。

但由于死时间 t_M（或 V_M）包括在 t_R（或 V_R）中，而 t_M并不参加柱内的分配，所以理论塔板数、理论塔板高度并不能真实反映色谱柱分离的好坏。为了真实地反映柱效能的高低，应该用有效塔板数或有效塔板高度作为衡量柱效能的指标，计算式如下：

$$n_{有效} = 16\left(\frac{t'_R}{W_b}\right)^2 \qquad (6-14)$$

$$H_{有效} = \frac{L}{n_{有效}} \qquad (6-15)$$

必须指出的两点是：第一，色谱柱的有效塔板数越多，表示组分在色谱柱内达到分配平衡的次数越多，柱效能越高，所得色谱峰越窄，对分离有利。但它不能表示被分离组分实际分离的效果，因为如果两组分在同一色谱柱上分配系数相同，那么无论该色谱柱为它们提供的 $n_{有效}$多大，此两组分仍无法分离。第二，由于不同物质在同一色谱柱上分配系数不同，所以同一色谱柱对不同物质的柱效能不同。因此在用塔板数或塔板高度表示柱效能时，必须说明是对什么物质而言。

塔板理论在解释色谱流出曲线的形状及计算塔板数和塔板高度方面是成功的。但塔板理论把色谱分离过程仅看成一个简单的分配过程，因而无法解释同一色谱柱在不同的载气流速下柱效能不同的实验事实，无法找出影响柱效能或塔板高度的因素。

2. 速率理论（rate theory）

速率理论分析了影响柱效能的因素。1956 年，荷兰学者范第姆特（Van Deemter）等人，在总结前人研究成果的基础上提出了速率理论，并归纳出一个联系各影响因素的方程式，即速率理论方程式（亦称范第姆特方程）：

$$H = A + \frac{B}{u} + C_{u} \tag{6-16}$$

各物理量的物理意义如下：

H 为理论塔板高度，H 越高，柱效能越低。

A 为涡流扩散项。由于试样组分分子进入色谱柱碰到填充物颗粒时，不得不改变流动方向，因而它们在气相中形成紊乱的、类似涡流的流动，如图 6－5 所示。组分中的分子所经过的路径，有的长、有的短，因而引起色谱峰形的扩展，分离变差。

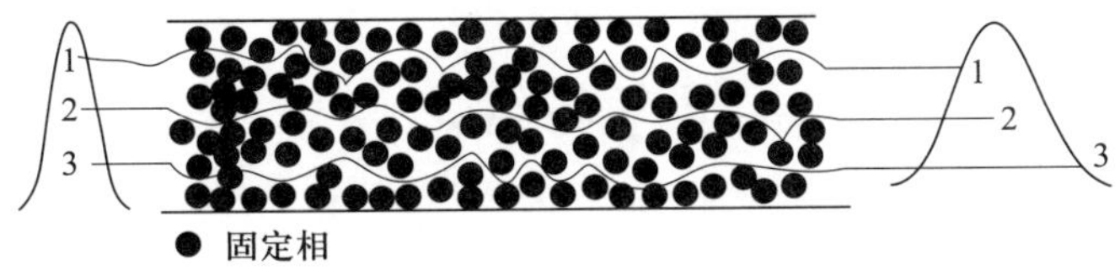

图 6－5　试样分子在色谱柱中的流动

B/u 为分子扩散项，u 为载气的线速度（单位：$m \cdot s^{-1}$）。由于进样后试样仅存在于色谱柱中很短小的一段空间，因此可以认为试样是以“塞子”形式进入色谱柱的。在塞子前后存在着浓度差，于是当试样中各组分随着载气在柱中前进时，各组分的分子将产生纵向运动，即沿着色谱柱方向的扩散运动，使色谱峰扩展，分离变差，塔板高度增加。

C_{u} 为传质阻力项。传质阻力项系数 C 包括气相传质阻力 C_{g} 和液相传质阻力 C_{l}，即 $C_{u} = (C_{g} + C_{l})u$。

综上所述，组分在柱内运行的多途径、浓度梯度造成的分子扩散和组分在气液两相质量传递不能瞬间达到平衡，会造成色谱峰扩展，导致柱效能下降。

速率理论指出了影响柱效能的因素，为色谱分离操作条件的选择提供了理论指导。但是，许多影响柱效能的因素彼此以相反的效果存在着。如流速加大，分子扩散项的影响减小，传质阻力项的影响增大。因此必须全面考虑这些相互矛盾的影响因素，选择适当的色谱分离操作条件，才能提高柱效能。

3. 分离度（resolution）

分离度又称分辨率，为了判断难分离物质对在色谱柱中的分离情况，常用分离度作为柱的总分离效能指标。分离度以 R 表示：

$$R = \frac{2(t_{R2} - t_{R1})}{W_{b2} + W_{b1}} \tag{6-17}$$

分离度为相邻两色谱峰保留时间之差的两倍与两色谱峰峰基宽之和的比值。相邻两组分保留时间的差值反映了色谱分离的热力学性质；色谱峰的宽度则反映了色谱分离过程的动力学因素。因此分离度概括了这两方面的因素，并定量地描述了混合物中相邻两组分的实际分离程度，因此用它作为色谱柱的总分离效能的指标。

当两峰等高，峰形对称且符合正态分布时，可以从理论上证明，若 $R = 1$，两峰分离达 98%，若 $R = 1.5$，分离可达 99.7%。一般主张 $R = 1.5$ 作为相邻两峰完全分离的标志。

根据公式换算，可得有关 R 的其他计算公式：

$$R = \frac{\sqrt{n_{有效}}}{4}\left(\frac{r_{21} - 1}{r_{21}}\right) \tag{6-18}$$

$$其中，\quad r_{21} = \frac{t'_{R2}}{t'_{R1}} \tag{6-19}$$

$$n_{有效} = 16R^2\left(\frac{r_{21}}{r_{21} - 1}\right)^2 \tag{6-20}$$

思考与练习

一、单项选择题

1. 气固色谱法的分离机制是利用吸附剂对不同组分的哪种能力差异而实现分离（　　）。

A. 吸附　　B. 分配　　C. 交换　　D. 渗透

2. 选择分离色谱类型时，最优先考虑的因素是（　　）。

A. 分离物质性质　　B. 吸附剂种类

C. 流动相的组成　　D. 以上都是

3. 下列关于理论塔板高度 H 和柱效能的关系叙述正确的是（　　）。

A. H 越高，柱效能越低　　B. H 越高，柱效能越高

C. H 越低，柱效能越高　　D. H 越低，柱效能越低

4. 气相色谱法的特点不包括（　　）。

A. 耗时长，速度慢　　B. 灵敏度高

C. 高效能　　D. 应用范围广

5. 以下可以作为气相色谱载气的是（　　）。

A. 氧气　　B. 一氧化碳　　C. 氮气　　D. 一氧化氮

6. 气相色谱图中属于拖尾峰的是（　　）。

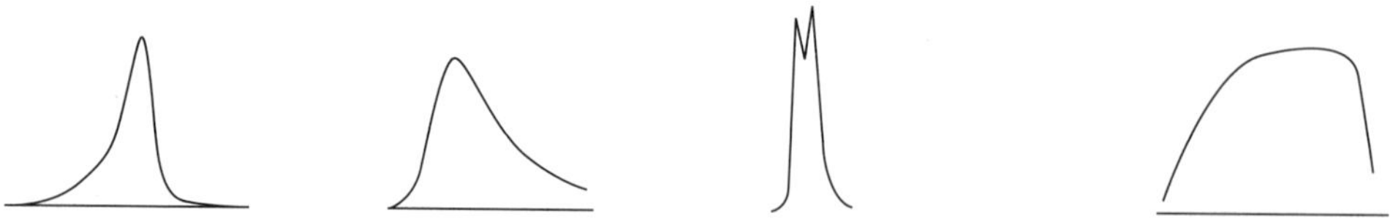

A.　　B.　　C.　　D.

7. 在速率理论方程中，H 指（　　）。

A. 理论塔板高度　　B. 涡流扩散项

C. 传质阻力项　　　　D. 载气的线速度

二、简答题

1. 查找资料简述色谱法的发展历史。

2. 假设两组分的相对保留值 r_{21} 为1.55，填充柱的有效塔板数为1 024，试判断两组分在这根填充柱上能否完全分离。

3. 色谱分析法主要类型有哪些？请查找资料并分析其特点。

4. 试分析某一色谱柱从理论上计算得到的理论塔板数 n 较大，塔板高度 H 较小，但实际上分离效果却很差的原因。

5. 为什么可用分离度 R 作为色谱柱的总分离效能指标？

三、计算题

1. 在2 cm长的色谱柱上，测得某组分保留时间 $t_R = 6.6$ min，峰底宽 $Y = 0.5$ min，死时间 $t_M = 1.2$ min，柱出口用皂膜流量计测得载气体积流量 $F_0 = 40$ mL/min，固定相 $V_S = 2.1$ mL，求：死体积 V_M 和 t'_R。

2. 用毛细管气相色谱法测定伤湿止痛膏中组分1（龙脑）和组分2（水杨酸甲酯）的含量，已知色谱流出曲线图中龙脑的调整保留时间为3.91 min，水杨酸甲酯的调整保留时间为5.29 min，请计算相对保留值。

3. 丙烯和丁烯的混合物进入气相色谱柱得到如下表中的数据，试计算丙烯和丁烯的分离度是多少？

两组分的保留时间和峰基宽

组分	保留时间/min	峰基宽/min
空气	0.6	—
丙烯	3.6	0.8
丁烯	4.9	1.0

4. 从40 cm长的填充色谱柱上测得如下表数据，试计算分离度和 $n_{有效}$。

两种化合物的保留时间和峰基宽

化合物	保留时间/min	峰基宽/min
空气	2.5	—
A	10.7	1.3
B	11.6	1.4

5. 在某一柱上分离一试样，组分A、B及非滞留组分C的保留时间分别为3.0 min、8.0 min和1.0 min，试计算B停留在固定相中的时间是A的几倍？

第二节 气相色谱仪

学习目标

1. 能简单介绍各个主要组成部件的功能、特点及使用和分析流程等。
2. 能对各个检测器的工作原理、操作参数的控制和应用范围做简单描述。
3. 能按照操作规程运行气相色谱仪。
4. 能对仪器主要结构进行保养维护。

一、基本结构

气相色谱仪的型号种类繁多，但它们的基本结构是一致的，都是由气路系统、进样系统、分离系统、检测系统、数据处理系统和温度控制系统等部分组成的。气相色谱法是由载气将气化后的试样带入加热的色谱柱，并携带组分分子与固定相发生作用，最终又将组分从固定相中带出，达到样品中各组分分离的目的。用气相色谱法分离分析试样的基本过程如图 6－6 所示。由高压钢瓶供给的载气作为流动相，载气经减压装置、净化器、稳压装置和流速计后，以稳定的压力和流速连续经过气化室、色谱柱、检测器，最后放空。气化室与进样口相接，它的作用是把从进样口注入的试样（若为液体，须瞬间在气化室内气化为蒸气）随载气进入色谱柱，被测各组分的分配性质不同，可在色谱柱中进行分离。分离后的试样随载气依次进入检测器，检测器将组分的浓度（或质量）变化转变为电信号。电信号经放大器放大后，由记录仪记录下来，得到色谱图。最后通过色谱图展开定性或定量分析。

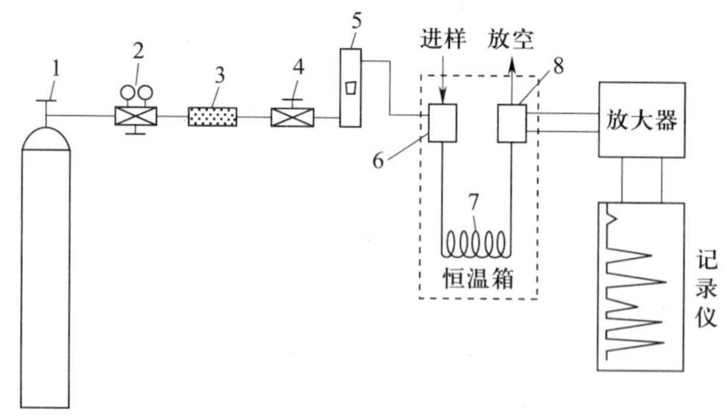

图 6－6　气相色谱流程示意图

1. 载气钢瓶　2. 减压阀　3. 净化器　4. 稳压阀　5. 转子流速计　6. 气化室　7. 色谱柱　8. 检测器

1. 气路系统

气路系统是指流动气体连续运行的密闭管路系统。包括气源，气路结构，净化器，稳压、稳（恒）流装置，具体释义见表6-2。通过该系统可获得纯净的、流速（或压力）稳定的载气。气路的气密性、载气流量的稳定性和测量流量的准确性，对气相色谱的测定结果起着重要的作用。

表6-2　　气路系统的常见结构

常见结构	具体释义
气源	气源分载气和辅助气两种。辅助气可供检测器燃烧或吹扫用，如空气；载气是流动相，它携带分析试样通过色谱柱，多为稀有气体，如氦气、氩气，也包括氮气、氢气等，一般储存在能提供足够的压力的钢瓶、空气泵、气体发生器中；载气的选择除要求考虑对柱效的影响外，还要与分析对象及选用的检测器相匹配，通常选用氢气和氦气作热导检测器的载气，氮气作电子捕获检测器的载气
气路结构	气路结构分为单柱单气路和双柱双气路，单柱单气路适用于恒温分析，双柱双气路适用于程序升温分析
净化器	为了保护色谱柱和检测器，并获得稳定的基流，载气在进入色谱仪之前，必须对载气及辅助气进行严格的脱水、脱氧、脱碳氢化合物等净化处理。载气的净化由装有气体净化剂的气体净化器来完成
稳压、稳（恒）流装置	气体钢瓶中的气体需经减压后才可使用。载气流速的变化对柱分离效能及检测器灵敏度的影响尤为突出，需要通过稳压阀和稳流阀控制流速。稳压阀通过改变输出气压来调节气体流量的大小，稳定输出气压。一定条件下，在恒温色谱中可单独使用稳压阀稳定色谱柱入口压力和载气流速；在程序升温色谱中，需要在稳压装置后串联一个稳流装置，以保持恒定的流量。为了保证压力和流量的高度稳定性，还可采用电子压力控制器（EPC）代替一般阀件，并以计算机控制流速保持不变

2. 进样系统

进样就是把气体、液体、固体样品快速地施加到色谱柱上，进行色谱分离，进样系统包括气化室和进样器（微量注射器、进样阀、分流进样器），具体释义见表6-3。

表6-3　　进样系统的常见结构

常见结构	具体释义
气化室	液体样品在进柱前必须在气化室内变成蒸气。气化室为不锈钢材质的圆柱管，柱管外部用电炉丝加热，管上端为进样口，载气由侧口进入。气化室要求热容量大，死体积小，温度通常控制在50～500 ℃，以保证液体试样能快速气化。对于易受金属表面影响而发生催化、分解或异构化现象的样品，可在气化室通道内置石英管，从而避免样品与金属直接接触。气化室注射孔用厚度为5 mm的硅橡胶垫密封，由散热式压管压紧，采用长针头注射器将样品注入热区，以减小气化室死体积，提高柱效
微量注射器	可用于气体样品和液体样品进样，固体样品通常用溶剂溶解后，用液体进样的方式分析。微量注射器规格有0.5 μL、1 μL、10 μL、50 μL、100 μL等，方法简单、灵活，但是误差相对较大，重现性差
进样阀	常用的进样阀有平面六通阀和拉杆式六通阀。进样阀耐温、寿命长、耐腐蚀、死体积小、气密性好，进样的重复性好，可以在低压下使用。目前很多色谱仪配置了自动进样器，使气相色谱分析实现完全自动化
分流进样器	在毛细管柱气相色谱中，由于毛细管柱样品容量很小，一般采用分流进样器，即在样品气化后只允许一小部分被载气带入色谱柱，大部分被放空。进样量与进入柱内的样品量的比例，称为分流比。通常采用的分流比为10∶1～200∶1。进入进样口的载气分两路：一路冲洗进样隔垫；另一路以较快的速度进入气化室，与气化后的样品混合，并在毛细管柱入口处进行分流。在分流进样中，只有极少部分样品被载气带入色谱柱

3. 分离系统

色谱仪的分离系统就是色谱柱，是气相色谱仪的“心脏”，它的作用是使试样在柱内移动时得到分离。色谱柱装在有温度控制装置的柱箱内。色谱柱可以分为填充柱和毛细管柱（如图6－7所示）。

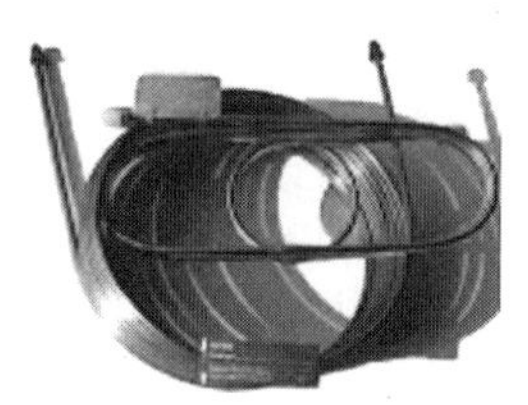

(a) 填充柱

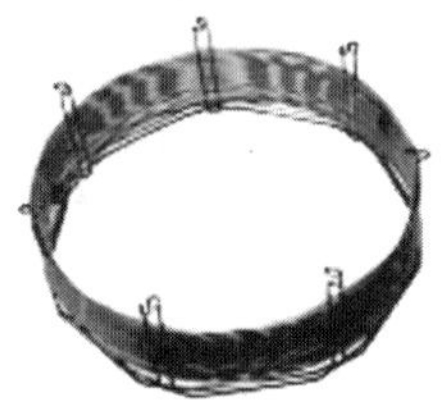

(b) 毛细管柱

图6－7　常见的气相色谱柱

填充柱是将固定相填充在金属或玻璃管中，形状为“U”形或螺旋形。内径通常为2～4 mm，柱长为2～4 m，固定相的填充情况及固定相的颗粒大小对柱效有很大影响。填充柱制备简单，可供选择的固定相种类多，柱容量大，分离效率也足够高，应用较普遍。

毛细管柱又分为填充毛细管柱和空心毛细管柱。其分离效率比填充柱要高得多。毛细管柱的柱内径通常小于1 mm，柱长一般为25～100 m。较常使用的弹性石英毛细管柱的柱材料为熔融石英。毛细管柱效高，是色谱柱中的主力军。

【知识链接】

毛细管柱的特点

（1）由于毛细管柱涡流扩散不存在，传质阻力小，谱带展宽小，因此一根毛细管柱的理论塔板数可达10^4～10^6。

（2）分析速度快。空心毛细管使得载气流速很高，组分在固定相的传质速度极快。

（3）柱容量小。毛细管柱允许的进样量很小，常采用分流进样。

气相色谱固定相可分为气固色谱固定相和气液色谱固定相。在气固色谱法中作为固定相的是吸附剂，常用的有非极性的活性炭、弱极性的氧化铝、强极性的硅胶等，经活化处理后直接填充到空色谱柱管中使用。对于毛细管柱，气液色谱固定相是通过在内壁涂渍或化学键合的方式固定在毛细管壁上；对于填充柱，气液色谱固定相是表面涂渍薄层固定液的细颗粒固体，可分为固定液和担体。

担体（载体）应是一种化学惰性、多孔性的颗粒，它的作用是提供一个大的惰性表面，用以承担固定液，使固定液以薄膜状态分布在其表面上。气液色谱中所用担体可分为硅藻土型和非硅藻土型两类。常用的是硅藻土型担体，又可分为红色担体和白色担体两种。

固体液的分离特征是选择固定液的基础，常用固定液有角鲨烷、阿皮松L、硅油、苯基（10%）甲基聚硅氧烷、聚乙二醇等。

4. 检测系统

检测系统通常由检测元件、放大元件和显示记录元件组成。经色谱柱分离后的组分依次进入检测器，按其浓度或质量随时间的变化，转化成相应的电信号，经放大后记录和显示，得到色谱流出曲线。气相色谱分析常用的检测器包括氢火焰离子化检测器、热导池检测器、电子捕获检测器、火焰光度检测器等，不同检测器的检测原理和适用范围有所不同，在后续内容中作重点介绍。

5. 数据处理系统

一般由检测器输出的电信号是十分微弱的，需经过放大处理，再由自动积分仪或色谱工作站来记录色谱峰。数据处理系统由硬件系统和软件系统两部分组成，硬件系统包括计算机、数据采集卡或打印机；如果要对仪器的操作进行控制，如程序升温、自动进样、流路切换、阀控制操作等，则需要相应的色谱仪控制卡。软件系统包括数据采集、数据变换、色谱图储存、色谱图处理、分析参数的设定、时间程序、定性分析、定量分析结果计算、分析报告打印等。

近年来，气相色谱仪主要采用色谱数据处理机。色谱数据处理机可打印记录色谱图，并能在同一张记录纸上打印出处理后的结果，如保留时间、被测组分质量分数等。

6. 温度控制系统

温度控制系统的作用是对气相色谱的气化室、色谱柱和检测器进行温度控制。在气相色谱测定中，柱温是影响分离的重要因素，是色谱分离条件的重要选择参数。

气化室温度控制是为了保证液体试样瞬间气化而不发生分解。

检测器温度控制是为了保证被分离的组分在此不发生冷凝，并且检测器的温度变化对检测灵敏度有影响。热导检测室温度的波动对信号影响很大，使用高灵敏度时，温度变化要控制在 0.05 ℃以内。

色谱柱的温度直接影响组分的分配系数。选择柱温的原则一般是在保证能使最难分离物质分离的条件下，尽可能采用低柱温，这样选择的原因是可以增加固定相的选择性，减小分子扩散，提高柱效，减少固定液的流失。柱温一般接近或略低于组分平均沸点。当样品复杂时，可以利用程序升温，使各组分在最佳温度下分离。色谱柱的温控方式有恒温和程序升温两种。对于沸点范围很宽的混合物，往往采用程序升温法进行分析，如图 6－8 所示。

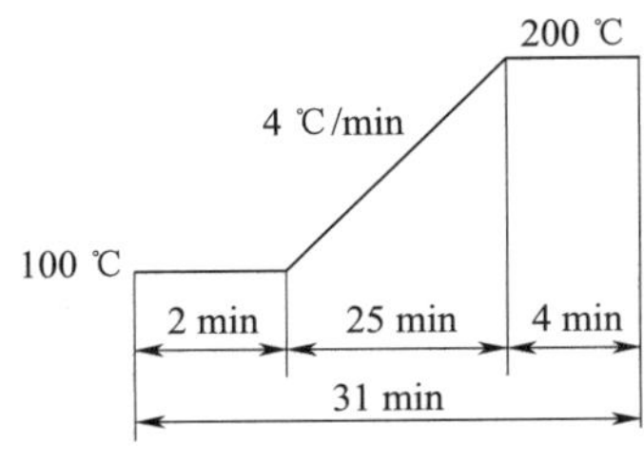

图 6－8　程序升温示意图

程序升温是指在一个分析周期内，炉温连续地随时间由低温到高温线性或非线性地变化，使沸点不同的组分在其最佳柱温时流出，从而改善分离效果，缩短分析时间。程序升温方式具有改进分离、使峰变窄、使检测限下降、省时等优点。

二、常用检测器

检测器的分类有多种，根据检测原理的差别，分为浓度型和质量型检测器，浓度型检测器有热导检测器、电子捕获检测器等，质量型检测器有氢火焰离子化检测器、热离子化检测器等；根据组分在检测过程中是否被破坏可分为破坏性检测器和非破坏性检测器，破坏性检测器有氢火焰离子化检测器、热离子化检测器等，非破坏性检测器有热导检测器、电子捕获检测器等。以下对四种常见检测器展开介绍。

1. 热导检测器（thermal conductivity detector，TCD）

热导检测器，属于通用型浓度型检测器，不论对有机物还是无机物一般都能响应，且不破坏试样，因此热导检测器在分析工作中得到广泛的应用。热导检测器的最小检出量达 10^{-8} g，线性范围为 10^5。

热导检测器是根据载气中混入其他气态物质时热导率发生变化的原理而制成的，其原理基于：

（1）被测组分具有与载气物质不同的热导率。

（2）热敏元件阻值与温度之间存在一定关系。

（3）利用惠斯通电桥原理检测流经物质的变化。

热导池由池体和热敏元件组成。池体多用不锈钢做成，其中有两个或四个大小相同、形状完全对称的孔道，孔内各固定一根长短、粗细和电阻值完全相同的金属丝作热敏元件，如图 6－9 所示。为提高检测器的灵敏度，热敏元件一般选用电阻率高、电阻系数大的钨丝、铂丝或铼钨合金做成。用两根钨丝作热敏元件的热导池称为双臂热导池，一臂为参比臂，一臂为测量臂。用四根钨丝作热敏元件的热导池称为四臂热导池，其两臂为参比臂，两臂为测量臂。

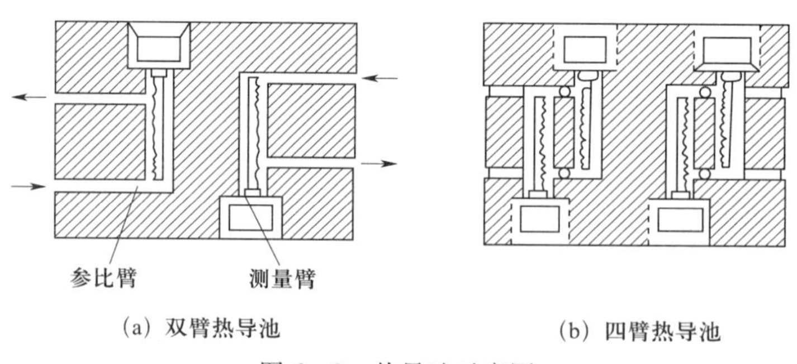

图 6－9 热导池示意图

热导检测器的检测过程如下：在恒温的检测室中，当工作电流和载气流速恒定时，热敏元件的发热量和载气所带走的热量均恒定，故热敏元件的温度恒定，其电阻值保持不变，电桥保持平衡，此时无变化信号产生。当被测物质与载气一道进入热导池测量臂时，由于混合气体的热导率与纯载气不同（往往低于纯载气的热导率），因而带走的热量也就不同，使得热敏元件的温度发生改变，其电阻值也就随之改变，故使电桥产生不平衡电位，输出信号至记录仪或色谱数据处理机或色谱工作站产生色谱图。

影响热导检测器灵敏度的因素包括：

（1）在允许的桥电流范围内，工作电流越大灵敏度越高，但过大则基线不稳、热敏元件易烧断。

（2）用氢气或氦气作载气，一般比用氮气时的灵敏度要高。

（3）当工作电流固定时，降低热导池体温度可提高灵敏度。

2. 氢火焰离子化检测器（flame ionization detector，FID）

氢火焰离子化检测器，又称氢焰检测器，属于通用型质量型检测器，由于它对绝大部分有机物有很高的灵敏度，因此，氢火焰离子化检测器在有机分析中得到广泛的应用。氢火焰离子化检测器的最小检出量可达 10^{-12} g，线性范围约为 10^7。

氢火焰离子化检测器是根据气相色谱流出物中可燃性有机物在氢－氧火焰中发生电离的原理而制成的。氢和氧燃烧所生成的火焰为有机物分子提供燃烧和发生电离作用的条件。有机物分子在氢－氧火焰中燃烧时，其离子化程度比在一般条件下要大得多，生成的离子在电场中做定向移动而形成离子流。

氢火焰离子化检测器的构造比较简单，在离子室内有喷嘴、极化极（又称发射极）和收集极三个主要部件，如图 6－10 所示。

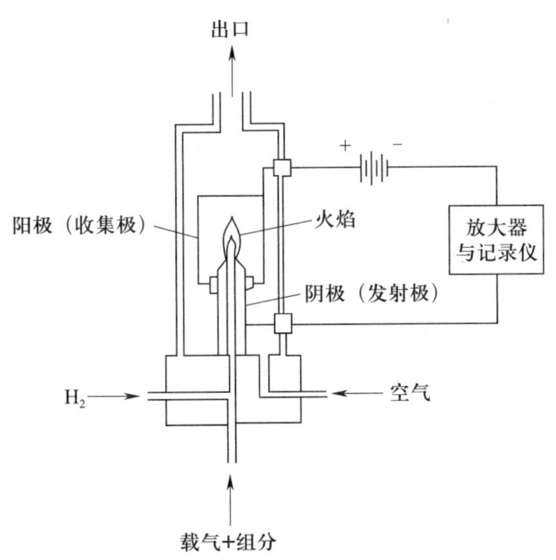

图 6－10　氢火焰离子化检测器示意图

氢火焰离子化检测器的检测过程如下：燃烧用的氢气与柱出口流出物混合，经喷嘴一道流出，在喷嘴上燃烧，助燃用的空气（氧气）均匀分布于火焰周围。由于在火焰附近存在着由收集极（阳极）和极化极（阴极）所形成的静电场，当被测样品分子进入氢－氧火焰时，燃烧过程中生成的离子在电场作用下作定向移动而形成离子流，通过高电阻取出，经微电流放大器放大，将信号输送至记录仪或色谱数据处理机或色谱工作站等。

影响检测器灵敏度的因素包括以下五点。

（1）载气种类

实验表明，用氮气作载气比用其他气体（如氧气、氦气、氩气）作载气时的灵敏度要高。

（2）气体比例

一般流速比为氮气：氢气：空气≈1：1：10，增大氢气和空气的流速可提高灵敏度。

（3）内部供氧

把空气和氢气预混合，从火焰内部供氧，是提高灵敏度的一个比较有效的方法。

（4）距离恰当

收集极与喷嘴之间的距离一般以 5 ~7 mm 为宜，此距离可获较高的检测灵敏度。

（5）其他措施

维持收集极表面清洁、检测高分子量样品时适当提高检测室温度也可提高灵敏度。

3. 电子捕获检测器（electron capture detector，ECD）

电子捕获检测器属于高选择性浓度型检测器，由于它对电负性物质（例如含卤素、硫、磷等的物质）有很高的灵敏度，因此在石油化工、环境保护、食品卫生、生物化学等分析领域中得到广泛的应用。电子捕获检测器的最小检出量可达 10^{-13} g，线性范围约为 10^4。

电子捕获检测器是根据电负性物质分子能捕获自由电子的原理而制成的。它主要利用以下三个条件来达到检测目的。

（1）能够产生 β 射线

检测器内有能放出 β 射线的放射源，常用 ^{63}Ni、^{3}H 以及 $^{3}H-Sc$ 等作为放射源。

（2）载气分子能电离

载气分子能被 β 射线电离，在电极之间形成基流，常用 N_2 或 Ar 作载气。

（3）样品能捕获电子

样品分子有能捕获自由电子的官能团，例如含卤素、硫、磷等的物质。

电子捕获检测器的检测室内仅有放射源和收集极这两个主要部件，其构造非常简单，如图 6 - 11 所示。电子捕获检测器的检测过程如下：在 β 射线的作用下，中性的载气分子（例如 N_2 和 Ar）发生电离，产生游离基、低能量的电子，这些电子在电场作用下，向正极移动而形成恒定的基流；当载气中带有电负性的样品分子进入检测器时，捕获这些低能量的自由电子，使基流降低而产生信号，经微电流放大器放大后输出信号产生色谱图。

提高电子捕获检测器灵敏度的方式包括以下两点。

（1）使用高纯氮气

载气的纯度对灵敏度的影响很大，一般需采用纯度为 99. 99% 以上的高纯氮作载气。

（2）尽量避开氧气

为了减少氧气对检测器的污染而造成的灵敏度下降，载气需脱氧，气路应避氧。

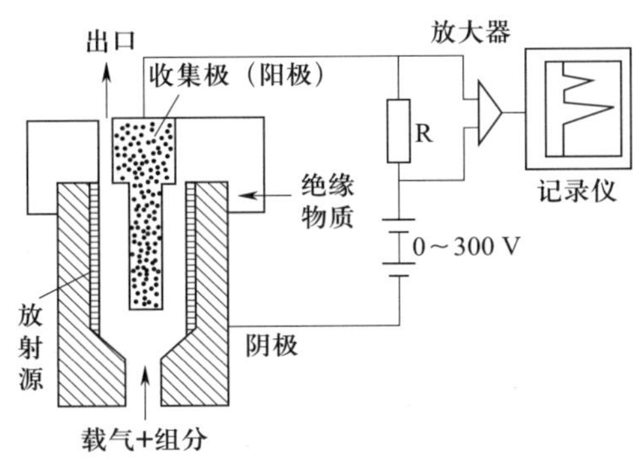

图 6－11　电子捕获检测器示意图

另外，使用过程中注意人体安全，放射源对人体有一定的危害，操作时应严格遵守安全规则，以免发生意外事故。

4. 火焰光度检测器（flame photometric detector，FPD）

火焰光度检测器属于专用型微分检测器，由于它对含硫、磷的化合物有很高的灵敏度，因此，在石油化工、环境保护、食品卫生、生物化学等分析领域中得到广泛的应用。火焰光度检测器的最小检出量达 10^{-11} g。

火焰光度检测器是根据硫、磷化物在富氢火焰中燃烧时，发射出波长分别为 394 nm 和 526 nm 特征光的原理而制成的。它主要利用以下三个条件来达到检测的目的。

（1）富氢火焰

检测器中有富氢火焰存在，为含硫、磷的有机化合物提供燃烧和激发的条件。

（2）特征波长

样品在富氢火焰中燃烧时，含硫有机物和含磷有机物能发射出其特有波长的特征光。

（3）光电转换

检测器设有滤光片和光电倍增管，通过滤光片选择后，光电倍增管把光转换成电信号。

火焰光度检测器主要由火焰喷嘴、滤光片和光电倍增管三部分组成，如图 6－12 所示。其燃烧室与氢焰检测器燃烧室的构造很相似，若经适当改进并在喷嘴上方加装收集极，又可作氢焰检测器使用。

影响检测器灵敏度的因素包括以下三点。

（1）富氢火焰

火焰光度检测器必须是富氢火焰，氧气与氢气流速之比在 0.2～0.5 时可获得高灵敏度。

（2）测磷流量

火焰光度检测器测含磷化合物时，氢气流速应为 160～180 mL/min，空气流速应为 150～200 mL/min，氮气流速应为 40～80 mL/min。

（3）测硫流量

氮气流量为 90～100 mL/min 时其灵敏度较高，检测室温度过高会使测硫时检测灵敏度下降。

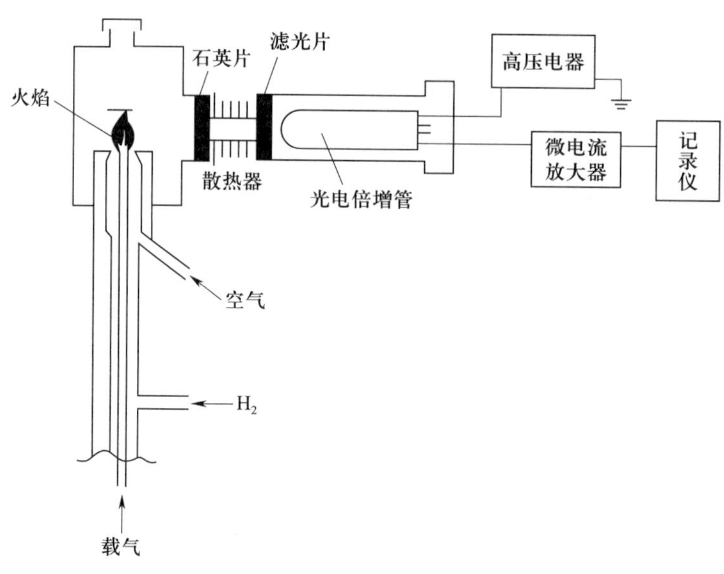

图6－12 火焰光度检测器示意图

三、仪器操作基本流程

1. 开机

（1）检查仪器上的电源开关，确保均处于“关”的位置。

（2）选好合适的色谱柱，柱的两端应堵有盲堵。

（3）取下盲堵，分清入口端及出口端，套好石墨密封圈及固定螺母，小心装于仪器上，拧紧固定螺母，但也不应过紧，以不漏气为宜。换下的色谱柱，应堵上盲堵保存。

（4）开启载气钢瓶上总阀，调节减压阀至规定压力。注意：如果采用氮气发生器作为载气气源，则应提前2～3小时打开氮气发生器进行平衡。因为氮气发生器产生的氮气中氧的含量较高，所以平时要注意经常更换载气净化器中的填料。

（5）用检漏液（表面活性剂溶液）检查柱连接处是否漏气，如有漏气应检查柱两端的石墨密封圈或再略加紧固定螺母。

（6）打开各部分电路开关，打开色谱工作站，设定进样口（气化室）、柱温箱、检测器温度和载气流量等色谱参数。开始加热。

（7）待各部分设定参数恒定后，开启氢气钢瓶总阀、空气压缩机总阀（或者打开氢气/空气发生器开关），同载气操作。

（8）按下点火按钮（限氢火焰离子化检测器，有些仪器在检测器温度达到一定温度后有自动点火功能），应有“噗”的点火声，用玻璃片置氢火焰离子化检测器气体出口处，若玻璃片上有水雾，表示已点着火，同时显示屏上应有响应信号。注意：对于带有自动点火功能的仪器来说，有时工作站已显示点火成功，但是实际没有点火，所以每次试验都应该用玻璃片进行检视，以确保点火成功。

（9）调节仪器的放大器灵敏度等，走基线，待基线稳定度达到可以接受的范围后，即可进样分析。

气相色谱常用的进样方法有手动进样、自动进样、顶空进样（多为自动）等，在用微量注射器手动进样时，精密度决定于操作的熟练程度，各步操作应尽量一致。

2. 样品分析

（1）适用性验证

仪器系统适用性试验应符合药典附录的要求。

（2）供试品及对照品溶液的配制

精密称取供试品和对照品各 2 份，按各品种项下的规定方法，准确配制供试品溶液和对照品溶液，按规定用内标法或外标法进行测定。

（3）预试验

初次测定该品种时，可先经预试验以确定仪器参数，根据预试验情况，可适当调节柱温、载气流速、进样量、进样口和检测器温度等，使色谱峰的保留时间、分离度、峰面积或峰高的测量符合要求。

（4）正式测定

每份校正因子测定溶液（或对照品溶液）各进样 2 次，2 份共 4 个校正因子响应值的平均标准偏差不得大于 2.0%。多份供试品测定时，每隔 5 批应再进对照品 2 次，核对仪器有无改变。

（5）原始记录

气相色谱分析的原始记录，除按一般药品检验记录的要求记录外，应注明仪器型号，色谱柱型号、规格、批号，进样口、柱温箱及检测器温度，载气流量和压力，进样体积，进样方式，并附色谱图及打印结果。

3. 关机

分析完毕后，待各组分流出后，先关闭氢气和空气，再进行降温操作，将进样口、柱温箱、检测器，以及顶空进样器的温度均设为 40 ℃（或更低），待到各组件的温度降到 40 ℃以下时，依次关闭载气、工作站和气相色谱仪。如果要取下色谱柱，则取下后应将柱两端用盲堵堵上，放在盒内，妥善保存。最后填写使用登记，整理相关实训用具，结束实训操作。

四、仪器保养维护

为了提高气相色谱仪的工作质量和延长仪器的使用寿命，应定期对仪器展开维护保养，主要包括以下四个方面。

1. 气路系统的保养维护

气路的维护在故障的排除中往往十分有效，主要检查以下几项：

（1）气源是否充足（一般要求气瓶压力必须≥3 MPa，以防瓶底残留物对气路的污染）。

（2）阀件是否有堵塞、气路是否有泄漏（采用分段憋压试漏或用皂液试漏）。

（3）净化器是否失效（看净化器的颜色及色谱基流稳定情况）。

（4）阀件是否失效或堵塞（看压力表及阀出口流量）。

（5）气化室内衬管是否有样品残留物及隔垫和密封圈的颗粒物（看色谱基流稳定情况）。

（6）喷口是否堵塞（看点火是否正常）。

（7）对敏感化合物进行分析时，气化室的衬管和石英玻璃毛还必须经过失活处理。

2. 进样器的保养维护

经过多次进样分析后，气相色谱仪进样口的过渡接头、玻璃衬管及进样器内部很容易受到样品污染或沉积残留物质而导致管道堵塞，因此进样器的保养维护主要包括以下四方面。

（1）进样口的清洗

一般选用丙酮或蒸馏水作为清洁剂，用脱脂棉蘸取少量清洁剂进行初步擦拭，用机械方法去除擦拭不掉的物质。清洗完后立即吹干，以免对仪器造成腐蚀或二次污染。

（2）玻璃衬管的清洗

从仪器中小心取出玻璃衬管，用镊子或其他工具小心移去衬管内的杂质。如果条件允许，可将初步清理过的玻璃衬管在有机溶剂中用超声波进行清洗，烘干后使用，也可以用丙酮、甲苯等有机溶剂直接清洗，清洗完成后经过干燥即可使用。

（3）进样口密封垫的更换

若进样时感觉特别容易，用热导检测器不进样时记录仪上有规则小峰出现，说明密封垫漏气需要更换。更换密封垫不要拧得太紧，一般更换都是在常温条件下进行的，温度升高后密封垫会更紧，造成进样困难，常常会把注射器针头弄弯。

（4）微量注射器的保养

在使用前要用丙酮等溶剂进行清洗，避免对样品造成污染；针尖严禁在高温下工作，更不可用明火直接灼烧。六通阀在使用一段时间后，应及时卸下进行清洗。

3. 色谱柱的保养维护

色谱柱是气相色谱仪的核心部件，色谱柱的状况直接关系到分离分析结果的准确度和精密度，其保养维护主要包括以下几方面：

（1）新制备或新安装的色谱柱使用时必须在进样前进行老化处理；柱子老化后，要及时用载气对其再生，若再生效果不好，应制备或更换新色谱柱，以免老化的色谱柱与检测器连接时污染检测器。

（2）色谱柱暂时不使用时，应将其从仪器上拆下，在柱两端套上不锈钢螺帽，以免柱头被污染，应在常温下拆卸和安装色谱柱。

（3）更换色谱柱时，要选择合适的密封垫，安装时不要拧得过紧；如果安装的色谱柱规格不同，要使用过渡接头。

（4）色谱柱必须在适宜的温度范围内使用，每次关机前应将柱温度降到 40 ℃以下，一般为室温，然后再关电源和载气。

（5）对于毛细管柱，使用一段时间后，柱效往往会大幅度降低，这一般表明固定液流失太多。有时也可能只是由于一些高沸点的极性化合物的吸附而使色谱柱失去分离能力，这时可以在高温下老化，用载体将污染物冲洗出来。

4. 检测器的保养维护

检测器的保养维护以氢火焰离子化检测器为例，日常应做到：

（1）尽量采用高纯气源，空气必须经过充分净化。

（2）在一定范围内增大空气和氢气流量可以提高灵敏度，但氢气流量过大反而会降低灵敏度，空气流量过大会增加噪声，一般参考最佳流量比，即氮气：氢气：空气 =1：1：10。

（3）载气和样品中不能含有腐蚀性的物质，另外，根据载气的性质，桥电流不允许超过额定值。

（4）长期使用会使喷嘴堵塞，应经常对喷嘴进行清洗。

思考与练习

一、单项选择题

1. 根据气相色谱流出物中可燃性有机物在氢 – 氧火焰中发生电离的原理而制成的检测器是（　　）。

A. 氢火焰离子化检测器　　B. 热导检测器

C. 电子捕获检测器　　D. 火焰光度检测器

2. 气路系统的保养维护内容包括（　　）。

A. 色谱柱暂时不使用应从仪器上拆下

B. 定期清洗进样口，一般选用丙酮或蒸馏水作为清洗剂

C. 确保气源充足

D. 样品中不能含有腐蚀性的物质

3. 根据气相色谱流程示意图，在净化器之前的色谱装置是（　　）。

A. 转子流速计　　B. 放大器　　C. 记录器　　D. 减压阀

4. 气相色谱常用的载气不包括（　　）。

A. 氢气　　B. 氮气　　C. 氦气　　D. 氧气

5. 下列属于气相色谱仪进样系统组成结构的是（　　）。

A. 气化室　　B. 气源　　C. 压力表　　D. 净化器

二、判断题

1. 净化器串联在气路中，用来除去气体中的水、二氧化碳、氧等。（　　）

2. 新制备或新安装的色谱柱使用时必须在进样后进行老化处理。（　　）

3. 更换色谱柱时，要选择合适的密封垫，安装时不要拧得过紧。（　　）

4. 氢火焰离子化检测器主要由火焰喷嘴、滤光片和光电倍增管三部分组成。（　　）

5. 电子捕获检测器是根据载气中混入其他气态物质时热导率发生变化的原理而制成的。（　　）

三、简答题

1. 简述气相色谱仪的主要组成，常用的检测器有哪些。
2. 毛细管色谱柱的特点是什么？
3. 查找文献资料绘制程序升温示意图。
4. 请归纳汇总热导检测器、氢火焰离子化检测器、电子捕获检测器、火焰光度检测器的原理、结构、检测过程和影响因素。
5. 查阅资料，思考何种样品分析需要采用程序升温气相色谱法。

第三节　实用分析技术

学习目标

1. 能知晓影响色谱分离效率的因素，并根据工艺要求选择分离操作条件。
2. 能进行气相色谱的定性和定量分析。

一、分离操作条件的选择

1. 色谱柱的选择

色谱柱可分为填充柱和毛细管柱。填充柱的材质为不锈钢或玻璃，内径为2～4 mm，柱长为2～4 m，为达到分离目的，应尽可能选择较短的柱，因为柱长增加，各组分的保留时间增加，分析时间延长，同时柱阻力也增加，影响操作；此外，色谱柱内径的增加会使柱效能下降，不利于分离。色谱柱内装吸附剂、高分子多孔小球或涂渍固定液的载体，吸附剂粒径为0.18～0.25 mm、0.15～0.18 mm或0.125～0.15 mm。常用载体为经酸洗并硅烷化处理的硅藻土或高分子多孔小球，常用固定液有甲基聚硅氧烷、聚乙二醇等。

【知识链接】

色谱柱中固定液的选择

为完成分离任务，选择适当的固定液尤为重要。一般以“相似相溶”原理作为选择固定液的基本原则。

（1）分离非极性物质一般选用非极性固定液，试样中各组分按沸点次序先后流出色谱柱，沸点低的先出峰，沸点高的后出峰。

(2) 分离极性物质选用极性固定液，试样中各组分主要按极性顺序分离，极性小的先流出色谱柱，极性大的后流出色谱柱。

(3) 分离非极性和极性混合物时，一般选用极性固定液，非极性组分先出峰，极性组分（或易被极化的组分）后出峰。

(4) 对于能形成氢键的试样，如醇、酚、胺和水等的分离。一般选择极性或是氢键型固定液，试样中各组分按与固定液分子形成氢键的能力大小先后流出，不易形成氢键的先流出，最易形成氢键的最后流出。

毛细管柱的材质为玻璃或石英，内壁或载体经涂渍或交联固定液，内径一般为0.25 mm、0.32 mm或0.53 mm，柱长5~60 m，固定液膜厚0.1~5.0 μm，常用的固定液有甲基聚硅氧烷、聚乙二醇等。

新填充柱和毛细管柱在使用前需老化处理，以除去残留溶剂及易流失的物质，色谱柱如长期未用，使用前应老化处理，使基线稳定。

2. 柱温的选择

柱温是气相色谱最重要的操作条件之一，直接影响柱效、分离选择性、检测灵敏度和稳定性。柱温改变将影响分离效率和分析速率。提高柱温，可以改善传质阻力，有利于提高柱效、缩短分析时间，但选择性降低，不利于分离。所以从分离的角度考虑，应选用较低的柱温，但这又使分析时间延长、峰形变宽、柱效下降。一般的原则是：在使最难分离的组分尽可能分离的前提下，尽量采用较低的柱温，但以保留时间适宜、峰形不拖尾为度。

柱温的具体选择首先要考虑到每种固定液都有一定的使用温度，柱温应介于固定液的最低使用温度和最高使用温度之间，否则不利于分配或易造成固定液流失。在实际工作中常通过实验来选择最佳柱温，既能使各组分分离，又不使峰形扩张、拖尾。柱温一般选择各组分沸点的平均温度或低于平均温度，其经验规律见表6-4。

表6-4　根据试样沸点选择柱温和固定液用量

试样沸点范围	柱温	固定液用量
气体、气态烃、低沸点试样	室温~100 ℃	20%~30%
100~200 ℃	150 ℃	10%~20%
200~300 ℃	150~180 ℃	5%~10%
300~450 ℃	200~250 ℃	1%~5%

对于宽沸程（沸程大于100 ℃）样品，宜采用程序升温色谱法，即柱温按预定的程序连续地或分阶段地进行升温。这样能兼顾高、低沸点组分的分离效果和分析时间，使不同沸点的组分基本上都在其适宜的温度下得到良好的分离。

3. 载气及其流速的选择

选用何种载气，应从两个方面考虑。首先考虑检测器的适应性，例如热导检测器常用氢气、氦气作载气，氢火焰离子化检测器、火焰光度检测器和电子捕获检测器常用氮气作载气。其次考虑流速的大小，由范第姆特方程可知，当流速较小时，分子扩散项 B/u 是色谱峰扩张的主要因素，应采用相对分子质量较大的载气，如氮气、氩气等（组分在载气中的扩散系数小）；当流速较大时，传质阻力项 C_u 起主要作用，宜用相对分子质量较小的载气，如氢气、氦气等。

载气流速严重影响分离效率和分析时间，当色谱柱和组分一定（K 一定）时，由范第姆特方程可计算出最佳流速，此时柱效最高，但在此流速下，分析时间较长。一般采用稍高于最佳流速的载气流速，以加快分析速度。

4. 样品准备、进样量及进样技术

在气化温度下能成为稳定气体的试样可直接用气相色谱法分析。对于不宜用气相色谱直接分离分析的物质，需进行样品前处理，即在获得具有代表性的样品后，要预先进行样品中待测组分的提取、净化、浓缩等过程，将被测组分转变成可测定的形式。气相色谱法的前处理方法主要包括溶剂提取法，挥发、蒸馏法，化学衍生化法及裂解色谱技术等。

制成供分析的样品后进样，进样量及进样的主要技术要求如下。

（1）选用合适的注射器

气相色谱分析最常用的是 10 μL 微量注射器，其进样量一般不应少于 1 μL。如果进样量要控制在 1 μL 以下，就应采用 5 μL 或 1 μL 的注射器。此时要注意：5 μL 或 1 μL 的注射器往往是将样品抽在针尖内，因此观察不到针管中的液面，很可能抽入气泡。取样时应反复推拉针芯，以确保针尖内没有气泡。

（2）注射速度要快

注射速度慢会使样品的气化过程变长，导致样品进入色谱柱的初始谱带变宽。正确的注射方法应当是：取样后，一手持注射器（注意防止气化室的高气压将针芯吹出），另一只手保护针尖（防止插入隔垫时弯曲），先小心地将注射针头穿过隔垫，随即以最快的速度将注射器插到底，与此同时迅速将样品注射入气化室（注意不要使针芯弯曲），然后快速拔出注射器。推注样品所用时间越短越好，注射器在气化室中停留的时间不宜长，最重要的是留针时间应严格控制前后一致。

（3）避免样品之间的相互干扰

取样之前先用样品溶剂洗针至少 3 次（抽满针管的三分之二，再排出），再用要分析的样品溶液洗针至少 3 次，然后取样（多次上下抽动），这样基本上可以消除样品之间的相互干扰（记忆效应）。

（4）减少注射歧视

所谓注射歧视，是指注射针插入进样口时，针尖内的溶剂和样品中的易挥发组分首先开始气化；无论注射速度多快，不同沸点的组分总是有气化速度的差异，从而造成定量分析的误差。所以必要时应使用热针技术或溶剂冲洗进样技术，前者是指取样前先将注射针插入气化室预热一定时间，然后再按正常方法进样；后者则是取样前先在注射器中抽入一定量的溶剂，再抽取样品，这样再注射样品时，溶剂有可能将样品全部冲洗进入气化室。相比之下，溶剂冲洗进样的操作较为简单有效，但应注意若所用溶剂量太大，会造成色谱柱超载。

5. 气化室温度的选择

为使试样以气体状态进入色谱柱，气化室温度一般选在试样沸点附近或稍高于试样沸点，以保证试样快速、完全气化而不分解。通常以气化室温度比柱温高 30～70 ℃为宜，但对于热稳定性差的试样，气化温度不宜过高，以防试样分解。

二、定性定量分析方法

1. 气相色谱定性分析

色谱定性分析即确定色谱峰代表的化合物。由于各种物质在一定的色谱条件下均有确定的保留值，因此保留值可作为一种定性指标。但是不同物质在同一色谱条件下，可能具有相似的或者相同的保留值。因此仅仅根据保留值对一个完全未知的试样定性是很困难的，只能在一定程度上给出定性结果，需配合其他仪器分析方法进一步进行定性分析。以下几种是在色谱定性分析中常用的分析方法。

（1）与标准物质对照定性

当有标准物质时，可在相同色谱条件下，分别测定并比较标准物质和未知物的保留值，若两次测定所得的色谱图中的物质的保留值相同，则可能是同一种物质。该方法不适用于不同仪器上获得的数据之间的对比。

当未知试样较复杂时，可在未知试样中加入适量的标准物质，若存在峰高增加而半峰宽不变的色谱峰（对比未知试样未加入标准物质测定时所得的色谱图），则该色谱峰对应的物质可能与加入的标准物质为同一化合物。

对于特别复杂的试样，可以采用两根或者多根性质不同的色谱柱进行分离分析，观察未知物与标准物质的保留值是否始终相同。

（2）与文献值对比定性

1）利用相对保留值 r_{21}

由于保留值几乎受所有操作条件的影响，所以重现性差，用于定性时不太准确。而相对保留值 r_{21}，只是柱温、固定液性质的函数，完全由组分的热力学性质来决定。用相对保留值来定性只需控制柱温，与其他操作条件无关。选择合适的基准物质，使它的保留值处于各待测组分的保留值之间。通常使用的基准物质有苯、对二甲苯、正丁烷、正戊烷、环己烷、环己醇、环己酮等。在色谱手册中都列有各种物质在不同固定液上的相对保留值的数据，可以作为参考用来定性分析。

2）利用保留指数 I_X 定性

保留指数又称为柯瓦指数，是一种比其他定性分析方法都好的定性参数，可根据所用的固定相和柱温直接与文献值对照，而不需标准试样。将正构烷烃作为标准，规定其保留指数为分子中碳原子个数乘以 100（如正己烷的保留指数为 600）。其他物质的保留指数 I_X 是通过选定两个相邻的正构烷烃，其分别具有 Z 和 $Z+1$ 个碳原子来确定。被测物质 X 的调整保留时间应在相邻两个正构烷烃的调整保留值之间，如图 6－13 所示。

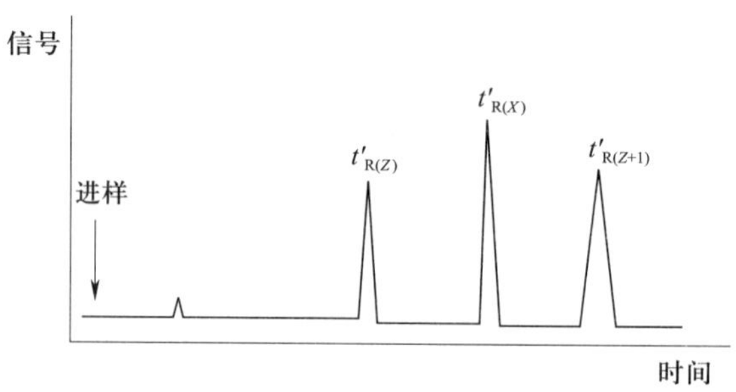

图6－13　保留指数示意图

因 $t'_{R(Z+1)} > t'_{R(X)} > t'_{R(Z)}$，保留指数的计算公式如下：

$$I_X = 100\left[\frac{\lg t'_{R(X)} - \lg t'_{R(Z)}}{\lg t'_{R(Z+1)} - \lg t'_{R(Z)}} + Z\right] \tag{6-21}$$

利用上式计算求出未知物的保留指数，然后与文献值对照，即可实现对未知物的定性。由于保留指数仅与柱温和固定相有关，与其他色谱条件无关，因此对照时一定要实现文献值的实验条件。不同实验室测定的保留指数的重现性较好，用其定性有一定的可靠性。

2. 气相色谱定量分析

色谱定量分析的依据为，在一定色谱条件下，组分 i 的质量 m_i 或其在流动相中的浓度，与检测器的响应信号，即色谱的峰面积 A 成正比。如式（6－22）所示，需要正确测量峰面积和比例系数。

$$m_i = f_i \cdot A_i \tag{6-22}$$

式中：比例系数 f_i 为绝对校正因子；峰面积 A_i 表示单位面积对应的物理量。

（1）色谱峰面积

气相色谱仪多配计算机，可自动采集数据、自动积分获得峰面积进行数据计算处理。

（2）定量校正因子

由式（6－22）可得绝对校正因子：

$$f_i = \frac{m_i}{A_i} \tag{6-23}$$

可见，绝对校正因子是指某组分 i 通过检测器的量与检测器对该组分的响应信号之比。但是，在定量时要精确求出往往比较困难。因此引入相对校正因子 f'_i 来解决色谱定量分析中的计算问题。相对校正因子是指试样中某一组分 i 的绝对校正因子与标准物质 s 的绝对校正因子之比，即为 f'_i：

$$f'_i = \frac{f_i}{f_s} = \frac{m_i/A_i}{m_s/A_s} = \frac{m_i}{m_s} \cdot \frac{A_s}{A_i} \tag{6-24}$$

在气相色谱中，f'_i 可以从文献上查到。若需自己测定，则需准确称量一定质量的被测物质和标准物质，混合后多次进样分析，控制响应值在检测器的线性范围内，测得峰面积的平均值，按上式计算。由于绝对校正因子很少使用，所以一般文献中提到的校正因子为相对校正因子。

（3）常用的定量方法

1）归一化法

当试样中有 n 个组分，各组分的质量分别为 m_1，m_2，m_3，…，m_n，则样品中组分 i 的质量分数为：

$$w_i = \frac{m_i}{m_1 + m_2 + \cdots + m_n} = \frac{f_i' \cdot A_i}{\sum_{j=1}^{n}(f_j' \cdot A_j)} \tag{6-25}$$

式中的校正因子可以是质量校正因子，也可以是摩尔校正因子，若试样中各组分的校正因子接近（如沸点相近的同系物），可以略去。可简化为：

$$w_i = \frac{A_i}{\sum A_j} \tag{6-26}$$

归一化法简便、准确；进样量的准确性和操作条件的变动对测定结果影响不大；不足之处是，该法仅适用于试样中所有组分全出峰的情况。

2）外标法

外标法也称为标准曲线法，取纯物质配成一系列不同浓度的标准溶液，分别取一定体积，注入色谱仪，得到色谱图，测出峰面积，作出峰面积（或峰高）和浓度的关系曲线，即标准曲线，然后在同样操作条件下进入相同量（一般为体积）的未知试样，从色谱图上测出峰面积（或峰高），由上述标准曲线查出待测组分的浓度。

当试样中待测组分浓度变化不大时，可不作标准曲线，选用单点校正法，即配制一个与待测组分含量十分接近的标准样，含量为 w_s，取相同量的标准样和试样分别注入色谱仪，得相应的峰面积 A_i 和 A_s，由待测组分和标准样的峰面积比（或峰高比）可求出待测物含量，即：

$$w_i = \frac{A_i}{A_s} w_s \tag{6-27}$$

外标法不使用校正因子，准确性较高；操作条件变化对结果准确性影响较大，对进样量的准确性控制要求较高；适用于大批量试样的快速分析。

3）内标法

内标法最关键的是选择一种与待测组分相近的物质作为内标物。内标物要满足以下要求：试样中不含有该物质；与被测组分性质比较接近；不与试样发生化学反应；出峰位置应位于被测组分附近，且无组分峰影响；加入的内标物的量适当。

准确称取一定量的试样 W，加入一定量内标物 m_s，则样品中组分 i 的质量分数 w_i 的推导过程如下：

$$\frac{m_i}{m_s} = \frac{f_i'A_i}{f_s'A_s} \Rightarrow m_i = m_s \frac{f_i'A_i}{f_s'A_s} \tag{6-28}$$

$$w_i = \frac{m_i}{m_W} = \frac{m_s \frac{f_i'A_i}{f_s'A_s}}{m_W} = \frac{m_s}{m_W} \cdot \frac{f_i'A_i}{f_s'A_s} \tag{6-29}$$

内标法的准确性较高，操作条件和进样量的稍许变动对定量结果的影响不大；内标法每个试样的分析，都要进行两次称量，不适合大批量试样的快速分析；此外，内标法需要测量定量校正因子，当实验过程中无须测定试样中所有组分，或试样中某些组分不出峰时，可采用此法测出结果。

若将内标法中的试样取样量和内标物加入量固定，则：

$$w_i = 常数 \times A_i / A_s \tag{6-30}$$

以 w_i为纵坐标，A_i/A_s为横坐标作图即可得内标标准曲线。

4）标准溶液加入法

精密称（量）取某个杂质或待测成分对照品适量，配制成适当浓度的对照品溶液，取一定量，精密加入供试品溶液中，根据外标法或内标法测定杂质或主成分含量，再扣除加入的对照品溶液含量，即得供试品溶液中某个杂质和主成分含量。

也可按下述公式进行计算，加入对照品溶液前后校正因子应相同，即：

$$\frac{A_{is}}{A_x} = \frac{c_x + \Delta c_x}{c_x} \tag{6-31}$$

$$c_x = \frac{\Delta c_x}{(A_{is}/A_x) - 1} \tag{6-32}$$

式中，c_x为供试品中组分 x 的浓度；

A_x为供试品中组分 x 的色谱峰面积；

Δc_x为所加入的已知浓度的待测组分对照品的浓度；

A_{is}为加入对照品后组分 x 的色谱峰面积。

【知识链接】

定量方法的选择

由于气相色谱法的进样量一般仅为数微升，为减小进样误差，尤其当采用手工进样时，由于留针时间和室温等对进样量也有影响，故以采用内标法定量为宜；当采用自动进样器进样时，由于进样重复性的提高，在保证分析误差的前提下，也可采用外标法定量。当采用顶空进样时，由于供试品和对照品处于不完全相同的基质中，故可采用标准溶液加入法，以消除基质效应的影响；当标准溶液加入法与其他定量方法结果不一致时，应以标准溶液加入法结果为准。

思考与练习

一、单项选择题

1. 在气相色谱分析法中，对沸点范围在 200 ~ 300 ℃ 的试样，柱温的选择以（　　）为宜。

A. 室温～100 ℃　　B. 110～120 ℃　　C. 150～180 ℃　　D. 300～450 ℃

2. 下列关于载气的叙述错误的是（　　）。

A. 载气流速较大时，传质阻力项起主要作用

B. 热导检测器需要使用热导系数较大的氢气作为载气，有利于提高检测器的灵敏度

C. 载气选择时需要考虑载气的安全性和经济性

D. 在实际实验过程中，为了缩短分析时间，载气流速往往小于最佳载气流速

3. 色谱法中，对组分定性的参数是（　　）。

A. 保留值　　B. 峰面积　　C. 峰高　　D. 峰数

4. 色谱法中，对组分定量的参数是（　　）。

A. 保留值　　B. 峰面积　　C. 峰宽　　D. 峰数

5. 下列与气相色谱定量分析方法无关的是（　　）。

A. 峰面积测量　　B. 峰高测量　　C. 标准曲线法　　D. 相对保留值测量

二、简答题

1. 什么是注射歧视？如何避免注射歧视？

2. 色谱定量分析有哪些常用的方法？

3. 气相色谱分析中，选择固定液的基本原则是什么？

4. 与恒温色谱法相比，程序升温气相色谱法具有哪些优点？

5. 气相色谱内标法的优缺点是什么？

三、计算题

1. 在某色谱条件下，分析只含有对氯苯酚、邻氯苯酚和间氯苯酚三组分的样品，结果如下。试用归一化法求各组分的百分含量。

三个组分的相对质量校正因子和峰面积

项目	对氯苯酚	邻氯苯酚	间氯苯酚
相对质量校正因子	1.00	1.65	1.75
峰面积/cm^2	1.50	1.01	2.82

2. 热导检测器分析某样品，测定组分峰面积与相应的校正因子如下，求各组分含量。

五个组分的相对质量校正因子和峰面积

组分	A	B	C	D	E
相对质量校正因子	0.25	0.30	0.80	1.20	2.00
峰面积/cm^2	5	6	2	3	25

3. 用内标法测定乙醇中微量水分，称取 2.538 4 g 乙醇样品，加入 0.015 3 g 甲醇，测得峰高 $h_{水}=175$ mm，$h_{甲醇}=190$ mm，已知相对校正因子 $f_{水/甲醇}=0.55$，求水的质量分数。

4. 在一根柱长为3 m长的色谱柱上分析某样品，记录纸速为0.50 cm/min，得到如下数据，已知内标物在样品中的含量为2.55%，试计算组分的含量。

某样品气相色谱图数据

对象	保留时间 t_R/min	半峰宽 $W_{1/2}$/ mm	峰高 h/mm	质量校正因子 f_i（以面积表示）
空气	1.0	—	—	—
内标物	6.8	2.0	2.43	1.00
待测组分	8.3	2.5	3.21	1.15

5. 在测定苯、甲苯、乙苯和邻二甲苯的峰高校正因子时，称取各组分的纯物质，以及在一定色谱条件下所得的色谱图上各组分色谱峰的峰高分别如下所示，以苯为基准，求各组分的峰高校正因子。

四种组分的质量和峰高

项目	苯	甲苯	乙苯	邻二甲苯
m/g	0.596 7	0.547 8	0.612 0	0.668 0
h/mm	180.1	84.4	45.2	49.0

实训十　气相色谱法测定止痛膏中薄荷脑的含量

一、实训目的

1. 能更好地理解气相色谱的原理和操作方法。
2. 能使用外标法进行气相色谱定量分析。
3. 能按照操作规程展开实训操作，填写原始记录，完成实训报告。

二、实训准备

1. 器材

Agilent 6890 N气相色谱仪、氢火焰离子化检测器、石英毛细管柱、载气（N_2）、电子天平、玻璃器具等。

2. 试剂与试药

伤湿止痛膏、对照品薄荷脑、醋酸乙酯等。

三、实训内容与步骤

1. 溶液配制

制备供试品溶液：取止痛膏1片，精密测量面积，先剪成条状，再剪成适当尺寸的块状，放入具塞锥形瓶中，精密加入 20 mL 醋酸乙酯，密闭，超声提取 20 分钟，放冷，过滤，弃去初滤液取续滤液，即得。

制备对照品溶液：精密称取薄荷脑对照品适量，至 10 mL 量瓶中，加醋酸乙酯稀释至刻度，摇匀，作为对照品母液。精密吸取 5 mL，置于 10 mL 量瓶中，加醋酸乙酯稀释至刻度，摇匀；同法依次逐步稀释，即得不同浓度的一系列对照品溶液。

2. 参考色谱条件

色谱柱：HP－INNOWAX 石英毛细管柱（键合/交联聚乙二醇固定相，30.0 m×320 μm×0.25 μm）；检测器：氢火焰离子化检测器（FID）；柱温：110 ℃，进样口温度：250 ℃，检测器温度：250 ℃；进样量：2 μL，载气：N_2，流速：4.0 mL/min，分流比：20∶1。

3. 含量测定

取上述不同浓度的对照品溶液各 2 μL，分别注入色谱仪测定，由对照品浓度和对照品峰面积进行回归，得薄荷脑的线性回归方程。

取不同厂家不同批次的伤湿止痛膏，分别制备成供试品溶液，依次进样测定，得薄荷脑的含量，计算公式详见本章气相色谱定量分析内容。

4. 数据记录和处理

将相关数据填入表 6－5 中。

表 6－5　　测定结果记录表

产品名称			规　格		
生产厂家					
生产日期			检验日期		
色谱条件					
对照品溶液浓度					
对照品峰面积					
线性回归方程					
批　号					
供试品峰面积					
薄荷脑的含量					
计算过程					
检验员			复核员		

注：气相色谱图另附一页。

5. 注意事项

(1) 控制超声时间，以20分钟为宜，不可过长，超声时间过长引起溶液发热，可能会促进薄荷脑的挥发。

(2) 取样过程中，应精密测量尺寸，剪开的尺寸不宜过小，以防止剪开的止痛膏相互黏着，影响含量测定结果。

四、实训测评

按表6－6所列评分标准进行测评，并做好记录。

表6－6　实训评分标准

序号	考核内容	考核标准	配分	得分
1	实训前准备	能核对检测方法和数据资料；能核对仪器、试药试液等	10	
2	文明操作	符合HSE规定	5	
3	溶液配制	能按照操作步骤制备供试品溶液和对照品溶液	10	
4	仪器使用	能选择检测器、色谱柱和载气	10	
		能完成开机操作	10	
		能选择合适的注射器完成进样操作	10	
		能保存并打印色谱图	5	
		整理仪器、关机	5	
5	操作记录	操作记录应及时、完整、真实；修改处应符合规范；能看懂色谱图，完成数据记录、分析、计算和处理	30	
6	结束工作	完成整理和清洗工作，对仪器和场地做维护保养	5	
合计				

实训十一　气相色谱法测定维生素E软膏中维生素E的含量

一、实训目的

1. 能更好地理解气相色谱的原理和操作方法。
2. 能使用内标法进行气相色谱定量分析。
3. 能按照操作规程展开实训操作，填写原始记录，完成实训报告。

二、实训准备

1. 器材

Agilent 6890 N气相色谱仪、氢火焰离子化检测器、DM－17毛细管色谱柱、载气（N_2）、电子天平、玻璃器具等。

2. 试剂与试药

维生素 E 软膏、对照品维生素 E、正三十二烷、无水乙醇、正己烷等。

三、实训内容与步骤

1. 溶液配制

制备内标溶液：称取正三十二烷适量，加正己烷制成规定浓度的溶液。

制备样品溶液：精密称取维生素 E 软膏于烧杯中，加适量无水乙醇，置 80 ℃水浴中加热，溶解后置冰浴中冷却 30 分钟以上，取出过滤，并用适量无水乙醇洗净残渣及滤器，转移至蒸发皿中，置水浴上蒸干，将残渣用正己烷适量溶解并分次转移至量瓶中，精密加入内标溶液，加正己烷稀释至刻度，摇匀，作为样品溶液。

制备对照品溶液：精密称取维生素 E 对照品，置棕色具塞瓶中，精密加内标溶液，加塞振摇溶解。

2. 参考色谱条件

色谱柱：DM－17（30 m×0.32 mm×0.25 μm）石英毛细管柱，检测器：氢火焰离子化检测器（FID）；程序升温：初始 220 ℃，保持 2 分钟，然后以每分钟 40 ℃升至 290 ℃，保持 15 分钟；进样口温度：300 ℃，检测器温度：300 ℃；进样量：1 μL，载气：N_2，流量：2.0 mL/min，分流比：5∶1。

3. 含量测定

取对照品溶液适量注入气相色谱仪，计算校正因子；取不同批号样品三批，预处理后分别进样测定，记录色谱图，按内标法以峰面积计算维生素 E 的含量，计算公式详见本章气相色谱定量分析内容。

4. 数据记录和处理

将相关数据填入表 6－7 中。

表 6－7　　**测定结果记录表**

产品名称		规　格		
生产厂家		批　号		
生产日期		检验日期		
色谱条件				
项目	对照品	内标物		样品
质量 m				
峰面积 A				
计算过程				

续表

维生素 E 的含量			
检验员		复核员	
注：气相色谱图另附一页。			

5. 注意事项

(1) 配制维生素 E 软膏样品溶液时，先用无水乙醇溶解样品，再用正己烷提取样品，避免了用正己烷直接提取时，溶解不充分，影响样品峰面积的大小，造成测定结果的不准确。

(2) 维生素 E 有还原性，操作时需避光，维生素 E 对照品需避光保存。

(3) 按照要求安装毛细管柱，操作结束后注意仪器设备的维护保养。

四、实训测评

按表 6 -8 所列评分标准进行测评，并做好记录。

表 6 -8　　实训评分标准

序号	考核内容	考核标准	配分	得分
1	实训前准备	能核对检测方法和数据资料；能核对仪器、试药试液等	10	
2	文明操作	符合 HSE 规定	5	
3	溶液配制	能按照操作步骤制备样品溶液、内标溶液和对照品溶液	10	
4	仪器使用	能选择检测器、色谱柱和载气	10	
		能完成开机操作	10	
		能选择合适的注射器完成进样操作	10	
		能保存并打印色谱图	5	
		整理仪器、关机	5	
5	操作记录	操作记录应及时、完整、真实；修改处应符合规范；能看懂色谱图，完成数据记录、分析、计算和处理	30	
6	结束工作	完成整理和清洗工作，对仪器和场地做维护保养	5	
合计				

第七章

高效液相色谱法

高效液相色谱法（HPLC）是一种以液体为流动相的现代柱色谱分离分析方法。它在经典的液体柱色谱法基础上，引入了气相色谱法的理论，在技术上采用了高压泵、高效固定相和高灵敏度检测器，实现了分析速度快、分离效率高和操作自动化。

【案例导入】

近些年，越来越多的药物研究人员发现，在生产制作药品时经常会不小心添加一些杂质，虽不会降低其药效，但却直接影响了消费者的权益，对此，相关部门及人员应当注重药物中杂质的检测工作。而高效液相色谱仪对药物杂质检测有重大现实意义。例如，甲硝唑为硝基咪唑类药物，广泛用于厌氧菌感染的治疗。反相高效液相色谱法可以分离检测未知样中甲硝唑的含量，以甲硝唑标准系列溶液的色谱峰面积对其浓度进行线性回归，再根据样品中甲硝唑的峰面积，由线性方程计算其浓度，即可检测甲硝唑中杂质含量。高效液相色谱仪的快速发展为药品质量提供了有效的保证。

第一节　基础知识

学习目标

1. 能说出高效液相色谱法的原理和应用。
2. 能说出高效液相色谱法的优点。
3. 能说出化学键合相色谱、反相离子对色谱分离原理以及高效液相色谱定性和定量方法。
4. 能说出常用高效液相色谱的分类。

一、概述

高效液相色谱法（high performance liquid chromatography，HPLC）是 20 世纪 60 年代末

期，在经典液相色谱法基础上，引入气相色谱的理论和实验技术，以高压输送流动相，采用高效固定相和高灵敏度检测器发展而成的现代液相色谱分析方法。经典液相色谱法的缺点包括：所使用的固定相颗粒通常大于 100 μm，柱效低，分离效能差，每次分析需重新装柱，色谱柱不能连续使用；常压下输送流动相，传质速度慢，分析周期长；样品用量大，灵敏度低；只能用于制备分离，不能在线检测。而高效液相色谱法的优点包括：采用颗粒极细（<10 μm）的高效填料以高压匀浆装柱，柱效大大高于经典液相色谱法，且安装好的柱可反复使用；采用高压泵输送流动相，分析速度快，同时柱后连有高灵敏度的检测器，可对流出物连续检测，易于实现自动化；所需试样少，微升数量级的试样足以进行全分析。高效液相色谱法广泛用于医药、生化、石油、化工、环境卫生和食品等领域。高效液相色谱仪如图 7 - 1 所示。

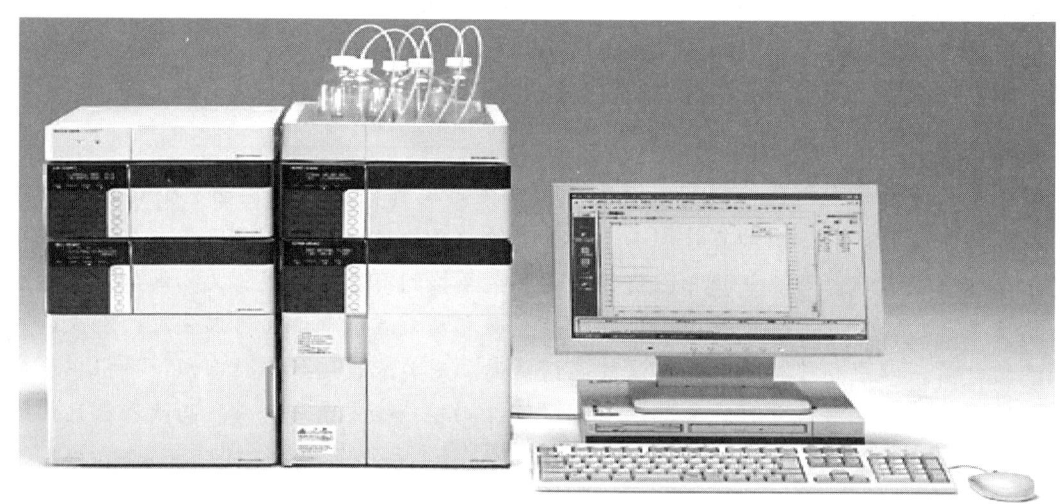

图 7 - 1　高效液相色谱仪

高效液相色谱法分析对象广，它只要求样品能制成溶液，而不需要气化，因此不受样品挥发性的约束。对于挥发性低、热稳定性差、相对分子质量大的高分子化合物以及离子型化合物，如氨基酸、蛋白质、生物碱、核酸、甾体、类脂、维生素、抗生素等尤为有利。此外，相对分子质量较大、沸点较高的有机物以及无机盐类，也可用高效液相色谱法进行分析。

高效液相色谱仪装置示意图如图 7 - 2 所示。

高效液相色谱法具有以下几个突出的优点。

（1）高效

在高效液相色谱中，由于采用直径小至 5 μm，甚至 3 μm 的高效填料，理论塔板数可达每米数万，甚至更高。

（2）高速

由于采用高压泵输液，流动相的流量可控制在 1 ~ 10 mL/min，比经典液相色谱法快得多。

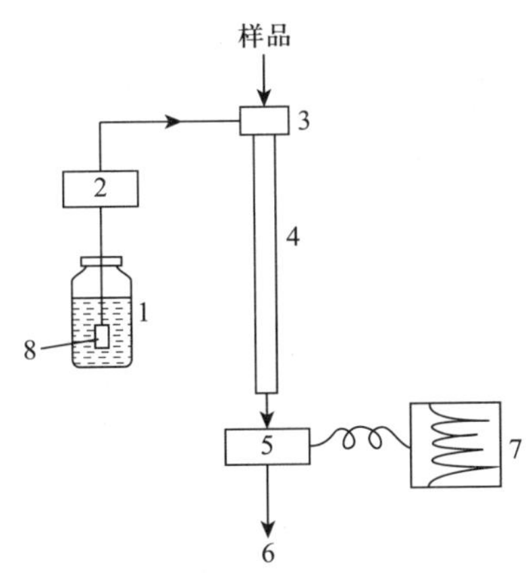

图 7－2　高效液相色谱仪装置示意图

1. 流动相储瓶　2. 输液泵　3. 进样器　4. 色谱柱　5. 检测器　6. 废液出口　7. 记录装置　8. 过滤器

（3）高灵敏度

高效液相色谱已广泛采用高灵敏度检测器，如紫外检测器的最小检测量可达 ng 数量级（10^{-9}）。

（4）适用范围广

只要求样品能制成溶液，不需气化。

（5）流动相选择范围宽

气相色谱中载气选择余地小，选择性取决于固定相，在液相色谱中，液体可变范围很大，可以是有机溶剂，也可以是水溶液，在极性、pH 值、浓度等方面都可变化。

【知识链接】

液相色谱理论发展简况

色谱法最早是由俄国植物学家茨维特在 1906 年研究用碳酸钙分离植物色素时发现的，色谱法（chromatography）因此得名。后来在此基础上发展出纸色谱法、薄层色谱法、气相色谱法、液相色谱法。

液相色谱法开始阶段是用大直径的玻璃管柱在室温和常压下，用液位差输送流动相，称为经典液相色谱法，此方法柱效低、耗时长（常需几个小时）。高效液相色谱法（high performance liquid chromatography）是在经典液相色谱法的基础上，于 20 世纪 60 年代后期引入了气相色谱理论而迅速发展起来的。它与经典液相色谱法的区别是填料颗粒小而均匀，小颗粒具有高柱效，但会引起高阻力，需用高压输送流动相，故又称高压液相色谱法（high pressure liquid chromatography）；又因分析速度快而称为高速液相色谱法（high speed liquid chromatography），也称现代液相色谱。

二、常用高效液相色谱分类及原理

高效液相色谱法的分类与经典液相色谱法的分类基本相同。按固定相的聚集状态可分为液固色谱法（LSC）和液液色谱法（LLC）两大类；按分离机制的不同可分为吸附色谱法、分配色谱法、离子交换色谱法、分子排阻色谱法、亲和色谱法、离子对色谱法、胶束色谱法、手性色谱法、电色谱法等。本章依据药品食品分析检验的实际情况，着重介绍最常用的化学键合相色谱法和反相离子对色谱法。

1. 化学键合相色谱法

化学键合相色谱法（简称键合相色谱法，BPC）由液液分配色谱法发展而来。液液分配色谱法的固定相是将固定液涂渍在载体表面构成，其缺点是固定液容易被流动相渐渐溶解而流失，所以流动相的流速不能高，也不能采用梯度洗脱，柱的重复性、稳定性不好。为了解决这些问题而发展了化学键合相，它是将固定液（含不同官能团的有机分子）利用化学反应键合到载体表面上，使其形成均一、牢固的单分子薄层而构成的固定相，简称键合相，是目前使用最广泛的一种固定相。采用化学键合相的液相色谱称为化学键合相色谱。

（1）化学键合相类型

利用微粒多孔硅胶表面的硅醇基（Si—OH）与有机分子之间化学反应（如硅烷化反应、硅酸酯化反应）成键，即可得到各种性能的化学键合相。一般分为以下三类。

1）非极性键合相

用不同链长的烷基，如辛烷基、十八烷基、甲基、苯基等键合得到的固定相。最常用的是十八烷基硅烷键合相（ODS，C_{18}），由十八烷基氯硅烷与硅胶表面的硅醇基反应制得。

2）极性键合相

键合后带氨基、氰基、醚基、醇基等极性基团的固定相。

3）离子型键合相

键合了可交换离子基团的固定相，包括可交换阴离子的基团（如氨基、季铵盐等）和可交换阳离子的基团（如磺酸基等）。

化学键合相耐溶剂冲洗，不易流失；化学性质稳定，热稳定性好；载样量大，传质快，柱效高，适于梯度洗脱；通过键合的不同基团可以改变其选择性，例如，键合氰基、氨基等极性基团可用于分离极性化合物，键合离子交换基团可用于分离离子化合物等。

（2）分离原理

根据键合相和流动相极性的相对强弱，键合相色谱法可分为正相键合相色谱法（normal bonded phase chromatography，NBPC）和反相键合相色谱法（revered bonded phase chromatography，RBPC）。

1）正相键合相色谱法

正相键合相色谱法的固定相极性比流动相极性强，固定相采用极性键合相，如氰基（—CN）、氨基（$—NH_2$）或二羟基等键合相。常以非极性或弱极性溶剂（如正己烷、正庚烷、甲苯、异辛烷等）加适量极性溶剂（如三氯甲烷、二氯甲烷、乙腈、醇等）组成混合流动相，以调节洗脱强度。例如，正己烷－甲醇流动相、正己烷－三氯甲烷流动相等。其分离原理类似于液液分配色谱，即把有机键合层看作一层液膜，组分在两相间进行分配，极性强的组分分配系数（k）大，保留时间（t_R）长，后出色谱柱。该法适用于分离溶于有机溶剂的极性至中等极性的分子型化合物，如脂溶性维生素、脂、芳香醇、芳香胺、有机氯农药、甾族化合物等。

2）反相键合相色谱法

反相键合相色谱法的固定相极性比流动相极性弱，固定相常采用非极性键合相，如ODS、辛烷基硅烷（C_8）等键合相；有时也用弱极性至中等极性的键合相。流动相以水作为主体溶剂，再加入一定量与水互溶的有机溶剂（如甲醇、乙腈、四氢呋喃等）或酸、碱等调节流动相的洗脱能力，例如，水－甲醇流动相、水－乙腈流动相、水－甲醇－无机盐缓冲液流动相等。反相键合相色谱法的分离机制十分复杂，目前说法不一，现被人们接受较多的是其中的“疏溶剂作用理论”。

疏溶剂作用理论是指，当一个非极性溶质或溶质分子中的非极性部分与极性溶剂相接触时，相互产生斥力，自由能（g）增加，熵减小，不稳定性增加。根据热力学第二定律，系统由不稳定到稳定是自发的，即熵增加是自发的。因此，为了弥补熵的损失，溶质分子中非极性部分结构的取向，将导致在极性溶剂中形成一个“容腔”，这种效应称为疏溶剂或疏水效应。疏溶剂作用理论认为，在反相键合相色谱法中溶质的保留主要不是由于溶质分子与键合相间的色散力，而是溶质分子与极性溶剂分子间的排斥力，促使溶质分子与键合相的烃基发生疏水缔合，且缔合反应是可逆的。键合烷基的疏水性随碳链的延长而增加，使溶质的 k 增大。当链长一定时，硅胶表面键合烷基的浓度越大，则溶质的 k 也越大。该法适用于分离非极性至中等极性的分子型化合物。

2. 反相离子对色谱法

反相离子对色谱法（RPIC）是离子对萃取技术与反相色谱法相结合的产物，是分析有机酸、碱的极好方法。

（1）分离机制

反相离子对色谱法是在反相色谱法中，将一种或多种与被测离子电荷相反的离子（称为对离子或反离子）加到极性流动相中，使其与被测离子结合，形成疏水性（中性或弱极性）的离子对缔合物。例如，有一反相离子对色谱系统，其固定相是非极性键合相（如ODS），流动相为水溶液，在其中加入一种与待测组分离子 A^- 相反的离子 B^+，B^+ 由于带静电引力，与带负电荷的 A^- 生成离子对化合物 A^-B^+。生成离子对反应式如下：

$$A^-_{(\text{水相})} + B^+_{(\text{水相})} \Leftrightarrow A^- B^+_{(\text{水相})} \tag{7-1}$$

由于离子对化合物具有疏水性，因而被非极性固定相（有机相）萃取，进入固定相被保留。根据待测组分离子的性质不同、反离子形成离子对的能力不同和形成离子对疏水性的不同，各组分离子在固定相中的滞留时间不同，因而出色谱柱先后不同，实现分离。

（2）常用离子对试剂

分离阳离子的反离子试剂有烷基磺酸盐类，如已烷磺酸钠和十二烷基磺酸钠等，适用于分析有机碱和有机阳离子。分析阴离子的反离子试剂有季铵盐类，如四丁基季铵盐、十六烷基三甲基季铵盐、四丁基胺磷酸盐等，常用于分析有机酸和有机阴离子。

（3）固定相与流动相

反相离子对色谱法的固定相常用 ODS 等非极性固定相；流动相一般在甲醇－水或乙腈－水体系中加入适量离子对试剂，并用缓冲液调至合适的 pH，也可采用梯度洗脱。分离有机碱的 pH 一般为 3～3.5；分离有机酸的 pH 一般在 7.5 左右。

反相离子对色谱法操作简单，通过改变流动相的 pH、离子浓度和种类，能在较大范围内改变分离的选择性，但离子对试剂较贵。

【知识链接】

亲和色谱与手性色谱

亲和色谱是利用生物分子之间的特异亲和力（如抗体与抗原、酶与底物、激素与细胞受体特殊亲和力）进行分离、分析和纯化的色谱技术。它适用于分离纯化各种酶、抗体、抗原、免疫球蛋白、病毒等。

手性色谱是利用手性固定相或含手性添加剂的流动相分离、分析对映异构体的色谱方法。此法多用于解决对映异构体难以分离问题，但手性色谱柱价格昂贵。

思考与练习

一、填空题

1. 高效液相色谱法具有________、________、________、________、________的优点。

2. 化学键合相类型包括________、________、________。

3. 正相键合相色谱法的固定相极性比流动相极性________，反相键合相色谱法的固定相极性比流动相极性________。

4. ____________法适用于分离溶于有机溶剂的极性至中等极性的分子型化合物，________________法适用于分离非极性至中等极性的分子型化合物。

5. ________________是离子对萃取技术与反相色谱法相结合的产物，是分析有机酸、碱的极好方法。

6. 反相离子对色谱法的固定相常用____________等非极性固定相；流动相一般在________或________体系中加入适量离子对试剂，并用________调至合适的 pH，也可采用梯度洗脱。分离有机碱的 pH 一般为________；分离有机酸的 pH 一般在________左右。

二、单项选择题

1. 下列不属于高效液相色谱法的特点的是（　　）。

A. 高效　　B. 高灵敏度　　C. 高速　　D. 使用范围窄

2. 下列可用于反相键合相色谱法的固定相为（　　）。

A. 氨基固定相　B. ODS　C. 氰基固定相　D. 二羟基固定相

3. 在反相键合相色谱法中，流动相常用（　　）。

A. 甲醇 - 水　B. 正己烷　C. 正己烷 - 水　D. 石油醚 - 水

4. 将固定液的官能团通过化学反应键合到载体表面而制得的固定相叫（　　）。

A. 聚合固定相　B. 分配固定相

C. 键合固定相　D. 吸附固定相

5. 在正相键合相色谱法中，流动相常用（　　）。

A. 甲醇 - 水　B. 烷烃加醇类　C. 缓冲盐溶液　D. 乙腈 - 水

6. 在反相键合相色谱法中，若以甲醇 - 水为流动相，增加甲醇的比例时，组分的容量因子 k 与保留时间 t_R 将有何变化？（　　）

A. k 与 t_R 增大　B. k 与 t_R 减小

C. k 减小，t_R 不变　D. k 增大，t_R 减小

7. 可用于正相键合相色谱法的固定相有（　　）。

A. ODS　B. 氨基键合相　C. 硅胶　D. 高分子多孔微球

三、简答题

1. 高效液相色谱法有哪些突出的优点？
2. 简述反向离子对色谱法的分离机制。

第二节　高效液相色谱仪组成与部件

学习目标

1. 能说出高效液相色谱仪的主要组成部分及流程。
2. 能完成梯度洗脱装置、六通阀进样器、自动进样器、色谱柱类型及填充剂的选择。
3. 能说出通用型检测器、选择性检测器的结构。

高效液相色谱仪主要由输液系统、进样系统、分离系统、检测系统、数据记录和处理系统这五部分模块化组合而成，此外还可配有梯度洗脱装置、组分收集装置、色谱柱恒温装置、在线脱气装置和色谱工作站。其流程如图 7 - 3 所示。

一、输液系统

输液系统由储存流动相的储液器（通常是带盖的玻璃瓶）、高压输液泵和梯度洗脱装置三个部分组成，以下具体讲述高压输液泵和梯度洗脱装置。

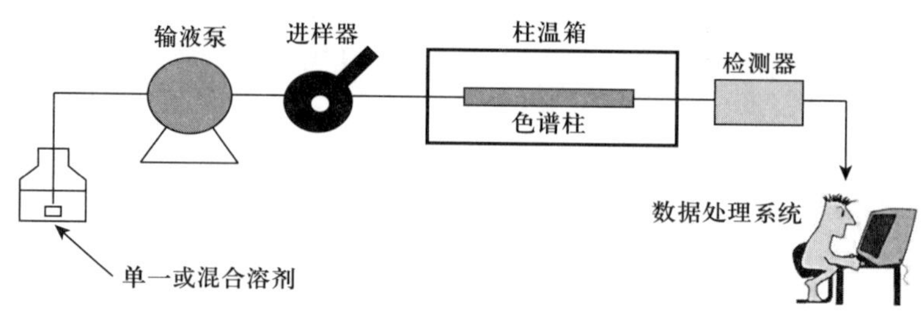

图 7－3　高效液相色谱仪流程图

1. 高压输液泵

高压输液泵是高效液相色谱仪中用来实施流动相输送功能的仪器，应耐压、耐腐蚀、密封性好、无脉动或脉动极小，以保证输出的流动相具有恒定的流速。

泵的种类按输液特性可分为恒压泵和恒流泵。

恒压泵常称为气动泵，采用适当的气动装置使高压惰性气体直接加压于流动相，输出无脉动的液流，这种泵的优点是容易获得高压，没有脉冲，流速范围大，缺点是受系统压力变化的影响大，保留值重复性较差，不适于梯度洗脱操作，泵体积较大，更换溶剂麻烦，耗费量大。

恒流泵的优点是始终输送恒定流量的液体，与柱压力变化无关，保留值的重复性好，基线稳定，能满足高精度分析和梯度洗脱要求，包括往复泵和注射泵两种。目前，应用比较广泛的是往复泵。往复泵工作时电动机带动凸轮转动，凸轮驱动活塞（也称柱塞）在液缸内往复运动。柱塞在液缸内向后抽动时，出口单向阀关闭，入口单向阀打开，流动相吸入；柱塞在液缸内向前推动时，入口单向阀关闭，出口单向阀压打开，流动相流入色谱柱。双柱塞恒流泵实际上是两台单柱塞往复泵并联或串联而成，一泵在从储液瓶中抽取流动相时，另一泵就向色谱柱注入流动相，两个柱塞杆来回运动的时间差，正好补偿了流动相输出的脉动，达到平稳流速。

2. 梯度洗脱装置

梯度洗脱是在一个分析周期内，由程序控制改变流动相的组成，如溶剂的极性、离子强度、pH 等的洗脱技术，分析组分数目多的复杂试样时须采用梯度洗脱技术，使所有组分缩短分析周期、提高分离度、改善峰形等，不足的是容易引起基线漂移和塔板数降低。

梯度洗脱装置的作用是把两种或两种以上的不同极性的溶剂，按一定程序连续改变比例配制成所需的淋洗液，注入色谱柱中，以达到高速分离的目的。梯度洗脱装置分为高压梯度和低压梯度两种，如图 7－4 所示。多元高压输液泵大多带有梯度洗脱装置。例如，Agilent 1100 二元泵带有的内梯度洗脱装置，是用泵将溶剂分别预先加压，然后由高压泵按程序压入梯度混合室，混合后再注入色谱柱；Agilent 1200 四元泵带有的外梯度洗脱装置，是通过比例电磁阀控制抽取的四种或四种以下流动相组分的体积，在常压下混合后，由高压泵泵入色谱柱。

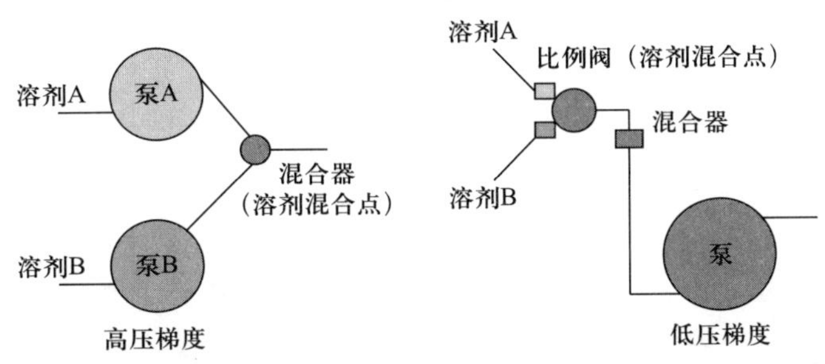

图7－4　梯度洗脱装置

高效液相色谱的洗脱技术除了梯度洗脱外，还有等度洗脱。等度洗脱是在同一分析周期内流动相的组成保持恒定，适合于组分数目少，性质差别小的试样。

二、进样系统

进样系统简称进样器，具有取样和进样两项功能，安装在色谱柱的进口处，其作用是将试样引入色谱柱。常用的有六通阀进样器和自动进样器。

1. 六通阀进样器

现在使用的六通阀进样器多为7725i型手动进样器，一般带有20 μL的定量环，结构如图7－5所示。六通阀载样时，将阀手柄处于载样“LOAD”位置（流动相不经定量管管路流入色谱柱），用微量注射器将试样注入定量管。进样时，转动六通阀手柄至进样“INJECT”位置，定量环内的试样被流动相带入色谱柱，进样体积由定量管的体积严格控制，因此进样量的准确性和重复性好。为了确保进样的准确度，微量注射器取的试样必须大于定量环的容积（定量环体积可按需更换），多出体积由废液管排出。

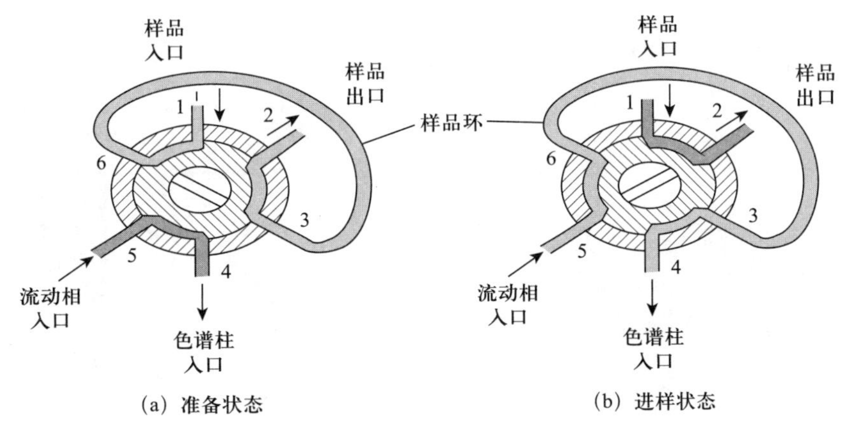

图7－5　六通阀进样器

2. 自动进样器

自动进样器由计算机控制的取样机械手、吸样计量泵、采样针、注射管、六通阀、针座等部分组成。其示意图如图7－6所示。在预先编制好的进样程序控制下，抬起采样针，机械手从样品架上抓取样品瓶放上针座，采样针插入样品瓶，吸样计量泵开启，吸取一定体积的样品后，抬起采样针，机械手移走样品瓶并将其放回原处，采样针插入进样座，转动六通阀，由流动相将样品管中样品带入色谱柱。自动进样器同时还能用溶剂自动清洗进样器。有的自动进样装置还带有温度控制系统，适用于需低温保存的试样。

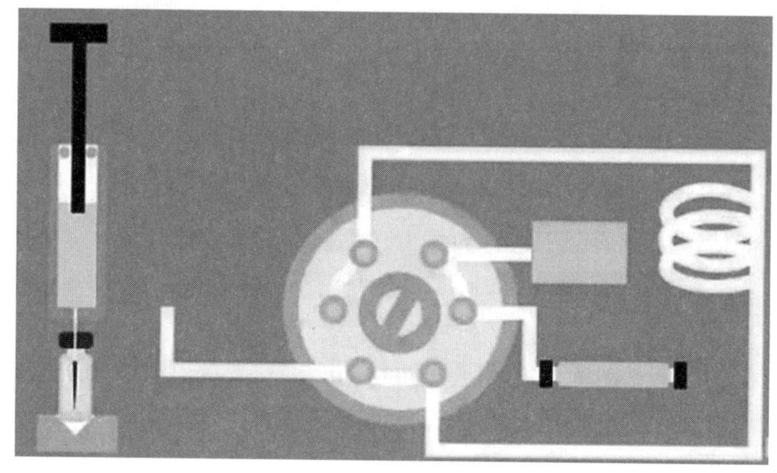

图 7－6　自动进样器示意图

三、分离系统

1. 色谱柱和柱温箱

高效液相色谱仪的分离系统主要部件是色谱柱（如图 7－7 所示）和柱温箱（如图 7－8 所示）。色谱柱是色谱仪的分离中心，其由柱管、固定相、过滤片、填充剂等组成。柱管由不锈钢制成，管内壁要求有很高的光洁度，能承受高压，对流动相呈化学惰性。按主要用途可分为分析型柱与制备型柱两类。恒温箱可调控色谱柱温度，保证色谱分离时温度恒定。

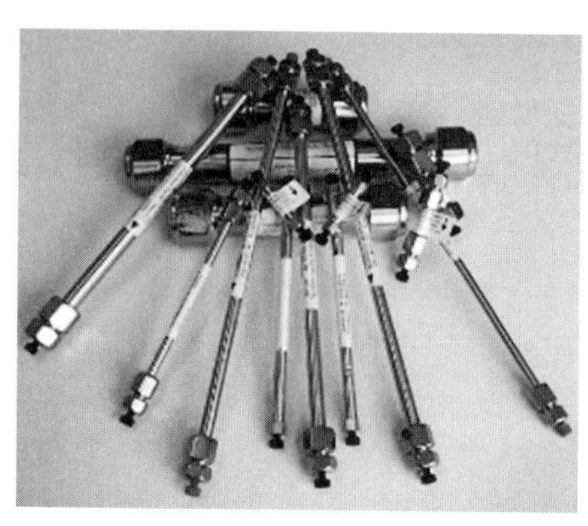

图 7－7　色谱柱

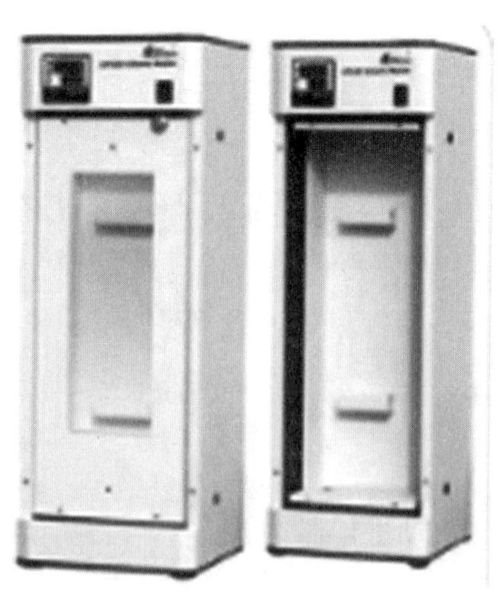

图 7－8　柱温箱

2. 填充剂

最常用的色谱柱填充剂为化学键合硅胶。反相色谱系统使用非极性填充剂，以十八烷基硅烷键合硅胶最为常用，辛基硅烷键合硅胶和其他类型的硅烷键合硅胶（如氰基硅烷键合相和氨基硅烷键合相等）也有使用。正相色谱系统使用极性填充剂，常用填充剂有硅胶等。离子交换填充剂用于离子交换色谱；凝胶或高分子多孔微球等填充剂用于分子排阻色谱等；手性键合填充剂用于对映异构体的拆分分析。

填充剂的性能（如载体的形状、粒径、孔径、表面积、键合基团的表面覆盖度、含碳量和键合类型等）以及色谱柱的填充均匀度等，都直接影响待测物的保留行为和分离效果。孔径在 15 nm 以下的填料适合于分析相对分子质量小于 2 000 的化合物，而孔径在 30 nm 以上的填料适合于分析相对分子质量大于 2 000 的化合物。以硅胶为载体的键合固定相填充剂适用于 pH 2 ~ 8 的流动相。当色谱系统中需用 pH 大于 8 的流动相时，应选用耐碱的填充剂，如非硅胶填充剂、包覆聚合物填充剂等；当需用 pH 小于 2 的流动相时，应选用耐酸的填充剂，如二异丙基或二异丁基取代十八烷基硅烷键合硅胶、有机 – 无机杂化填充剂等。

【知识链接】

色谱柱温度的影响

色谱法的分离原理是溶于流动相中的各组分经过固定相时，由于与固定相发生作用（吸附、分配、离子吸引、排阻、亲和）的大小、强弱不同，在固定相中滞留时间不同，从而先后从固定相中流出的分离过程，其实质是一个吸附与解吸附的平衡过程。

色谱柱与流动相的温度，影响着组分的分离平衡，因此色谱柱的温度对测量结果的影响有以下两点：

1. 可以使保留时间相对恒定，定性鉴别的可信度高；

2. 保留时间相对恒定是进行定量的基础，不同的保留时间不仅不能判断其成分的一致性，同时，由于保留时间不同，峰面积也必将发生变化，其检测结果的可信度将受质疑。

四、检测系统

高效液相色谱仪的检测器是反映色谱过程中被测组分浓度或质量随时间变化的部件。目前，应用较多的有两类，第一类是通用型检测器（色谱柱流出液中所有的组分都能检测），如蒸发光散射检测器（evaporative light scattering detector，ELSD）、示差折光检测器（refractive index detector，RID）；第二类是选择性检测器（只能选择性地检测色谱柱流出液中的某一组分），如紫外检测器（ultra violet detector，UVD）、荧光检测器（fluorescence detector，FD）、电化学检测器（electrochemical detector，ED）等。

1. 蒸发光散射检测器

蒸发光散射检测器（如图 7 – 9 所示）的运作原理基于光线通过微小粒子时会产生光散

射的现象，光被散射的程度取决于溶质颗粒的大小和数量，粒子的数量取决于流动相的性质及喷雾气体和流动相的流速，当喷雾气体和流动相的流速固定时，散射光的强度取决于溶质的浓度。由色谱柱分离的组分随着流动相进入喷雾器中，被高速的载气流（氦气、氮气或空气）喷成一种薄雾，进入雾化室雾化后，再进入蒸发室，经过加热的漂移管蒸发除去流动相，试样组分形成气溶胶，进入检测室。检测室由一个激光光源和一个光二极管检测器构成，用激光照射检测室中的气溶胶产生散射，用光二极管检测器测定散射光强而获得组分的浓度信号。

蒸发光散射检测器可以对所有挥发性小于流动相的物质作出准确检测，而与被检测物质的化学基团关系不大，物理性质类似的物质响应一致，响应值与样品的质量成正比。蒸发光散射检测器也有分流模式和不分流模式（和分流模式相比少了分流的虹吸管）两种。分流模式适用于检测大分子物质，因为大分子物质的分子粒径较大，光散射较强，灵敏度高。不分流模式适用于检测小分子物质，因为小分子的物质分子较小，光散射相应较弱，灵敏度稍低，不分流时溶质的浓度增大，可提高灵敏度。蒸发光散射检测器还能消除流动相的干扰和因温度变化产生的基线漂移，可以用于梯度洗脱，也适用于无紫外吸收的样品检测，但流动相不能含有非挥发性的缓冲盐。

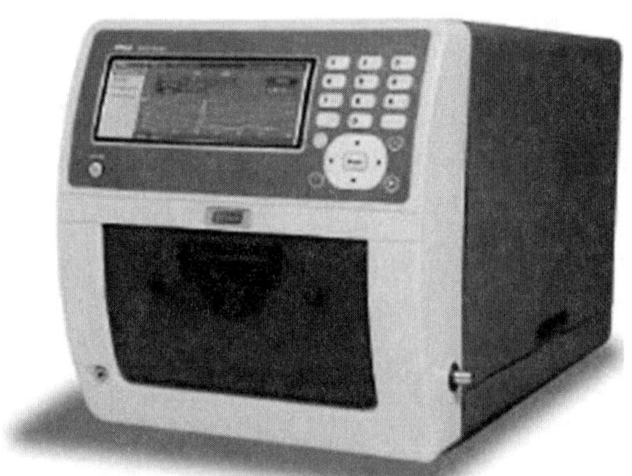

图7－9　蒸发光散射检测器

2. 示差折光检测器

示差折光检测器（如图7－10所示）是利用连续检测参比池和样品池中溶液的折射率之差来测定样品浓度的检测器。溶液的折射率等于流动相及其所含各组分溶质的折射率乘以其各自的摩尔分数之和。样品浓度低时，溶有试样的流动相和纯流动相的折射率差值可指示样品在流动相中的浓度。由于每种物质的折射率都不相同，因此，示差折光检测器是通用型检测器，但是该检测器的灵敏度不高，不能用于痕量分析；同时，其对温度的变化及流动相组成的变化非常敏感，不适用于梯度洗脱。

3. 紫外检测器

紫外检测器（如图7－11所示）的测定原理基于被分析组分对特定波长的紫外光的选择性吸收，其吸收度与组分浓度的关系服从朗伯－比尔定律。紫外检测器的灵敏度、精密度

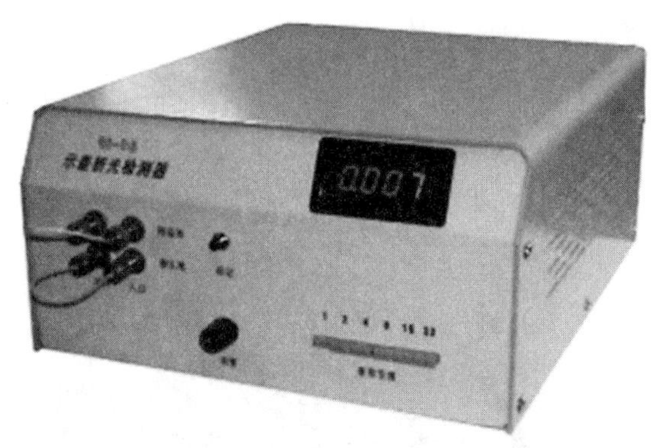

图 7 – 10　示差折光检测器

及线性范围都较好，也不易受温度和流速的影响，可用于梯度洗脱。但它只能检测有紫外吸收的组分，对于流动相的选择有一定的限制，检测波长必须大于流动相截止波长。常用的紫外检测器有可变波长检测器和光电二极管阵列检测器。

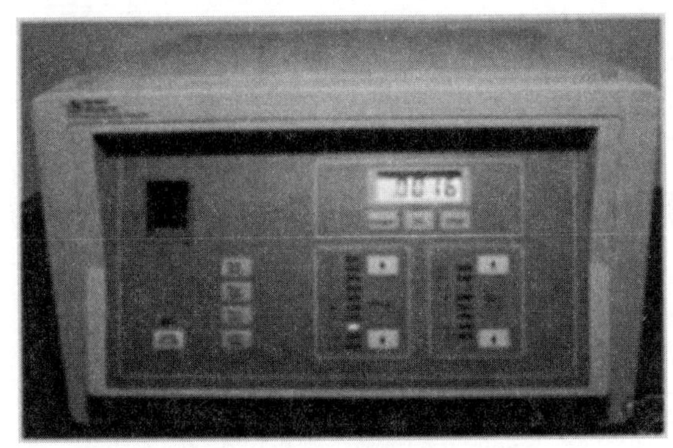

图 7 – 11　紫外检测器

（1）可变波长检测器

可变波长检测器是当前高效液相色谱中配置最多的检测器，其结构与一般的紫外分光光度计基本一致，主要差别是用流通池取代了吸收池。可根据被测组分紫外吸收光谱选择相应的测量波长。

（2）光电二极管阵列检测器

光电二极管阵列检测器是 20 世纪 80 年代出现的一种光学多通道检测器。在晶体硅上紧密排列一系列光电二极管，每一个二极管相当于一个单色器的出口狭缝，二极管越多分辨率越高。其工作原理是：当复合光透过流通池后，被组分选择性吸收，而具有了组分的光谱特征。透过的复合光被光栅分光后，形成组分的吸收光谱，照射在光电二极管阵列装置上，使每个纳米光波的光强变成相应的电信号，输出的电信号经过多次累加，则可获得组分的吸收光谱。由于这种记录方式不需扫描，采用并行数据采集方式，因此在几毫秒内就获取流通池内色谱组分的吸收光谱。用光电二极管阵列检测器可同时获得样品的色谱（$c-t$ 曲线）和每个色谱组分的吸收光谱（$A-\lambda$ 曲线），也可用计算机将两张图谱绘在一张三维坐标图上

（X 轴为 t、Y 轴为 A、Z 轴为 λ），而获得三维光谱－色谱图，如图 7－12 所示。在一张三维谱上可同时得到定性和定量信息（色谱图用于定量、光谱图用于定性），还可以鉴定色谱峰的纯度，是当前色谱检测的新技术之一。

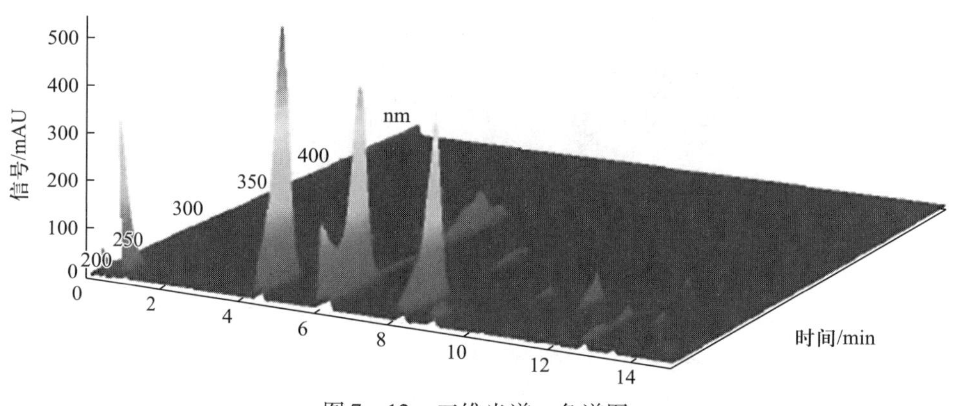

图 7－12　三维光谱－色谱图

4. 荧光检测器

荧光检测器（如图 7－13 所示）的原理是当某些溶液受紫外光照射后，能吸收紫外光而处于不稳定的激发状态，紧接着辐射出比紫外光波更长的光线，即荧光。在被测溶质浓度较低时，溶质受激发而发生的荧光强度与被测溶质的浓度成正比关系。荧光检测器具有高灵敏度、高选择性的优点，对多环芳烃、维生素 B、黄曲霉素、卟啉类化合物、氨基酸、甾类化合物等有响应。

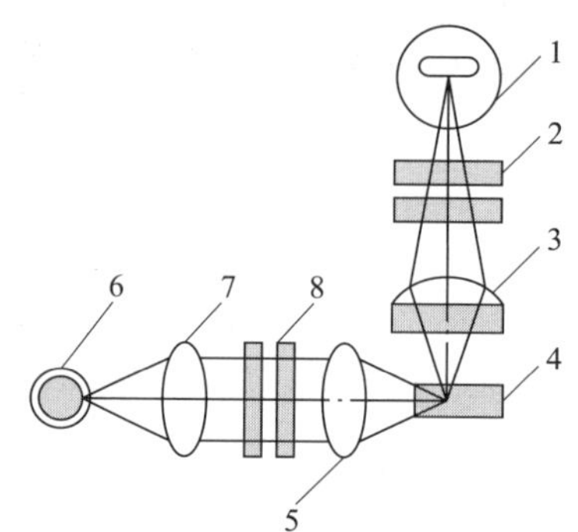

图 7－13　荧光检测器示意图

1. 光电倍增管　2. 发射滤光片　3. 透镜　4. 样品流通池
5. 透镜　6. 光源　7. 透镜　8. 激发滤光片

5. 电化学检测器

广义上来看，电化学检测器包括四种类型：介电型、电导型、电位型、安培型。电化学检测器有对流动相限制较严格、电极污染常造成重现性差等缺点，所以，常用于检测那些没有紫外吸收，也不产生荧光，但有电极活性的物质。介电型检测器的测定原理基于流动池中组分浓度的变化导致介电常数变化，是通过测量两电极之间电容介质的介电常数变化测得组分浓度的一种电化学检测器。电导型检测器是通过测量物质在某些介质中电离后所产生电导率变化来测量电离物质含量的一种方法，是使用较多的一种电化学检测器，主要用于离子型化合物浓度的测定，特别适合作为离子色谱仪的检测器。电位型检测器的测定原理基于测定电流为零时电极间的电位差值，其应用较少。安培型检测器的工作原理是在特定的外界电位下，测定电极间的电流随样品浓度的变化量，其所测定的样品必须是能进行氧化还原反应的化合物。

五、数据处理和记录系统

高效液相色谱仪的数据处理和记录由计算机完成，利用色谱工作站采集、分析色谱数据和处理色谱图，给出峰宽、峰高、峰面积、对称因子、容量因子、分离度等色谱参数；也可反控色谱仪各个模块组件。

思考与练习

一、填空题

1. 常用的高效液相色谱检测器主要有________、________、________、________、________。

2. 高效液相色谱仪主要包括________、________、________、________及________五大结构。

3. 进样系统简称________，具有________和________两项功能，安装在色谱柱的进口处，其作用是将________引入色谱柱。常用________和________。

4. 高效液相色谱仪的分离系统主要部件是________和________。恒温箱可调控色谱柱____________，保证色谱分离时温度____________。

5. 色谱柱是色谱仪的分离中心，其由________、________、________、________等组成。

6. 高效液相色谱仪的检测器是反映色谱过程中被测组分________或________随时间变化的部件。

7. 通用型检测器包括____________、____________，选择性检测器包括____________、____________、____________。

二、单项选择题

1. 能用于高效液相色谱仪的检测器是（　　）。

A. 氢火焰离子化检测器　　　　B. 热导检测器

C. 蒸发光散射检测器　　D. 氮磷检测器

2. 在高效液相色谱流程中，试样混合物在（　　）中被分离。

A. 检测器　　B. 记录器　　C. 色谱柱　　D. 进样器

3. 可用于高效液相色谱仪的通用型检测器是（　　）。

A. 紫外吸收检测器　　B. 示差折光检测器

C. 荧光检测器　　D. 电化学检测器

4. 高效液相色谱仪中高压输液系统不包括（　　）。

A. 储液器　　B. 高压输液泵　　C. 梯度洗脱装置　　D. 过滤器

5. 高效液相色谱的主要部件包括（　　）。

A. 高压输液系统、分光系统、色谱分离系统、检测器

B. 载气系统、进样系统、色谱分离系统、检测器

C. 高压输液系统、原子化装置、色谱分离系统、检测器

D. 高压输液系统、进样系统、色谱分离系统、检测器

6. 在液相色谱中，为了提高分离效率，缩短分析时间，应采用的装置是（　　）。

A. 高压输液泵　　B. 梯度洗脱装置　　C. 储液器　　D. 加温装置

三、简答题

1. 高效液相色谱仪的洗脱方式分哪几种？
2. 简述六通阀进样器工作原理。

第三节　基本操作及日常维护

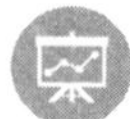

学习目标

1. 能掌握高效液相色谱仪使用操作技术。
2. 能说出高效液相色谱仪日常维护要求。
3. 能完成高效液相色谱仪故障排查。

一、流动相

1. 溶剂的纯化

分析纯和色谱纯溶液在很多情况下可以满足色谱分析的要求，但不同的色谱柱和检测方法对溶剂的要求不同，如用紫外检测器检测时，溶剂中就不能含有在检测波长下有吸收的杂质。而分析纯和色谱纯（HPLC 级）在紫外检测器中吸光度有明显差异，如图 7－14 所示。目前专供色谱分析用的“色谱纯”溶剂除最常用的甲醇外，其余多为分析纯，因此，有时

要进行除去紫外杂质、脱水、重蒸等纯化操作。

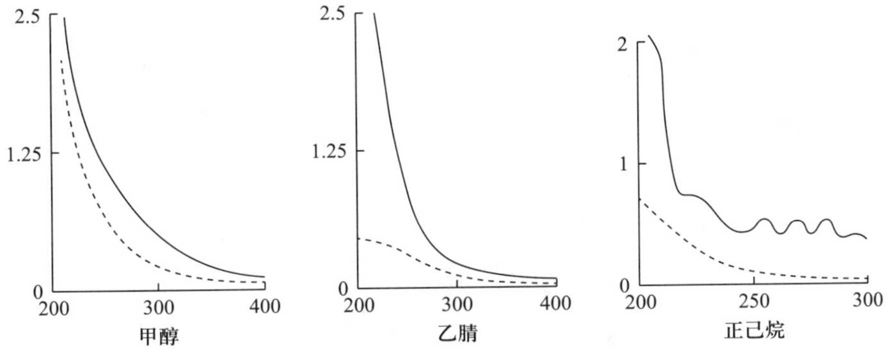

图 7－14　分析纯（实线）和色谱纯溶剂（虚线）的吸光度比较

乙腈也是常用的溶剂，分析纯乙腈中还含有少量的丙酮、丙烯腈、丙烯醇等化合物，产生较大的背景吸收。可以采用活性炭或酸性氧化铝吸附纯化，也可采用高锰酸钾、氢氧化钠氧化裂解与甲醇共沸的方法进行纯化。

四氢呋喃中的抗氧化剂 3，5－二叔丁基－4－羟基甲苯（BHT）可以通过蒸馏除去。四氢呋喃在使用前应蒸馏，但长时间放置又会被氧化，因此最好在使用前先检查有无过氧化物。方法是取 10 mL 四氢呋喃和 1 mL 新配制的 10% 碘化钾溶液，混合 1 分钟后，不出现黄色即可使用。

与水不混溶的溶剂（如氯仿）中的微量极性杂质（如乙醇）、卤代烃（如二氯甲烷）中的氯化氢杂质可以用水萃取除去，然后再用无水硫酸钙干燥。

正相色谱中使用的亲油性有机溶剂通常都含有 50～2 000 μg/mL 的水。水是极性最强的溶剂，特别是对吸附色谱来说，即使很微量的水也会因其强烈的吸附而占领固定相中很多吸附活性点，致使固定相性能下降。通常可用分子筛床干燥除去微量水。

卤代溶剂与干燥的饱和烃混合后性质比较稳定，但卤代溶剂（如氯仿、四氯化碳）与醚类溶剂（如乙醚、四氢呋喃）混合后发生化学反应，生成的产物对不锈钢有腐蚀作用，有的卤代溶剂（如二氯甲烷）与一些反应活性较强的溶剂（如乙腈）混合放置后会析出结晶，因此，应尽可能避免使用卤代溶剂或现配现用。

2. 流动相的脱气

流动相中的各种残留气泡都会给分离带来以下负面的影响：

（1）气泡进入检测器后会引起检测信号的突然变化，在色谱图上出现尖锐的噪声峰；

（2）小气泡慢慢聚集后会变成大气泡，大气泡进入流路或色谱柱中会使流动相的流速变慢或不稳定，致使基线起伏；

（3）溶解在流动相中的氧气常和一些溶剂结合生成有紫外吸收的化合物，在荧光检测中，溶解氧还会使荧光淬灭；

（4）溶解气体也有可能引起某些样品的氧化降解或使其溶解从而导致 pH 发生变化。

因此，流动相在使用前必须进行脱气处理，以除去其中溶解的气体（如氧气）来消除其所产生的影响。

目前，液相色谱流动相脱气使用较多的方法有超声波振荡脱气、惰性气体鼓泡吹扫脱气以及在线（真空）脱气装置三种。

超声波振荡脱气的方法是将配制好的流动相连同容器一起放入超声脱气机（如图 7－15 所示）中，脱气 10～20 分钟即可。该法操作简便，又基本能满足日常分析的要求，因此被广泛采用。

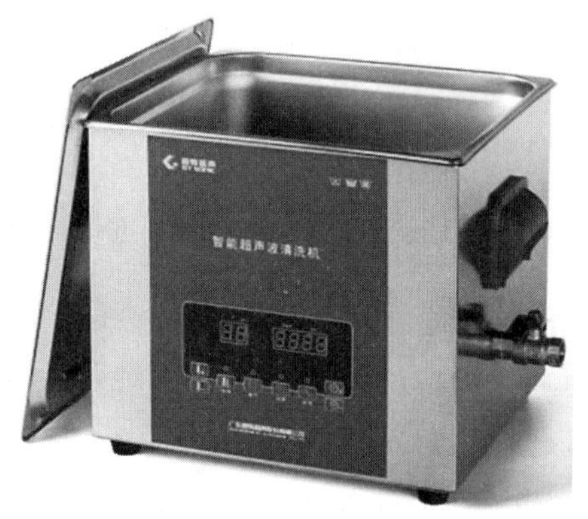

图 7－15　超声脱气机

惰性气体鼓泡吹扫脱气（吹氦脱气）是使用在液体中比空气溶解度低的氦气，在 0.1 MPa 压力下，以约 60 mL/min 的流量通入流动相 10～15 分钟以驱除溶解的气体。流动相中只含有氦气。因氦气本身在流动相中的溶解度很小，而微量氦气所形成的小气泡对检测没有影响，从而达到脱气的目标。此法适用于所有的溶剂，脱气效果较好，但在国内因氦气价格较贵，本法使用较少。

在线（真空）脱气装置的原理是将流动相通过一段由多孔性合成树脂膜构成的输液管，该输液管外有真空容器。真空泵工作时，膜外侧被减压，相对分子质量小的氧气、氮气、二氧化碳就会从膜内进入膜外而被排除。图 7－16 是单流路真空脱气装置的原理图。在线（真空）脱气装置的优点是可同时对多个流动相溶剂进行脱气。

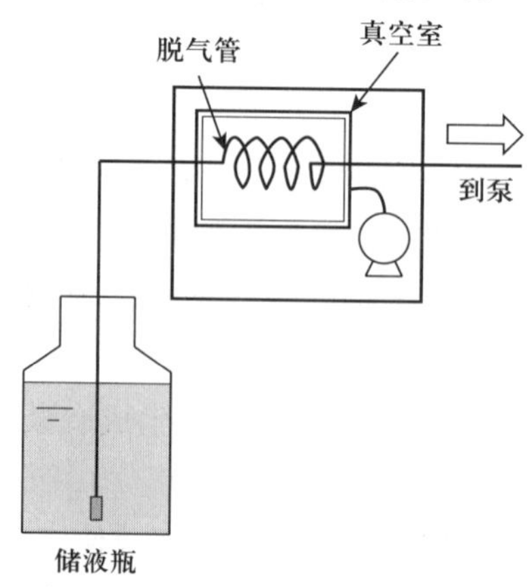

图 7－16　单流路真空脱气装置

3. 流动相的过滤

过滤是为了防止不溶物堵塞流路或色谱柱入口处的微孔垫片。严格地讲，流动相都应该采用特殊的流动相过滤器（如图 7－17 所示），用 0.45 μm 以下微孔滤膜（如图 7－18 所示）进行过滤后才可使用。

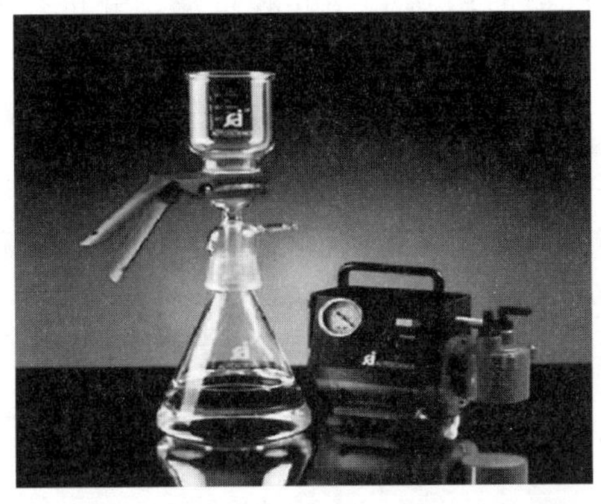

图 7－17　流动相过滤器（真空抽滤装置）

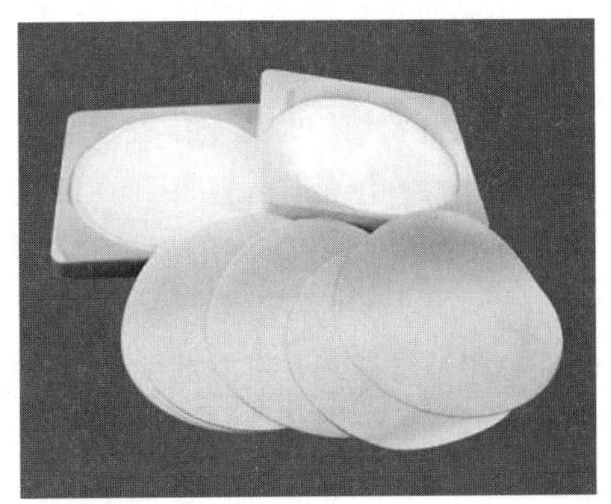

图 7－18　微孔滤膜

4. 流动相的更换

在分析过程中，有时需要更换流动相进行分析。一定要注意前一种使用的流动相和所更换的流动相是不是能够相溶。如果前一种使用的流动相和所更换的流动相不能够相溶，则需要采用一种与这两种需更换的流动相都能够相溶的流动相进行过渡、清洗。较为常用的过渡流动相为异丙醇，但实际操作中要视具体情况而定，原则就是采用与这两种需更换的流动相都能够相溶的过渡流动相。一般清洗的时间为 30～40 分钟，直至系统完全稳定。

二、储液器

（1）完全由 HPLC 级溶剂组成的流动相不必过滤，其他溶剂在使用前都应用 0.45 μm 的滤膜过滤后才可使用，以保持储液器的清洁。

（2）过滤器使用 3～6 个月后或出现阻塞现象时要及时进行清洗，如图 7－19 所示，如果清洗无法解决故障，需要更换新的线路过滤器，以保证仪器正常运行和溶剂的质量。

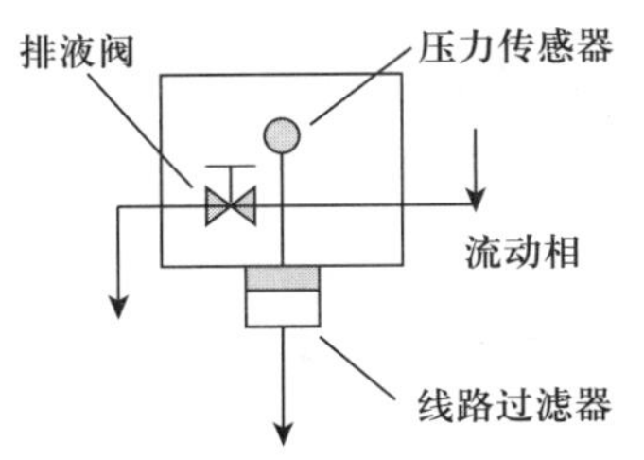

故障：堵塞

现象：系统压力偏高

判断依据：关闭排液阀，断开出口管路，设定流量1 mL/min，如压力>0.3 MPa，可以判定为线路过滤器堵塞。

措施：以异丙醇（或5%稀硝酸）为清洗剂，超声波浴清洗。再用水洗至中性。

图 7－19　过滤器的清洗

（3）用普通溶剂瓶作流动相储液器时应不定期废弃瓶子（如每月一次），买来的专用储液器也应定期用酸、水和溶剂清洗（最后一次清洗应选用 HPLC 级的水或有机溶剂）。

三、输液泵

（1）用高质量试剂和 HPLC 级溶剂，在进入仪器前用 0.45 μm 膜过滤，并进行脱气处理。

（2）每天开始使用时放空排气。

（3）如用缓冲溶液作流动相，在使用前必须过滤，工作结束后从泵中用含量较高的超纯水或去离子水以 1 mL/min 的流量冲洗 30～60 分钟，洗去系统中的盐，然后用纯甲醇冲洗 30 分钟。

应注意缓冲盐遇到有机溶剂会析出盐结晶，造成严重阻塞，因此不能直接用有机溶剂冲洗缓冲盐溶液。

（4）不让水或腐蚀性溶剂滞留泵中。

（5）定期更换垫圈，平时应常备泵密封垫、单向阀、泵头装置、各式接头、保险丝等部件和工具。

四、进样器

（1）对六通阀进样器而言，保持清洁和装置完好可延长阀的使用寿命，用溶剂冲洗进样口时应该在进样位置进行。

（2）进样前应使样品混合均匀，以保证结果的精确度。

（3）进样应使用液相色谱专用平头进样针。

（4）进样时，进样针应插入针导管到底。

（5）不使用手动进样器时将针头留在进样器内。

（6）样品瓶应清洗干净，无可溶解的污染物。

（7）自动进样器的针头应有钝化斜面，侧面开孔；针头一旦弯曲应该换上新针头，不能弄直了继续使用；吸液时针头应没入样品溶液中，但不能碰到样品瓶底。

（8）为了防止缓冲盐和其他残留物留在进样系统中，每次工作结束后应用专用进样口清洗器冲洗整个系统，如图 7－20 所示。具体清洗流程如下：

1）将进样口清洗器装在注射器上。

2）用注射器吸入清洗液（试样溶液或者不含盐的流动相等）。

3）在进样（INJECT）状态下，将进样口清洗器压接在针导管上，注入清洗液约 1 mL。

4）使用缓冲溶液后，用纯化水清洗流路和针导管。

5）不能使用微型注射器清洗手动进样器。

6）缓慢推压注射器，以免引起清洗液反喷。

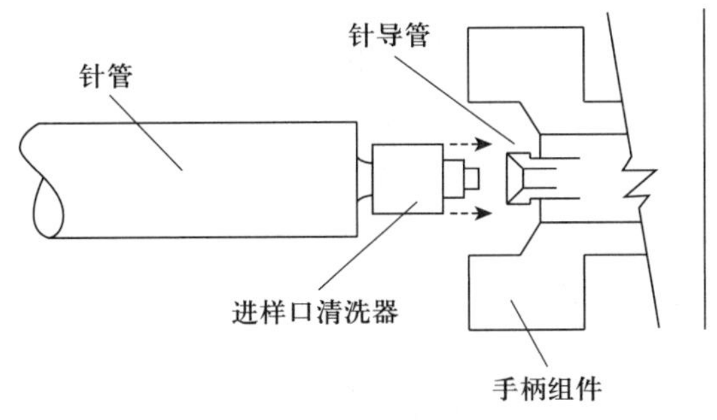

图 7－20　进样器的清洗

五、色谱柱

（1）死体积可能会引起分离度变差和重现性变差等问题，因此要注意色谱柱的规范安装，确保无死体积的产生，如图 7－21 所示。

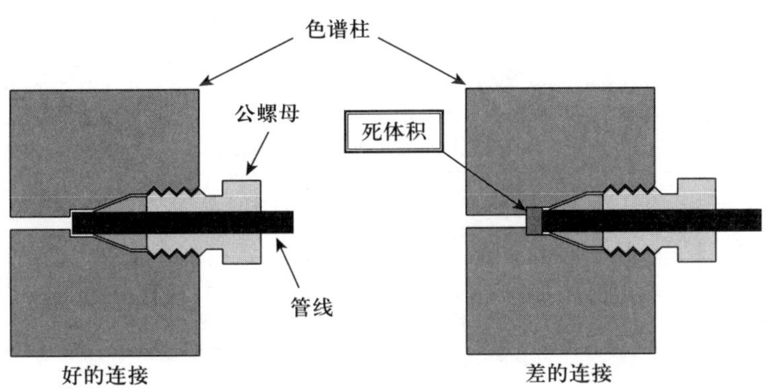

图 7－21　色谱柱的安装

（2）在进样阀后加流路过滤器（0.5 μm 烧结不锈钢片），挡住来源于样品和进样阀垫圈的微粒。

（3）在流路过滤器和分析柱之间加上保护柱（如图 7－22 所示），收集阻塞柱进口的、来自样品的、会降低柱效能的化学“垃圾”；保护柱是易耗品，实验室应有备用保护柱。

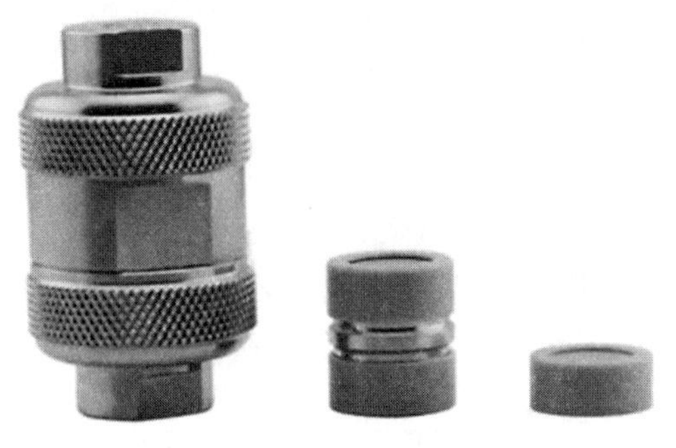
图 7－22　保护柱

（4）色谱柱应避免突然变化分离条件，注意流速、柱温、梯度的变化幅度。

（5）色谱柱应在要求的 pH 范围和柱温范围下使用，应使用不损坏柱的流动相。

（6）进样前应将样品进行必要的净化，以免进样后对色谱柱造成损伤。

（7）每次工作结束后，应用强溶剂（如甲醇、乙腈等）冲洗色谱柱。

（8）使用缓冲盐后，要先用 10% 甲醇的水溶液冲洗，再用有机溶剂冲洗。

（9）流动相正相反相转换时用异丙醇过渡。

（10）新色谱柱使用前最好用强溶剂在低流量下（0.2 ~ 0.3 mL/min）冲洗 30 分钟，长时间未用的分析柱也要同样处理，并封闭储存在惰性溶剂（如甲醇）中。

六、检测器

检测器的日常维护可见本章各检测器的介绍，或者查阅该检测器的使用说明。

常见问题判断见表 7 – 1。

表 7 – 1　　常见问题判断

常见问题	解决方法或产生原因
如何简单判断脱气机脱气是否正常？	打开 purge 阀，设定泵的流量 2 mL/min，提起当前所使用溶剂瓶内的溶剂过滤头，使之脱离液面一小段时间，此时溶剂传送管内会产生一小段气泡，放下过滤头，让此段气泡通过脱气机，如果脱气机正常，气泡应消失或缩小
泵压力不正常可能由哪些原因引起？	有气泡，入口或出口单向阀故障，密封垫或柱塞杆磨损，渗漏或堵塞，传感器故障，比例阀故障，使用比例阀混合时盐浓度太高
基线噪声大可能由哪些原因引起？	泵压不稳，有气泡，色谱柱污染，系统管路污染，流通池污染，灯强度不足，光学系统老化或污染，参数设置不合理

思考与练习

一、填空题

1. 流动相在使用前必须进行________，以除去其中溶解的________来消除其所产生的影响。

2. 过滤器使用________个月后或________时要及时进行清洗，如果清洗无法解决故障，需要更换新的________，以保证仪器正常运行和溶剂的质量。

3. 用高质量试剂和 HPLC 级溶剂，在进入仪器前用________膜过滤，并进行________处理。

4. 对六通阀进样器而言，保持________和________可延长阀的使用寿命，用溶剂冲洗进样口时应该在进样位置时进行。

5. 新色谱柱使用前最好用________在低流量下（________ mL/min）冲洗________分钟，长时间未用的分析柱也要同样处理，并封闭储存在________中。

6. 过滤流动相时都应该采用特殊的________，用________ μm 以下微孔滤膜进行过滤后才可使用。

7. 较为常用的过渡流动相为________，但实际操作中要看具体情况而定，原则就是选择________________________的流动相。一般清洗的时间为________分钟，直至系统完全稳定。

二、单项选择题

1. 分析纯乙腈的纯化方法不包括（　　）。

A. 活性炭吸附　　B. 酸性氧化铝吸附

C. 高锰酸钾氧化裂解与甲醇共沸　　D. 真空抽滤泵过滤

2. 超声波振荡脱气一般脱气时间为（　　）。

A. 5～10 分钟　　B. 2～5 分钟　　C. 10～20 分钟　　D. 30～40 分钟

3. 过滤流动相通常用的滤膜规格为（　　）。

A. 0.65 μm 以下　　B. 0.45 μm 以下

C. 0.22 μm 以下　　D. 0.55 μm 以下

4. 如用缓冲溶液作流动相，在使用前必须过滤，工作结束后从泵中用含量较高的超纯水或去离子水以 1 mL/min 的流速冲洗（　　）。

A. 5～10 分钟　　B. 10～20 分钟　　C. 20～30 分钟　　D. 30～60 分钟

5. 使用缓冲盐后，要先用（　　）冲洗，再用有机溶剂冲洗。

A. 含 10% 甲醇的水溶液　　B. 含 30% 甲醇的水溶液

C. 含 50% 甲醇的水溶液　　D. 含 70% 甲醇的水溶液

三、简答题

1. 简述进样器工作结束后的清洗流程。

2. 简述流动相中的残留气泡所产生的影响。

3. 流动相中如有缓冲盐溶液，使用后如何清洗色谱柱？

第四节　实用分析技术

学习目标

1. 能选择合适的液相色谱固定相、流动相。

2. 能说出高效液相色谱的分析方法。

一、实验条件的选择

应用高效液相色谱法对样品进行分离、分析，主要是根据样品的性质选择合适的分离方法及所用的流动相、检测器等。

1. 样品的性质分析

样品中待测组分的相对分子质量大小、化学结构、溶解性等化学、物理性质决定着色谱分离类型的选择。

（1）如果样品是复杂的混合物，则需要柱效高的色谱柱，也可考虑梯度洗脱。若只需测定混合物中1个或2个组分，或测定反应原料与产物的情况时，可选用较简单的方法，只要待测组分能分开即可，不必将所有组分都分开。

（2）原料药常需要很高的纯度，需将所有组分分开，即主药物、中间体、杂质和降解产物的峰都应分开。纯度范围窄的，方法的精密度必须足够好，通常重复测定的相对标准偏差应低于2%。如果分析复方制剂，应考虑赋形剂和降解产物的干扰。

（3）如果测定的药品中有微量杂质存在，而且此杂质有毒性或副作用，则必须提高方法的灵敏度，以区分少量杂质与噪声。此时色谱柱和溶剂条件必须允许大量样品的进样。

（4）样品检测通常是测定从柱中洗脱出来的组分的光学性质，常用的是紫外检测。因此组分的紫外和可见光谱对最佳检测波长的选择非常重要。

（5）在选择色谱条件时，还应考虑样品的稳定性，如果某些条件能使待测组分分解，须避免使用此条件。

2. 分离方法的选择

高效液相色谱法的各种方法有其各自的特点与应用范围，应根据分离分析的目的、样品的性质和含量、现有的设备条件等选择合适的方法。分离类型应根据样品的性质（如相对分子质量的大小、化学结构、溶解性及极性等）来选择，并据此选择色谱柱和流动相。一般分离方法选择原则如图7－23所示。

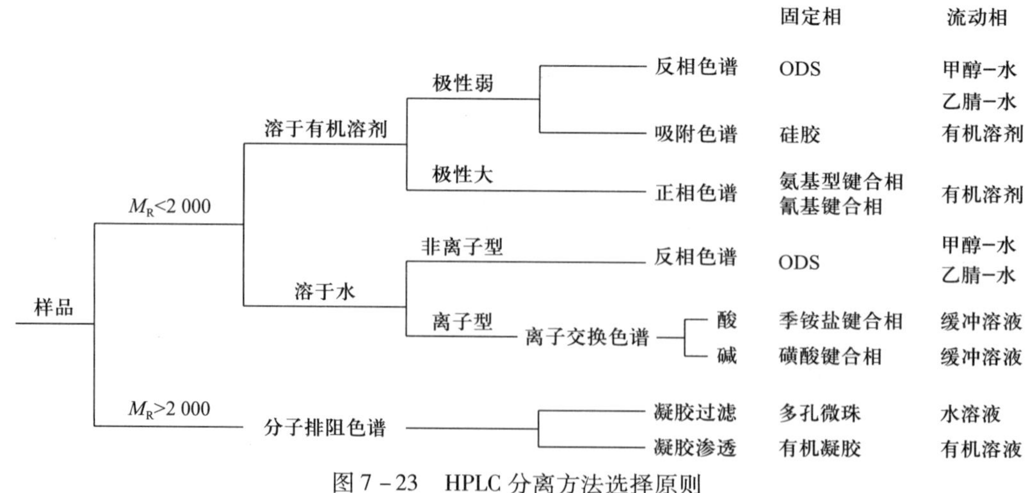

图7－23　HPLC分离方法选择原则

3. 流动相的选择

在液相色谱分析中，流动相的种类、配比对色谱分离效果影响很大，而可供选择的固定相填料种类较少，因此流动相的选择非常重要。

若使用缓冲系统，色谱柱使用的流动相 pH 值范围为 2.5 ~ 7.5 为宜。酸性太强会使键合的烷基脱落。碱性太强会使硅胶溶解，通常用缓冲溶液维持一定的 pH 值。缓冲溶液浓度范围为 0.005 ~ 0.5 mol/L，尽量用稀溶液。在用水和有机溶剂的系统中，应注意盐的存在会改变溶剂的可混合性。在色谱分离过程中，绝不能发生相的分离和盐的沉淀。

4. 检测器的选择

高效液相色谱法不同的分离目的对检测器的要求不尽相同。针对分离分析，理想的检测器应仅对所测组分产生灵敏的响应，而其他组分均不出峰；针对制备分离，则检测器的灵敏度不必很高，最好使用通用型检测器。

在建立试样的高效液相色谱分析方法时，通常首选紫外检测器。因为大部分常见的有机物和部分无机物都具有紫外吸收特征，所以紫外检测器是高效液相色谱中应用最广泛的检测器，大多数高效液相色谱仪都配置了这种检测器。如被测组分在紫外区域没有吸收或吸收很弱，不能满足测量灵敏度时，则应根据被测组分的性质和分析质量的要求，考虑使用其他检测手段，如示差折光检测器、蒸发光散射检测器、荧光检测器、电化学检测器等。

二、高效液相色谱分析方法

1. 定性鉴定技术

高效液相色谱法的定性分析方法大体可分为色谱鉴定法和两谱联用鉴定法。

（1）色谱鉴定法

色谱鉴定法是将纯物质和样品的保留时间或相对保留时间相互对照，进行定性分析，方法虽简单粗糙，但仍是已知物质常用的鉴别方法。

（2）两谱联用鉴定法

两谱联用鉴定法是将高效液相色谱和光谱（或质谱）联接成一个完整的系统，实现在线检测。两谱联用鉴定法能给出样品的色谱图，并能快速给出每个色谱组分的光谱（或质谱）图，能同时获得定性、定量信息。两谱联用技术是当今复杂样品成分分离、鉴定的最重要手段。

2. 定量测定技术

高效液相色谱法的定量方法与气相色谱法基本相同，因很难查到在相同实验条件下的各组分的定量校正因子，而较少使用归一化法。外标法和内标法常用于药物有效成分含量的测定，药物中杂质含量测定或限度检查常用主成分自身对照法。气相色谱中已学习过的定量方法不再叙述，此处着重介绍加校正因子的主成分自身对照法和不加校正因子的主成分自身对照法。

（1）加校正因子的主成分自身对照法

测定杂质含量时，可采用加校正因子的主成分自身对照法。在建立方法时，按被测药品项下规定，精密称（量）取杂质对照品和待测成分（主成分）的对照品适量，配制测定杂质校正因子的溶液，进样，记录色谱图，按内标法计算杂质的校正因子，计算关系式为：

$$f = \frac{A_{杂} / c_{杂}}{A_{主} / c_{主}} \tag{7-2}$$

式中，f 为校正因子；

$c_{杂}$ 为杂质对照品的质量浓度，g/mL；

$c_{主}$ 为主成分对照品的质量浓度，g/mL；

$A_{杂}$ 为杂质对照品的峰面积（或峰高）；

$A_{主}$ 为供试品中主成分的峰面积（或峰高）。

此校正因子可直接载入各品种项下，用于校正杂质的实测峰面积。

测定杂质含量时，按供试品质量标准项下规定的杂质限度，将供试品溶液稀释成与杂质限度相当的溶液作为对照液，进样，调节检测灵敏度（以噪声水平可接受为限）或进样量（以柱子不过载为限），使对照溶液的主成分色谱峰的峰高约达满量程的 10% ~25%，或其峰面积能准确积分［通常质量分数低于 0.5% 的杂质，峰面积的相对标准偏差（RSD）应小于 10%；质量分数在 0.5% ~2% 的杂质，峰面积的 RSD 应小于 5%；质量分数大于 2% 的杂质，峰面积的 RSD 应小于 2%］。然后，取供试品溶液和对照品溶液适量，分别进样。除有特殊规定外，供试品溶液的记录时间应记录到主成分色谱峰保留时间的 2 倍，测量供试品溶液色谱峰上各杂质的峰面积，分别乘以相应的校正因子后，与对照溶液主成分的峰面积比较，计算各杂质含量。

示例 7 –1 盐酸赛洛唑啉有关物质检查

1）色谱条件

色谱柱：ODS 柱；流动相：0.1% 三乙胺（用冰醋酸调节 pH 至 5.0）– 乙腈（45 ∶ 55，V/V）；检测波长：220 nm。

2）溶液制备

取本品，加流动相溶解并稀释成每 1 mL 中约含 0.5 mg 的溶液，作为供试品溶液；精密量取适量，用流动相定量稀释成每 1 mL 中约含 1 μg 和 0.25 μg 的溶液，作为对照溶液 A 和对照溶液 B。

3）系统适用性试验

取本品约 12.5 mg，置于 25 mL 量瓶中，加 1 mol/L 氢氧化钠溶液 10 mL，摇匀，水浴加热约 5 分钟，使产生 N –（2 – 氨乙基）–2 –［4 –（1,1 – 二甲基乙基）–2,6 – 二甲基苯基］乙酰胺（杂质 I），放冷，加 1 mol/L 盐酸溶液 10 mL 中和后，用水稀释至刻度，摇匀，取 10 μL 注入液相色谱仪，记录色谱图，杂质 I 峰（相对保留时间约为 0.8）与盐酸赛洛唑啉峰的分离度应大于 2.5；取 10 μL 对照溶液 B 注入液相色谱仪，盐酸赛洛唑啉峰信噪比不小于 10。

4）检查结果

要求精密量取供试品溶液与对照溶液 A 各 10 μL 分别注入液相色谱仪，记录至主成分峰保留时间的3倍。供试品溶液色谱图中如有杂质峰，杂质I峰面积乘以校正因子1.55不得大于对照溶液A主峰面积（0.2%），其他单个杂质峰面积不得大于对照溶液A主峰面积（0.2%），其他杂质峰面积的和不得大于对照溶液A主峰面积的2.5倍（0.5%）供试品溶液色谱图中任何小于对照溶液B主峰面积的杂质峰可忽略不计。

（2）不加校正因子的主成分自身对照法

当没有杂质对照品时，可采用不加校正因子的主成分自身对照法。配制对照溶液并调节检测灵敏度后，取供试品溶液和对照溶液适量，分别进样。除供试品质量标准项下有特别规定外，供试品溶液色谱图记录的时间应为主成分色谱峰保留时间的2倍，测量供试品溶液色谱图中各杂质的峰面积并与对照溶液的主成分的峰面积比较，计算杂质的含量。若供试品所含的部分杂质未与溶剂峰完全分离，则先记录供试品溶液的色谱图，测量溶剂与杂质的总峰面积，再记录等体积纯溶剂的色谱图，测量溶剂的峰面积，前者减去后者即得总杂质的校正峰面积，再进行相应的计算。

示例7-2　丙酸睾酮有关物质检查

1）色谱条件

固定相：十八烷基硅烷键合硅胶；流动相：甲醇-水（80∶20，V/V）；流速：调节流速使丙酸睾酮峰的保留时间约为12分钟；检测波长：241 nm。

2）系统适用性试验

取本品约50 mg，加甲醇适量使溶解，加1 mol/L氢氧化钠溶液5 mL，摇匀，室温放置30分钟后，用1 mol/L盐酸溶液调节至中性，转移至50 mL量瓶中，用甲醇稀释至刻度，摇匀，取10 μL注入液相色谱仪。记录色谱图，丙酸睾酮峰与降解物峰（相对保留时间约为0.4）间的分离度应不小于20。理论塔板数（按丙酸睾酮峰计算）不低于4 000。

3）溶液制备

取本品，加甲醇溶解并稀释制成每1 mL中约含1 mg的溶液，作为供试品溶液；精密量取1 mL，置100 mL量瓶中，用甲醇稀释至刻度，摇匀，作为对照溶液。

4）检查结果要求

精密量取供试品溶液与对照溶液各10 μL，分别注入液相色谱仪，记录色谱图至主成分色谱峰保留时间的2倍。供试品溶液的色谱图中如有杂质峰，单个杂质峰面积不得大于对照溶液主峰面积的0.5倍（0.5%），各杂质峰面积的和不得大于对照溶液主峰面积（1.0%）。供试品溶液色谱图中小于对照溶液主峰面积0.02倍的峰忽略不计。

（3）多组分含量同时测定

示例7-3　反相高效液相色谱法测定脂降宁片中葛根素、二苯乙烯葡萄糖苷的含量

脂降宁片是由葛根、山楂、制何首乌等6味中药及氯贝酸铝、维生素C组成的复方制剂。具有行气散瘀，活血通经，益精血，降血脂之功。原质量标准中仅有氯贝酸铝的含量测定，为了更好地控制制剂的内在质量，运用高效液相色谱法同时测定制剂中葛根的葛根素及制何首乌的主要成分二苯乙烯葡萄糖苷（二苯乙烯苷）的含量，更能有效控制制剂质量。

1）色谱条件及系统适用性试验

色谱柱：Kromasil C18（250 mm×4.6 mm，5 μm）；流动相：乙腈（A）－水（B），梯度洗脱：0～40 分钟，90%～85% B；40～60 分钟，85%～75% B；检测波长：0～25 分钟，250 nm；25～60 分钟，320 nm；流速：1.0 mL/min；柱温：30 ℃；进样量 20 μL。精密吸取对照品、供试品溶液 20 μL，注入液相色谱仪，在选定色谱条件下进样分析，记录色谱图（如图 7－24 所示）。在此条件下样品各组分分离良好，按二苯乙烯苷峰计算，理论塔板数不低于 4 000。

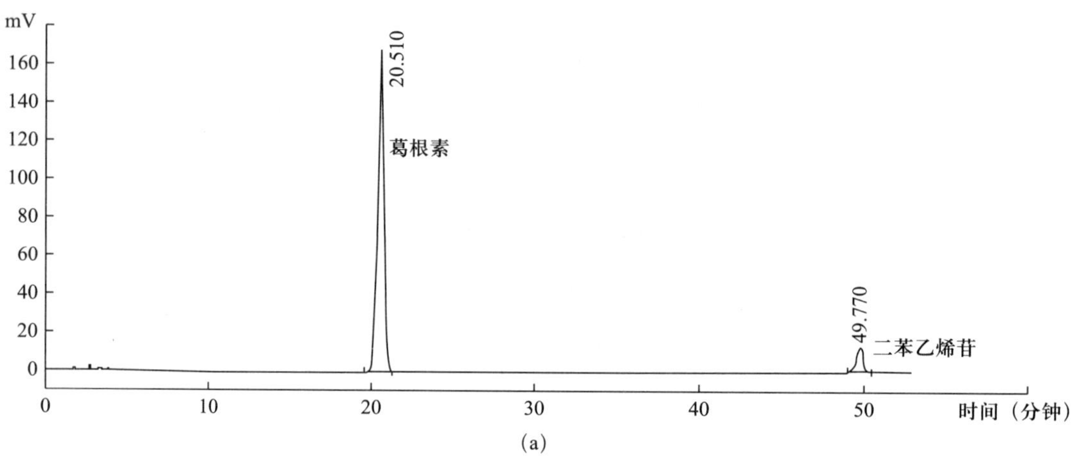

(a)

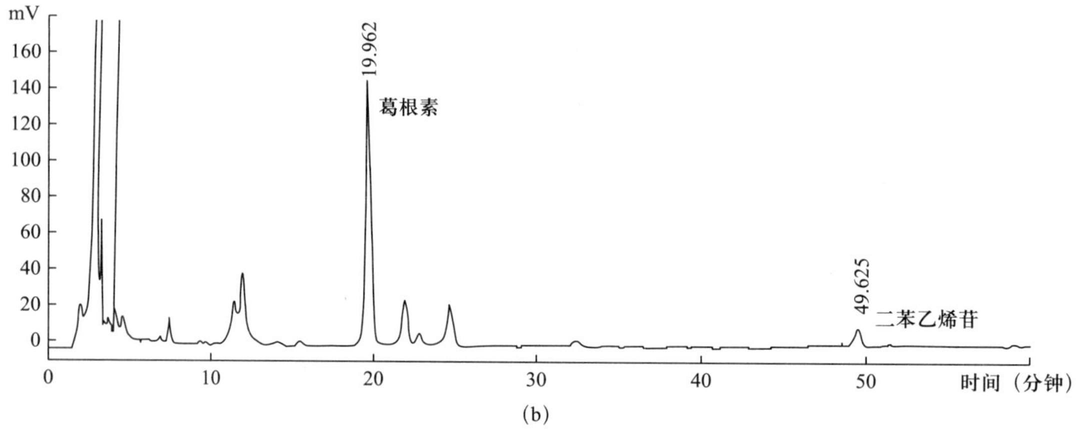

(b)

图 7－24　对照品（a）和脂降宁片（b）中葛根素和二苯乙烯苷色谱图

2）测定条件的选择

①提取溶剂的选择。参照《中国药典（2020 年版）》及相关文献中葛根素和二苯乙烯苷的提取方法，分别考察了甲醇、75% 甲醇、50% 甲醇、水等溶剂提取效果，结果表明 50% 甲醇的提取效果较好。提取时间分别采取加热回流和超声波提取，提取时间分别采用 30、40、60、120 分钟。结果表明，超声波 40 分钟以后葛根素和二苯乙烯苷的量没有明显增加，而加热回流要达到这个量需要 120 分钟，所以采用超声波进行提取，提取时间为 40 分钟。

②波长选择。根据紫外光谱图显示，葛根素和二苯乙烯苷的检测波长分别是 250 mm 和 320 nm，出峰时间分别在 20.5 分钟和 49.7 分钟。设定同一波长只能检测到一个峰，所以在 0～25 分钟采用波长为 250 nm，25～60 分钟采用波长为 320 nm。

③流动相选择。由于葛根素和二苯乙烯苷极性差别较大，用等度洗脱很难将它们分开，故选择梯度洗脱方式，选择了几种梯度条件试验，结果表明本实验所用梯度条件得到分离度和保留时间都比较理想。

思考与练习

一、填空题

1. 应用高效液相色谱对样品进行________、________，主要根据________选择合适的分离方法及所用的________、________等。

2. 样品中待测组分的________、________、________等化学、物理性质决定着色谱分离类型的选择。

3. 在液相色谱分析中，流动相的________、________对色谱分离效果影响很大，而可供选择的固定相填料种类较少，因此流动相的选择非常重要。

4. 在建立试样的高效液相色谱分析方法时，通常首选________。

5. 高效液相色谱的定性分析方法大体可分为________和________。

6. 若使用缓冲系统，色谱柱使用的流动相 pH 值范围为____________为宜。酸性太强会使键合的烷基脱落。碱性太强会使硅胶溶解，通常用缓冲溶液维持一定的 pH 值。缓冲溶液浓度范围为________________，尽量用稀溶液为好。

二、单项选择题

1. 样品中待测组分的相对分子质量大小、化学结构、溶解性等化学、物理性质决定着（　　）的选择。

A. 溶剂　　B. 色谱分离类型　　C. 流动相　　D. 检测器

2. 分离方法通常应根据（　　）来选择，并据此选择流动相和检测器。

A. 样品的质量　　B. 样品的浓度　　C. 样品的性质　　D. 样品的结构

3. 待测原料药纯度范围窄的，方法的精密度必须足够好，通常重复测定的相对标准偏差应低于（　　）。

A. 1%　　B. 2%　　C. 3%　　D. 4%

4. 若使用缓冲系统，色谱柱使用的流动相 pH 值范围为（　　）为宜。

A. 2.5～5.0　　B. 3.5～5.0　　C. 2.5～7.5　　D. 4.5～8.0

三、简答题

1. 高效液相色谱法的定性鉴定方法有哪些?
2. 常用固定相与流动相的选择是什么?

四、计算题

1. 测定生物碱试样中药根碱和小檗碱的含量：称取内标物、药根碱和小檗碱对照品各 0.300 g 配成混合溶液。测得峰面积分别为 3 612、3 441 和 4 053。称取 0.230 g 内标物和试样 0.829 g，同法配制成溶液后，在相同色谱条件下测得峰面积为 4 163、3 714 和 4 546。计算试样中药根碱和小檗碱的含量。

2. 测定愈风宁心片中葛根素的含量：取本品 10 片，除去包衣，精密称定，总质量为 0.065 g，研细，取细粉约 5 mg，精密称定，置于具塞锥形瓶中，精密加 30% 乙醇 50 mL，密塞，称定质量，超声 20 分钟，放冷，称定质量，用 30% 乙醇补足减少的质量，摇匀，过滤，取续滤液作为供试液。分别吸葛根素对照液（80 μg/mL）及供试液 10 μL，注入高效液相色谱仪中测定，测得峰面积分别为 3 614、3 623。计算每片愈风宁心片中葛根素的含量。

实训十二　阿司匹林肠溶片的含量测定

一、实训目的

1. 能说出高效液相色谱法测定阿司匹林肠溶片含量的原理、操作技术。
2. 能完成外标法计算药物含量并进行结果判断、分析测试条件的选择方法和色谱系统适用性试验。
3. 能说出高效液相色谱仪维护常识。

二、实验原理

阿司匹林又名乙酰水杨酸，是一类常用的解热镇痛抗炎药。《中国药典（2020 年版）》规定阿司匹林肠溶片含阿司匹林应为标示量的 93.0% ~107.0%。阿司匹林化学结构式为：

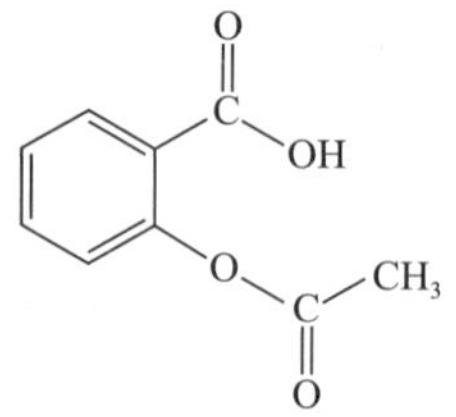

O
C
OH
O
CH$_3$
C
O

高效液相色谱具有强大的分离功能，采用六通阀进样器重复性好，误差相对较小，采用外标法定量准确度高，因此《中国药典（2020 年版）》上采用高效液相色谱法进行阿司匹林肠溶片的含量测定。

外标法常用于测定药物主成分或某个杂质的含量，以待测组分的纯品作对照品，将对照品和试样中待测组分的峰面积相比较进行定量分析。外标法包括工作曲线和外标一点法，在工作曲线的截距近似为零时，可用外标一点法。

进行外标一点法定量时，分别精密称（量）取一定量的对照品和试样，配制成溶液，分别进样相同体积的对照品溶液和试样溶液，在相同色谱条件下，进行色谱分析，测得峰面积。

三、实训准备

1. 器材

高效液相色谱仪，超声波清洗仪，电动真空泵，电子分析天平，容量瓶，微量进样器，针式微膜过滤器，研钵，微孔滤膜（45 μm）。

2. 试剂与试药

阿司匹林肠溶片（规格：25 mg），阿司匹林对照品，乙腈（色谱纯），甲醇（分析纯），四氢呋喃（色谱纯），冰醋酸（分析纯），二次重蒸水。

四、实训内容与步骤

1. 对照品溶液配制

取阿司匹林对照品适量，精密称定，加 1% 冰醋酸的甲醇溶液溶解并定容稀释至 0. 1 mg/mL，摇匀，滤膜滤过，取续滤液，即得。

2. 供试品溶液配制

取阿司匹林肠溶片 20 片，精密称定，充分研细，精密称取适量（约相当于阿司匹林 10 mg），置于 100 mL 容量瓶中，加 1% 冰醋酸的甲醇溶液强烈振摇使其溶解并稀释至刻度，摇匀，滤膜滤过，取续滤液，即得。

3. 测定

（1）色谱条件与系统适应性实验

色谱条件：ODS 柱；流动相：乙腈 – 四氯呋喃 – 冰醋酸 – 蒸馏水（20 ∶ 5 ∶ 5 ∶ 70）；检测波长：276 nm。

系统适应性要求：按阿司匹林峰计算，理论塔板数不低于 3 000，水杨酸和乙酰水杨酸分离度大于 1. 5。

（2）精密吸取上述对照品溶液 10 μL，注入液相色谱仪，进行分析，记录色谱图。平行操作三份。

（3）精密吸取上述供试品溶液 10 μL，注入液相色谱仪，进行分析，记录色谱图。平行操作三份。对照品和供试品溶液保留时间应一致。

4. 数据记录与处理

将相关数据填入表 7－2 中。

表 7－2　　测定结果记录表

检品名称			批号	
检品来源			规格	
温度/℃		湿度/%	检测器类型	
色谱柱类型			检测波长/nm	
柱温/℃			流量/($mL \cdot min^{-1}$)	
流动相配制				
溶剂配制				
抽检日期			检验日期	
检验依据				
对照品称样重量/mg				
对照品稀释步骤				
对照品浓度/($mg \cdot mL^{-1}$)				
对照品峰面积				
供试品稀释步骤				
供试品峰面积				
供试品含量/%				
供试品含量 =				
标准规定：				
结论：本品按			检查，结果　　规定	
检验人： 日期：　年　月　日			复核人： 日期：　年　月　日	

数据处理：

$$标示量(\%) = \frac{c_R \times A_S \times 100\ mL \times \overline{W}}{A_R \times m \times S} \times 100\%$$

式中，c_R为对照品浓度，mg/mL；A_R为对照品峰面积；A_S为供试品峰面积；$\overline{W}$ 为平均片重，mg；m 为供试品称样重量，mg；S 为标示量，mg。

5. 注意事项

（1）阿司匹林易水解变质，供试品粉碎、称取等前处理应尽快，对照品临用现配。

（2）试验所用流动相必须用微孔滤膜进行滤过，样品进样前同样需要滤过。

（3）储液瓶要保持清洁，要防止交叉污染。定期清除残留溶液，防止感染微生物。内壁要定期清洗，附件要经常更换。

（4）分析测试完毕后，先关检测器，再用经滤过和脱气的适当溶剂清洗色谱系统。正相色谱柱一般用正己烷冲洗；反相色谱柱如使用含盐流动相，则先用高纯水，然后用甲醇－水（90：10）冲洗。各种冲洗剂一般冲洗时间为15～30分钟，特殊情况应延长冲洗时间。

五、实训测评

按表7－3所列评分标准进行测评，并做好记录。

表7－3　实训评分标准

序号	考核内容	考核标准	配分	得分
1	实验准备	正确进行用流动相的预处理	5	
		正确安装色谱柱	5	
2	排气	逆时针转动打开排液阀	2	
		以3～5 mL/min的流量冲洗管路	5	
		排气3～5 min至管路气泡排尽	5	
3	参数设定系统平衡	正确设定波长、流速、流动相比例	8	
		以流动相冲洗系统	5	
		柱压力波动应不超过规定范围	2	
		极限变化达到平衡	5	
4	进样测定过程	进样信息保存设置	3	
		进样前校正基线	5	
		对照品溶液进样分析步骤： 1. 进样前后都用洗针液洗净进样针 2. 进样前用样品液清洗进样针筒3次以上 3. 抽取试样排除气泡 4. 进样体积应为定量管3～5倍 5. 停止分析，保存记录数据	10	
		供试品溶液进样分析步骤： 1. 进样前后都用洗针液洗净进样针 2. 进样前用样品液清洗进样针筒3次以上 3. 抽取试样排除气泡 4. 进样体积应为定量管3～5倍 5. 停止分析，保存记录数据	12	
5	实验结束	用相应溶剂冲洗进样器	5	
		用相应溶剂充分冲洗管路	5	

续表

序号	考核内容	考核标准	配分	得分
6	数据记录及处理	数据及时、准确并完整记录，无涂改补记	5	
		计算公式及结果正确	8	
		仪器使用记录和报告完整、规范、整洁	5	
合计				

实训十三　维生素 K_1 注射液的含量测定

一、实训目的

1. 能说出高效液相色谱法测定维生素 K_1 含量的原理、操作技术。

2. 能完成外标法计算药物含量并进行结果判断、分析测试条件的选择方法和色谱系统适用性试验。

3. 能说出高效液相色谱仪维护常识。

二、实验原理

维生素 K_1 是一类脂溶性维生素。维生素 K_1 的分子结构中具有共轭芳环结构，具有紫外吸收特征，因此可用紫外检测器检测，采用高效液相色谱法进行测定。《中国药典（2020 年版）》规定维生素 K_1 注射液的标示量百分含量为 90.0% ~110.0%。维生素 K_1 化学结构式为：

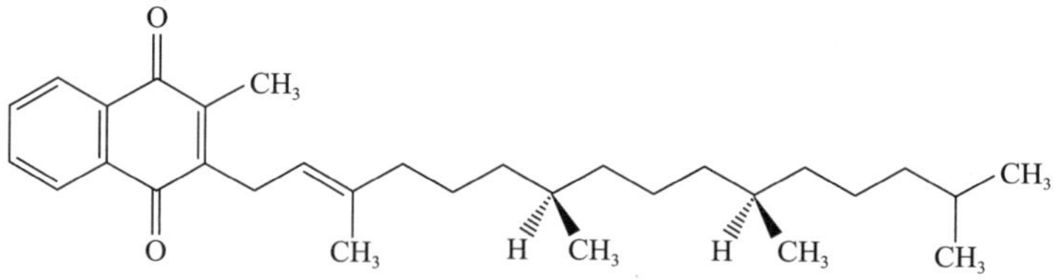

O CH$_3$ CH$_3$ O CH$_3$ H CH$_3$ H CH$_3$ CH$_3$

外标法常用于测定药物主成分或某个杂质的含量，以待测组分的纯品作对照品，将对照品和试样中待测组分的峰面积相比较进行定量分析。外标法包括工作曲线和外标一点法，在工作曲线的截距近似为零时，可用外标一点法。

进行外标一点法定量时，分别精密称（量）取一定量的对照品和试样，配制成溶液，分别进样相同体积的对照品溶液和试样溶液，在相同色谱条件下，进行色谱分析，测得峰面积。

三、实训准备

1. 器材

高效液相色谱仪，微量进样器，超声波清洗仪，电动真空泵，电子分析天平，容量瓶，针式微膜过滤器，吸量管，微孔滤膜（45 μm）。

2. 试剂与试药

维生素 K_1 注射液（1 mL：10 mg），维生素 K_1 对照品，无水乙醇（分析纯），二次重蒸水。

四、实训内容与步骤

1. 对照品溶液配制

取维生素 K_1 对照品约 10 mg，精密称定，置 10 mL 量瓶中，加无水乙醇适量，强烈振摇使溶解并稀释至刻度，摇匀，精密量取 5 mL，置 50 mL 量瓶中，用无水乙醇－水（90∶10）稀释至刻度，摇匀，滤膜滤过，取续滤液，即得。

2. 供试品溶液配制

精密量取本品 2 mL，置 20 mL 量瓶中，无水乙醇－水（90∶10）稀释至刻度，摇匀，精密量取 5 mL，置 50 mL 量瓶中，用无水乙醇－水（90∶10）稀释至刻度，摇匀，滤膜滤过，取续滤液，即得。

3. 测定

（1）色谱条件与系统适应性实验

色谱条件：ODS 柱；流动相：无水乙醇－水（90∶10）；检测波长：270 nm。

系统适应性要求：主成分色谱峰的保留时间约为 12 分钟，按维生素 K_1 峰计算，理论塔板数不低于 3 000，维生素 K_1 峰与相邻杂质峰之间的分离度应符合要求。

（2）精密吸取上述对照品溶液 10 μL，注入液相色谱仪，进行分析，记录色谱图。平行操作三份。

（3）精密吸取上述供试品溶液 10 μL，注入液相色谱仪，进行分析，记录色谱图。平行操作三份。对照品和供试品溶液保留时间应一致。

4. 数据记录与处理

将相关数据填入表 7－4 中。

表 7－4　测定结果记录表

检品名称				批号	
检品来源				规格	
温度/℃		湿度/%		检测器类型	
色谱柱类型				检测波长/nm	
柱温/℃				流量/（mL·min^{-1}）	
流动相配制					
溶剂配制					
抽检日期				检验日期	

续表

检验依据	
对照品称样重量/mg	
对照品稀释步骤	
对照品浓度/($mg \cdot mL^{-1}$)	
对照品峰面积	
供试品稀释步骤	
供试品峰面积	
供试品含量/%	
供试品含量 =	
标准规定：	
结论：本品按　　　　检查，结果　　　　规定	
检验人： 日期：　　年　　月　　日	复核人： 日期：　　年　　月　　日

数据处理：

$$标示量(\%) = \frac{\frac{A_S}{A_R} \times c_R \times D}{S} \times 100\%$$

式中，c_R为对照品浓度，mg/mL；A_R为对照品峰面积；A_S为供试品峰面积；D为稀释倍数；S为标示量，mg/mL。

5. 注意事项

（1）试验所用流动相必须用微孔滤膜进行滤过，样品进样前同样需要滤过。

（2）储液瓶要保持清洁，要防止交叉污染。定期清除残留溶液，防止感染微生物。内壁要定期清洗，附件要经常更换。

（3）分析测试完毕后，先关检测器，再用经滤过和脱气的适当溶剂清洗色谱系统。正相色谱柱一般用正己烷冲洗；反相色谱柱如使用含盐流动相，则先用高纯水，然后用甲醇-水（90∶10）冲洗。各种冲洗剂一般冲洗时间为15～30 min，特殊情况应延长冲洗时间。

五、实训测评

按表7-5所列评分标准进行测评，并做好记录。

表 7－5　　实训评分标准

序号	考核内容	考核标准	配分	得分
1	实验准备	正确进行用流动相的预处理	5	
		正确安装色谱柱	5	
2	排气	逆时针转动打开排液阀	2	
		以 3～5 mL/min 的流速冲洗管路	5	
		排气 3～5 min 至管路气泡排尽	5	
3	参数设定系统平衡	正确设定波长、流速、流动相比例	8	
		以流动相冲洗系统	5	
		柱压力波动应不超过规定范围	2	
		极限变化达到平衡	5	
4	进样测定过程	进样信息保存设置	3	
		进样前校正基线	5	
		对照品溶液进样分析步骤： 1. 进样前后都用洗针液洗净进样针 2. 进样前用样品液清洗进样针筒 3 次以上 3. 抽取试样排除气泡 4. 进样体积应为定量管 3～5 倍 5. 停止分析，保存记录数据	10	
		供试品溶液进样分析步骤： 1. 进样前后都用洗针液洗净进样针 2. 进样前用样品液清洗进样针筒 3 次以上 3. 抽取试样排除气泡 4. 进样体积应为定量管 3～5 倍 5. 停止分析，保存记录数据	12	
5	实验结束	用相应溶剂冲洗进样器	5	
		用相应溶剂充分冲洗管路	5	
6	数据记录及处理	数据及时、准确并完整记录，无涂改补记	5	
		计算公式及结果正确	8	
		仪器使用记录和报告完整、规范、整洁	5	
合计				

第八章

薄层色谱法

薄层色谱法（thin layer chromatography，TLC）是将细粉状的吸附剂或载体涂布于玻璃板、塑料或铝箔上，形成均匀薄层，经点样、展开与显色后，再与适宜的对照物质在同一薄层板上所得的色谱斑点作比较，是用于进行药品的鉴别、杂质检查或含量测定的方法。薄层色谱法是色谱法中应用最广泛的方法之一。

【案例导入】

药材青木香中含有多种硝基菲酸类化合物，此类化合物结构相近、性质相似，用醇提取后得到混合物，采用一般萃取、沉淀、蒸馏等方法很难再分离、纯化。因此，可将其装入硅胶柱，用三氯甲烷－丙酮（20：1～10：3）溶剂洗脱，分段收集洗脱液，浓缩结晶。结晶经薄层色谱检查可发现三种主要成分：马兜铃酸A、7－羟基马兜铃酸、马兜铃酸C。

第一节　基础知识

学习目标

1. 能说出薄层色谱和纸色谱的分离原理。
2. 能说出平面色谱法的分类。

一、平面色谱法的原理

平面色谱法是色谱法的一种，主要包括薄层色谱法和纸色谱法。这两种色谱法之所以被称为平面色谱法，主要是由于其色谱分离是在薄层板和纸平面上进行的，与各种柱形式的色谱法相区别。

纸色谱法出现于20世纪40年代，在之后20年，该法在微量分析，特别在生化医药学方面的应用十分广泛。20 世纪 60 年代后，薄层色谱法的发展和普及，使得纸色谱法的应用逐渐减少，20 世纪 80 年代出现了仪器化薄层色谱法，薄层色谱的每一步骤均用一整套仪器来代替以往的手工操作，再配以薄层扫描仪，这样就使在较长时期内被认为只能用来定性和半定量的经典薄层色谱法定量结果的重现性和准确度大大提高，成为一种极有价值的分离分析方法。

二、平面色谱法的分类

平面色谱法与柱色谱法的原理是完全相同的，只是平面色谱是开放型色谱，离线操作，而柱色谱是封闭型色谱，在线操作。平面色谱法的分类如下：

1. 薄层色谱法

薄层色谱法是把固定相均匀地铺在玻璃板、铝箔或塑料板上形成薄层，在此薄层上进行色谱分离。分离的原理因所用的固定相不同而异，基本上与柱色谱法相同，可分为吸附薄层法、分配薄层法、离子交换薄层法以及分子排阻薄层法。

2. 纸色谱法

纸色谱法是以纸作为载体的色谱法，分离原理属于分配色谱的范畴。固定相一般为纸纤维上吸附的水分，流动相一般为不与水相混溶的有机溶剂。但在实际应用中，也常用和水相混溶的溶剂作为流动相，因为滤纸纤维素所吸附的水有一部分和纤维素结合成复合物，这一部分水和与水相溶的溶剂，仍能形成类似不相混合的两相。除水以外，纸也可以吸留其他物质，如甲酰胺等作为固定相。

3. 薄层电泳法

薄层电泳法是指带电荷的被分离物质（蛋白质、核苷酸、多肽、糖类等）在纸、醋酸纤维素、琼脂糖凝胶及聚丙烯酰胺凝胶等惰性支持介质上，向与其相反的电极方向，以不同速度泳动（或迁移）而得到分离，然后对组分进行定性和定量。上述纸电泳和聚丙烯酰胺凝胶平板电泳等均属于平面色谱范围，但由于电泳的驱动力来源、仪器设备及测定对象与薄层色谱法及纸色谱法有较大差别，故本章不予介绍。

思考与练习

一、名词解释

1. 平面色谱法
2. 薄层色谱法
3. 纸色谱法
4. 薄层电泳法

二、填空题

1. 纸色谱法是以纸为________，以纸上所含水分或其他物质为________，用展开剂进行展开的________色谱。

2. 平面色谱法主要包括____________、________。

3. 薄层色谱法可分为________、________、________以及________。

4. 平面色谱法是________色谱，离线操作，而柱色谱是________色谱，在线操作。

5. 纸色谱法是以________作为载体的色谱法，分离原理属于________的范畴。

6. 薄层色谱法是把________均匀地铺在玻璃板、铝箔或塑料板上形成薄层，在此薄层上进行________。

三、单项选择题

1. 纸色谱属于（　　）。

A. 吸附色谱　　B. 分配色谱　　C. 离子交换色谱　　D. 液－固色谱

2. 平面色谱法不包括（　　）方法。

A. 纸色谱法　　B. 薄层色谱法　　C. 气相色谱法　　D. 薄层电泳法

3. 以下说法正确的是（　　）。

A. 平面色谱法是开放型色谱，离线操作，而柱色谱是封闭型色谱，在线操作

B. 平面色谱法是封闭型色谱，离线操作，而柱色谱是开放型色谱，在线操作

C. 平面色谱法是开放型色谱，在线操作，而柱色谱是封闭型色谱，离线操作

D. 平面色谱法是封闭型色谱，在线操作，而柱色谱是开放型色谱，离线操作

4. 纸色谱法出现于（　　）。

A. 20 世纪 60 年代　　B. 20 世纪 80 年代

C. 20 世纪 40 年代　　D. 20 世纪 50 年代

第二节　薄层色谱法

学习目标

1. 能说出薄层色谱的常用分离参数。
2. 能选择薄层色谱的分离条件。
3. 能说出薄层色谱的仪器和材料。
4. 能说出薄层板制备、点样、展开和显色检视等操作要点。

薄层色谱法是指将固定相均匀平铺在表面光洁的玻璃、塑料或金属板上形成薄层，在此

薄层上进行色谱分离的方法。铺好固定相层的平板称薄层板或薄板。

按分离原理来分类，薄层色谱法也可分为吸附薄层法、分配薄层法、分子排阻薄层法等。本节主要介绍吸附薄层色谱分离检测技术。

一、分离原理

薄层色谱是一种开放性色谱。将混合组分样品溶液点在薄层板一端的起点线上，点样处称原点，在密闭容器中用适宜的流动相（薄层色谱法中又称为展开剂）展开，因吸附剂对不同组分的吸附能力不同，展开剂对不同组分的解吸能力也不完全相同，造成各组分在薄层板上移动的速度有快有慢，经过一段时间展开后，不同的组分彼此分开，最终形成相互分离的斑点。吸附薄层色谱的分离过程与吸附柱色谱一致；吸附剂和展开剂的选择遵循吸附柱色谱的选择原则。

二、薄层色谱参数

1. 比移值

在薄层色谱法中，一般采用定时展开，即观测在同一段时间内组分与展开剂迁移的距离。组分迁移的距离与展开剂迁移的距离之比称为比移值（retardation factor，R_f），如图 8－1 所示，其计算公式为：

$$R_f = \frac{\text{原点到斑点中心的距离}}{\text{原点到溶剂前沿的距离}} \tag{8-1}$$

$$R_{f(A)} = \frac{l_A}{l_0} \qquad R_{f(B)} = \frac{l_B}{l_0} \tag{8-2}$$

式中，$R_{f(A)}$、$R_{f(B)}$分别为 A、B 两组分的比移值；l_A为 A 组分从原点至斑点中心的距离（也称展开距离）；l_B为 B 组分从原点至斑点中心的距离；l_0为展开剂的展开距离。

当色谱条件一定，组分的 R_f为常数，是薄层色谱法的基本定性参数，其值应在 0.2～0.8。样品中各组分 R_f的值相差越大，表示分离得越开。

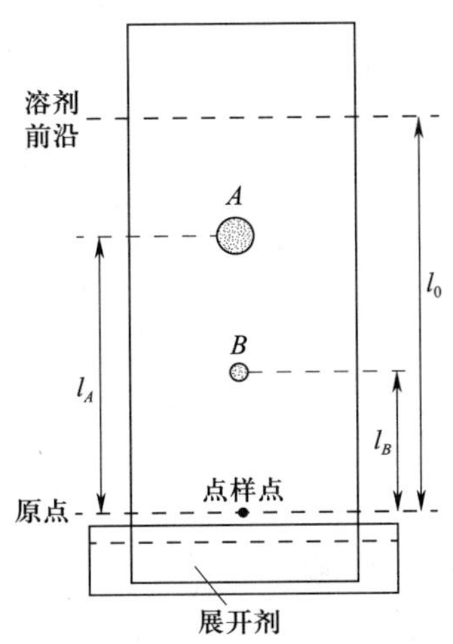

图 8－1　比移值计算方法示意图

2. 相对比移值

由于影响 R_f 值的因素很多，要在不同实验室，不同实验者间进行同一组分的 R_f 值比较是很困难且不准确的，所以，常采用相对比移值（relative retardation factor，R_r）作为定性参数。R_r 是指被测组分 i 的比移值 $R_{f(i)}$ 与参照组分 s 的比移值 $R_{f(s)}$ 之比，其计算关系为：

$$R_r = \frac{R_{f(i)}}{R_{f(s)}} = \frac{l_i/l_0}{l_s/l_0} = \frac{l_i}{l_s} \quad (8-3)$$

式中，l_i、l_s 分别为被测组分 i 和参照组分 s 的展开距离；l_0 为展开剂的展开距离。

由于参照组分与被测组分在完全相同的色谱条件下展开，能消除系统误差，因此，R_r 值的重复性和可靠性都比 R_f 好。参照组分可以是加入样品中的纯物质，也可以是样品中的某一已知组分。R_r 与 R_f 不同，R_r 值可以小于 1 或大于 1。

3. 分离度

分离度（resolution，R）是衡量薄层色谱分离效果的重要指标，是指相邻两斑点中心至原点的距离之差与两斑点平均径向宽度（径向宽度是指斑点沿展开方向的宽度）的比值，如图 8－2 所示，其计算式为：

$$R = \frac{l_2 - l_1}{(W_1 + W_2)/2} = \frac{2(l_2 - l_1)}{W_1 + W_2} \quad (8-4)$$

式中，l_1、l_2 分别为两斑点中心至原点的距离；W_1、W_2 分别为两斑点的径向宽度。$R > 1.0$ 时，相邻两斑点完全分开。

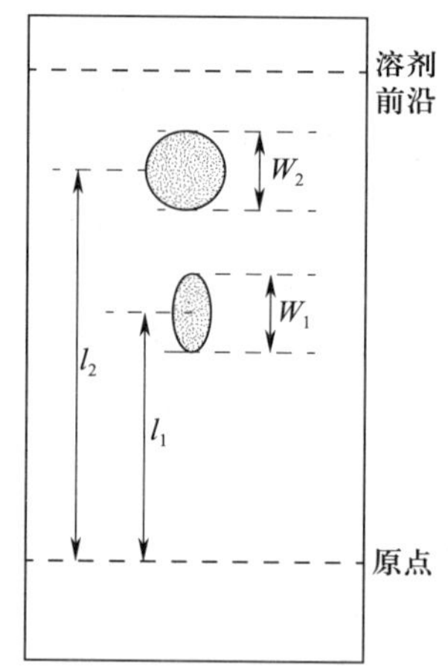

图 8－2　分离度计算方法示意图

三、仪器与材料

1. 吸附剂

吸附剂颗粒的大小对薄层色谱展开速度、R_f 值和分离效果都有影响。颗粒大，总表面积小，吸附量低，展开速度快，展开后斑点较宽，分离效果差；若颗粒太小，则展开速度太慢。因此，一般选用颗粒的粒径为 10～40 μm 的吸附剂。最常用吸附剂是硅胶 H、硅胶 G、

硅胶 GF_{254}、硅胶 HF_{254}等，其次有聚酰胺、微晶纤维素、氧化铝、氧化铝 G、硅藻土、硅藻土 G 等。硅胶 H 是不含黏合剂的硅胶；硅胶 G 是混合有煅石膏的硅胶；硅胶 GF_{254}是指混有煅石膏和无机荧光剂的硅胶，在 254 nm 紫外光处呈现黄绿色荧光背景。用含有荧光剂的吸附剂制成的荧光薄层板可用于本身不发光且不易显色物质的研究。据文献统计，在日常工作中硅胶 G、聚酰胺、硅胶、纤维素、氧化铝使用率分别为 50%、25%、10%、9%、3%。

2. 载板

吸附剂的载板是指表面光滑、平整清洁的玻璃板、塑料膜和金属箔。最常用的是玻璃板，规格有 5 cm×20 cm、10 cm×10 cm、10 cm×15 cm 或 10 cm×20 cm 等，厚度一般为 2 mm。在使用前必须用清洁剂或铬酸洗液浸泡洗涤，用清水充分清洗，再用蒸馏水或去离子水冲洗，洗净后玻璃板表面应不附水珠，晾干备用。

3. 点样器

薄层色谱点样方式有手动、自动两种方式。手动点样时一般采用定量毛细管或微量注射器（如图 8－3 和图 8－4 所示），自动点样采用自动点样仪（如图 8－5 所示）。

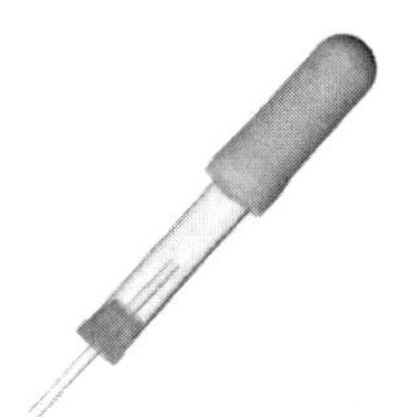

图 8－3　定量毛细管

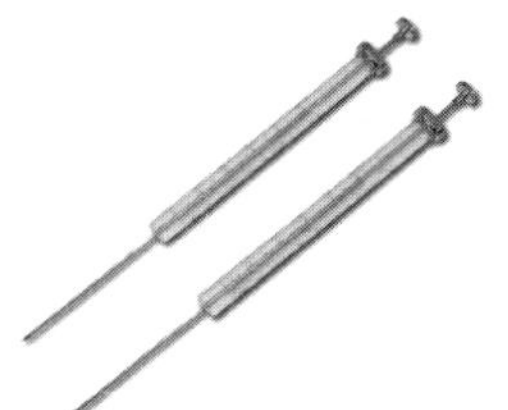

图 8－4　平口微量注射器

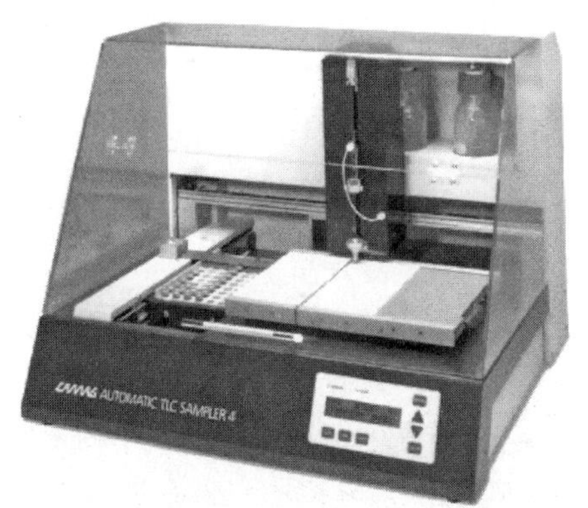

图 8－5　全自动点样仪

4. 展开容器

应使用适合薄层板大小的平底或双槽薄层色谱专用展开缸（如图 8－6 所示），并配有严密的盖子，展开缸底部应平整光滑，侧面应便于观察。常用双底槽展开缸，水平展开时使用专用水平展开槽。

5. 显色剂

显色剂分通用型和专属型。通用型显色剂能与多数有机化合物反应，显示相同的颜色斑

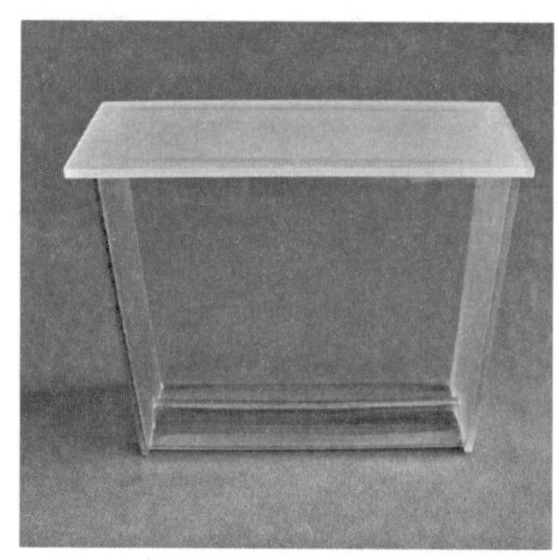

图 8-6　双槽薄层色谱专用展开缸

点；专属型显色剂对含有特定官能团的化合物起反应，显示特定的颜色斑点。常见显色剂见表 8-1。

表 8-1　常用显色剂

显色剂	适用范围	显色方法	斑点颜色
浓硫酸乙醇溶液	多数有机化合物	喷雾加热	多数加热后呈黑色
碘	多数有机化合物	蒸汽熏蒸	多数显黄棕色
磷钼酸乙醇溶液	醛等还原性物质	喷雾烘干	蓝色
茚三酮试液	氨基酸类	喷雾或浸渍	紫色或黄色
三氯化铁-铁氰化钾试液	含酚羟基化合物	喷雾或浸渍	红褐色或棕红色

6. 显色装置

显色方式有喷雾、浸渍和蒸汽熏蒸三种，各有相应的显色装置。喷雾显色使用玻璃喷雾瓶（如图 8-7 所示）或专用的喷雾器，要求用压缩气体使显色剂呈均匀细雾状喷出；浸渍显色可用适宜玻璃容器或专用展开槽（展开缸）代替；蒸汽熏蒸显色可用双槽展开缸或适宜大小的干燥器代替。

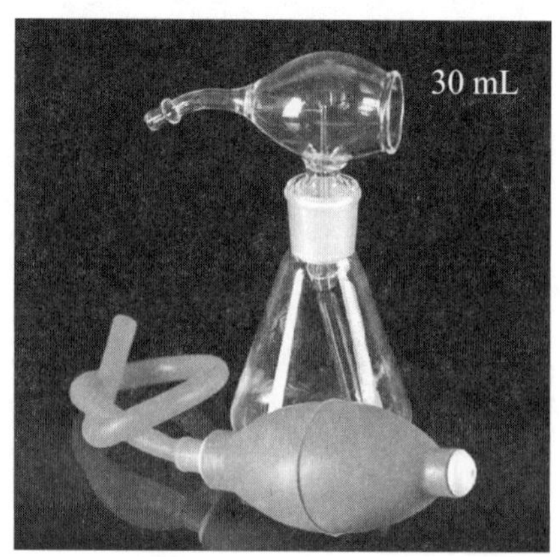

图 8-7　玻璃喷雾瓶

7. 检视装置

检视装置一般是装有可见光或紫外光（254 nm 及 365 nm）光源及相应的滤光片的暗箱，可附加摄像设备供拍摄色谱图用，暗箱内光源应有足够的光照度或用薄层色谱扫描仪。常用的是带有黑布罩的三用紫外分析仪，如图 8 －8 所示。薄层色谱扫描仪指用一定波长的光对薄层板上有吸收的斑点或经激发后能发射出荧光的斑点进行扫描，将扫描得到的谱图和积分数据用于定性或定量分析的仪器。

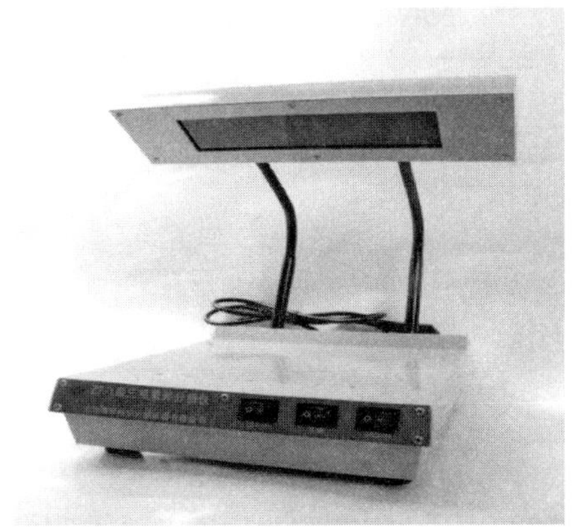

图 8 －8　三用紫外分析仪

四、薄层色谱操作技术

1. 薄层板制备

（1）自制薄层板

自制薄层板一般可分为无黏合剂和含黏合剂两种。无黏合剂薄层板是将固定相直接涂布于玻璃板上；含黏合剂薄层板是在固定相中加入一定量的黏合剂，一般常用 10% ～15% 煅石膏（$CaSO_4 \cdot 2H_2O$ 在 140 ℃加热 4 小时）或用 0.2% ～0.5% 羧甲基纤维素钠水溶液。薄层涂布时，将 1 份固定相和 3 份水（或羧甲基纤维素钠水溶液）在研钵中沿同一方向研磨混匀，去除表面的气泡后，置玻璃板上涂布均匀，或倒入涂布器（如图 8 －9 所示）中，在玻璃板上平稳地移动涂布器进行涂布（涂层厚度为 0.2 ～0.3 mm），取涂好的薄层板，置水平台上于室温下晾干后，110 ℃活化 30 分钟，立即置于有干燥剂的干燥器中备用。使用前应检查其均匀度（可通过透射光和反射光检视），表面应均匀、平整、光滑，无麻点、无气泡、无破损、无污染。

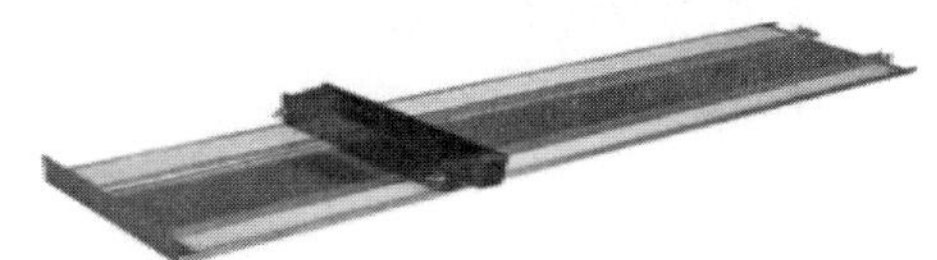

图 8 －9　手动涂布器

（2）市售薄层板

市售薄层板包括硅胶薄层板（如图 8 －10 所示）、聚酰胺薄膜和铝基薄层板等，分为普通薄层板和高效薄层板。高效薄层板固定相粒径为5～7 μm。薄层板临用前一般应110 ℃活化30分钟（聚酰胺薄膜不需活化）。铝基薄层板和聚酰胺薄膜可根据需要剪裁，但须注意剪裁后的薄层板底边的硅胶层不得有破损，如在存放期间被空气中杂质污染，使用前可用甲醇或二氯甲烷与甲醇的混合溶剂在展开容器中上行展开预洗，取出，晾干，110 ℃活化后，置干燥器中备用。

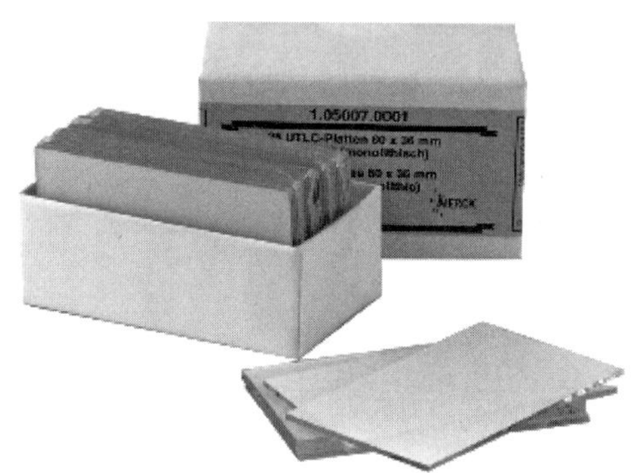

图8－10　硅胶薄层板

2. 点样

在适宜的温度和湿度条件下，用微量毛细管或自动点样器点样于薄层板上，一般为圆点状或窄细的条带状。点样基线距底边10～15 mm（高效薄层板一般为8～10 mm）；圆点状直径一般不大于4 mm（高效薄层板一般不大于2 mm）；条带状宽度一般为5～10 mm（高效薄层板一般为4～8 mm）；点间（条带间）距离可视斑点扩散情况而定，以相邻斑点互不干扰为宜，一般不小于8 mm（高效薄层板一般不小于5 mm）；点样量最好在10 μL以下（高效薄层板在5 μL以下）。每次点样后，使其自然干燥或用电吹风机促其迅速干燥，在空气中点样以不超过10分钟为宜，只有干燥后，才能点第二次。接触点样时应注意勿损伤薄层表面，不得出现凹点，不可刺出空洞。

3. 展开

（1）展开要求

在展开过程中，极性较弱、沸点较低的溶剂在薄层板边缘容易挥发，致使边缘部分的展开剂中极性溶剂的比例增大，使 R_f 值相对变大。同一种物质在同一薄层板上出现中间部分的 R_f 值比边缘的 R_f 值小，这种现象称为边缘效应。展开缸预先用展开剂进行饱和处理可避免边缘效应，如需要预饱和，最好使用双槽展开缸，可在展开缸中加入足够量的展开剂，必要时在内壁上贴两条与展开缸一样高和宽的滤纸条，一端浸入展开剂中、密封顶盖，保持15～30分钟，使系统平衡。

将点好样的薄层板放入展开缸中，浸入展开剂的深度为距薄层板底边0.5～1 cm（切勿将样点浸入展开剂中），密封顶盖。待展开至规定的距离（如20 cm长的薄层板，上行距离一般为8～15 cm，高效薄层板上行距离为5～8 cm），取出薄层板，在前沿处做好标记，晾干，待检测。

（2）展开方式

薄层板在展开剂中展开的方式有上行、近水平、双向和多次展开等。

1）上行展开是目前薄层色谱法中最常用的一种展开方式。将点好样的薄层板放入盛有展开剂的直立型色谱缸中，斜靠于色谱缸一边壁上，展开剂沿下端借毛细管作用缓慢上升，如图 8－11 所示。该方式适合于含黏合剂的硬板的展开。

2）近水平展开适合于不含黏合剂薄层板的展开。在长方形色谱缸内，将点好样的薄板下端浸入展开剂约 0.5 cm（样品原点不能浸入展开剂中）。把薄板上端垫高，使薄板与水平成 15°～30°，展开剂借助毛细管作用自下而上上升，如图 8－12 所示。

3）双向展开即先向一个方向展开，取出晾干后，将薄层板转动 90°，再用原展开剂或另一种展开剂进行展开。常用于组分较多，且各组分性质比较接近的难分离混合物的分离。

4）多次展开即取经展开一次后的薄层板让溶剂挥干，再用同一展开剂或改用新的展开剂按同法进行多次展开，以达到更好的分离效果。

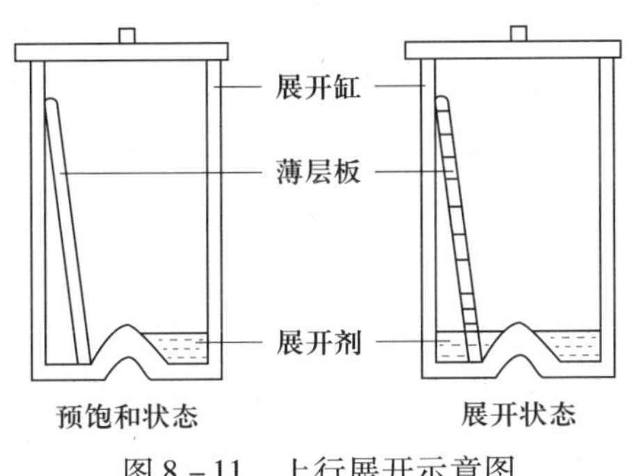

图 8－11　上行展开示意图

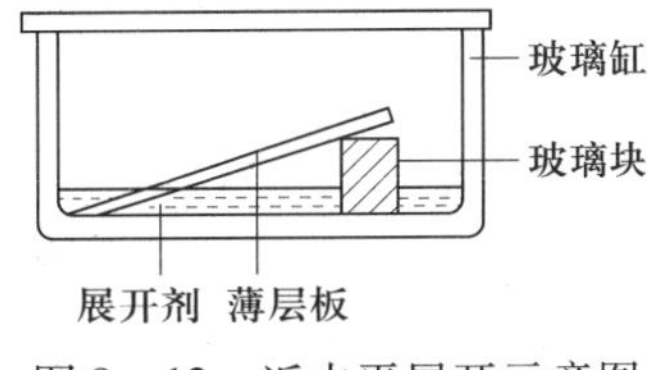

图 8－12　近水平展开示意图

4. 检视

有色物质斑点可在日光下直接检视，无色物质斑点可用荧光或化学方法检视。

（1）荧光检出法

对无色物质可在紫外光灯（254 nm 或 365 nm）下，观察薄板上有无暗斑或荧光斑点，并记录其颜色、位置及强弱。有荧光的物质或显色后可激发产生荧光的物质可在紫外光灯下观察荧光斑点。对于在紫外光下有吸收的物质，将有荧光剂的薄层板置于紫外光灯下，在紫外光灯照射下，整个薄层板呈黄绿色荧光，被测物质由于吸收了部分照射在此斑点位置的紫外光，而呈现暗斑。

（2）化学检出法

利用化学试剂（显色剂）与被测物质反应，使斑点产生颜色而定位。显色方法可采用喷雾法、蒸汽熏蒸法或浸渍法。浸渍显色应防止显色溶液溶解样品所造成的损失和色谱斑点变形。

五、薄层色谱检测技术

1. 系统适用性试验

《中国药典（2020 年版）》要求采用薄层色谱法进行样品定性、定量分析前，首先对色谱条件进行系统适用性试验，即用样品和对照物对色谱条件进行试验和调整，应达到规定的检出限、比移值、分离效能以及相对标准偏差。

（1）检出限

检出限指限量检查或杂质检查时，样品溶液中被测物质能被检出的最低浓度或量。一般采用已知浓度的样品溶液或对照标准溶液，与稀释若干倍的自身对照标准溶液在规定的色谱条件下，在同一薄层板上点样、展开、检视，能显示清晰可辨斑点的自身稀释对照标准溶液的浓度或量即为检出限。

（2）比移值

鉴别时，可用样品溶液主斑点与对照品溶液主斑点的比移值进行比较，或用比移值说明主斑点或杂质斑点的位置。除有特殊规定外，R_f值应在0.2~0.8为宜。

（3）分离效能

鉴别时，样品与标准物质色谱中的斑点均应清晰分离。当用薄层色谱扫描法进行限量检查和含量测定时，要求定量峰与相邻峰之间有较好的分离度，分离度一般应大于1.0。在选择化学药品杂质检查的方法时，可将杂质对照品用样品自身稀释的对照溶液溶解制成混合对照溶液；也可将杂质对照品用待测组分的对照品溶液溶解制成混合对照标准溶液；或者采用样品以适当的降解方法获得的溶液。上述溶液点样展开后的色谱中，应显示清晰分离的斑点。

（4）相对标准偏差

薄层扫描含量测定时，同一样品溶液在同一薄层板上平行点样的待测成分的峰面积测量值的相对标准偏差应不大于5.0%；需显色后测定的或者异板的相对标准偏差应不大于10.0%。

2. 鉴别

用同浓度的样品与对照品制备样品溶液和对照标准溶液，在同一薄层板上点样、展开与检视，样品色谱图中所显斑点（或主斑点）的颜色或荧光、位置（用R_f表示）应与标准物质色谱图的主斑点一致，而且主斑点的大小与颜色的深浅也应大致相同，或采用样品溶液与标准溶液等体积混合，应显示单一、紧密的斑点。也可选用与样品化学结构相似的药物对照品与样品的主斑点比较，两者R_f值应不同，或将上述两种溶液等体积混合，应显示两个清晰分离的斑点。

3. 杂质检查

化学药品杂质检查可采用杂质对照品法、样品溶液自身稀释对照法或杂质对照品法与样品溶液自身稀释对照法并用。样品溶液除主斑点外的其他斑点应与相应的杂质对照标准溶液或系列浓度杂质对照标准溶液的主斑点比较，或与样品溶液的自身稀释对照溶液或系列浓度自身稀释对照溶液的相应主斑点比较，不得更深。通常规定杂质的斑点数和单一杂质量；当采用系列自身稀释对照溶液时，也可规定估计的杂质总量。

4. 定量方法

常用的定量方法有目视比色法、斑点洗脱法和薄层扫描法。薄层色谱法定量检测时，准确性较差，目前已很少使用。

（1）目视比色法

将一系列已知浓度的对照品溶液与样品溶液点在同一薄层板上，展开并显色后，以目视法直接比较样品斑点与对照品斑点的颜色深度和面积大小，求出被测组分的近似含量。作为半定量的分析方法，精密度为 ±10%。

（2）斑点洗脱法

将样品液以线状点在薄板的起始线上，展开后，用一块稍窄一点的玻璃板盖住薄板的中间，用定位方法定位出薄板两边斑点，拿开玻璃板将待测组分斑点中间条状部分的吸附剂定量取下（如采用刀片刮下或用捕集器收集），如图 8－13 所示，再用合适的溶剂将待测组分定量洗脱，然后按照比色法或分光光度法测定其含量。但本法回收率往往偏低，其主要原因是样品在吸附剂上不易完全洗脱。

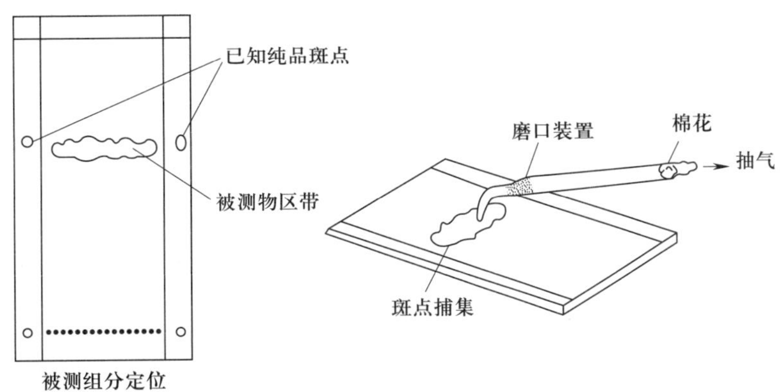

图 8－13　斑点定位及捕集方法示意图

（3）薄层扫描法

薄层扫描法指用一定波长的光照射在经薄层层析后的薄层板上，对具有吸收或能产生荧光的层析斑点进行扫描，用反射法或透射法测定吸收的强度，以检测层析谱。对于中成药复方制剂，亦可用相应的原药材按需要组合作阴、阳对照，然后比较其薄层扫描图谱加以鉴别。

如需用薄层扫描仪对色谱斑点作扫描检出，或直接在薄层上对色谱斑点作扫描定量，则可用薄层扫描法。薄层扫描的方法，可根据各种薄层扫描仪的结构特点及使用说明，结合具体情况，选择吸收法或荧光法，用双波长或单波长扫描。由于影响薄层扫描结果的因素很多，故应在保证供试品的斑点在一定浓度范围内呈线性的情况下，将供试品与对照品在同一块薄层上展开后扫描，进行比较并计算定量，以减少误差。只有得到分离度和重现性好的薄层色谱，才能获得满意的结果。

六、应用案例

薄层色谱法具有仪器简单、操作简便、专属性强、展开剂灵活多变、分离能力较强、色谱图直观并易于辨认等特点。薄层色谱法广泛应用于合成药物和天然药物的分离与鉴定，在药品质量控制中，薄层色谱法主要用于药物的鉴别和特殊杂质检查，特别是中药药材、制剂的鉴别和有关物质检查。

示例 8－1 六味地黄丸中牡丹皮的鉴别

（1）基本原理

薄层色谱鉴别药品真伪时采用的方法是将样品溶液与对照品溶液在同一块薄层板上点样、展开与检视，要求样品溶液所显示主斑点的颜色（或荧光）与位置（用 R_f 表示）应与对照品溶液的主斑点一致，而且主斑点的大小与颜色的深浅也应大致相同。六味地黄丸由熟地黄、山茱萸和牡丹皮等六味药组成，其中牡丹皮主要成分为酚类及酚苷类、单萜类及单萜苷类等。《中国药典（2020 年版）》采用丹皮酚作为该制剂的鉴别指标。六味地黄丸小蜜丸和大蜜丸加硅藻土研匀，目的在于吸附蜂蜜、分散样品。样品中的丹皮酚易升华挥发，易溶于乙醚、丙酮、乙酸乙酯等弱极性溶剂，故用乙醚从牡丹皮中提取丹皮酚并缓缓加热，低温回流。根据薄层色谱分离组分、吸附剂和展开剂的选择原则，选用环己烷－乙酸乙酯（3∶1）作为展开剂。丹皮酚本身无颜色但分子结构中含有酚羟基，可在酸性条件下与三氯化铁发生显色反应，呈现蓝褐色斑点，以此判断牡丹皮是否存在。丹皮酚斑点大小及颜色深浅受样品中丹皮酚含量、显色剂的用量和加热显色程度等因素的影响，故在点样时，点样量需稍大，原点点加成条带状鉴别效果会更明显。在展开过程中，温度对丹皮酚 R_f 值会有影响，但由于色谱较简单，不影响结果判断。加热显色可使用电吹风机加热。

（2）鉴别方法

取六味地黄丸水蜜丸 6 g，研细（或取小蜜丸/大蜜丸 9 g，剪碎），加硅藻土 4 g，研匀。加乙醚 40 mL，回流 1 小时，过滤，滤液挥去乙醚，残渣加丙酮 1 mL 使溶解，作为样品溶液。另取丹皮酚对照品，加丙酮制成每 1 mL 含 1 mg 的溶液，作为对照品溶液。吸取上述两种溶液各 10 μL，分别点于同一块硅胶 G 薄层板上，以环己烷－乙酸乙酯（3∶1）为展开剂，展开，取出，晾干，喷以盐酸酸性 5% 三氯化铁乙醇溶液，加热至斑点显色清晰。

（3）鉴别结果

若样品色谱与对照品色谱相应的位置上，显相同颜色的斑点，则六味地黄丸中含有牡丹皮成分。

示例 8－2 甲苯咪唑中有关物质检查

（1）基本原理

进行化学原料药中杂质限度检查时，如杂质结构明晰且有对照品，一般采用杂质对照品法；如杂质没有对照品或结构不明晰，常用样品溶液自身稀释对照法，即将样品溶液按杂质限量稀释至一定浓度的溶液作为对照溶液，取样品溶液和对照溶液分别点于同一薄层板上展开，样品溶液色谱中除主斑点外的其他斑点与自身稀释对照溶液所显示的主斑点比较，不得更深。甲苯咪唑（结构式如图 8－14 所示）在制备过程中产生还原反应生成物 3,4－二氨基二苯甲酮与副反应产物 α－氨基－1H－苯并咪唑－5－苯甲酮及 α－羟基－1H－苯并咪唑－5－苯甲酮。甲苯咪唑和上述杂质易溶于甲酸、甲醇，在三氯甲烷中微溶，故选择三氯甲烷－甲醇－甲酸（90∶5∶5）为展开剂，使主成分甲苯咪唑和杂质在硅胶薄层板上都有很好的分离度。上述这些物质都有一定紫外吸收，在 254 nm 紫外光照射下，在硅胶 GF_{254} 薄层板上显清晰暗斑。通过根据自身对照溶液的主成分斑点检视有无，确证检出限和色谱系统适用性要求。

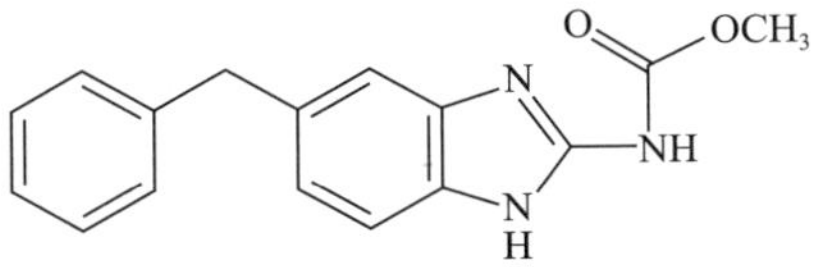

图 8－14　甲苯咪唑结构

（2）检查方法

取甲苯咪唑 50 mg，置 10 mL 量瓶中，加甲酸 2 mL 溶解后，用丙酮稀释至刻度，摇匀，作为样品溶液，精密量取适量，用丙酮分别定量稀释制成每 1 mL 中含 25 μg 和 12.5 μg 的溶液，作为对照溶液（1）和（2）。吸取上述三种溶液各 10 μL，分别点于同一硅胶 GF_{254} 薄层板上，以三氯甲烷－甲醇－甲酸（90∶5∶5）为展开剂，展开后，晾干，置紫外光灯（254 nm）下检视。

（3）检查结果与结论

对照溶液（2）应显现一个明显斑点，色谱系统适用性符合检出限要求；样品溶液如显现杂质斑点，其颜色与对照溶液（1）的主斑点的颜色比较，不得更深，杂质限度合格。

思考与练习

一、填空题

薄层色谱法的基本定性参数是________，可用范围在________。薄层色谱法的系统适用性试验包括________、________、________、________。薄层色谱的一般操作程序分为________、________、________、________等步骤。

二、单项选择题

1. 薄层色谱法最常用的吸附剂是（　　）。

A. 高分子多孔小球　B. 硅胶　C. ODS　D. 硅藻土

2. 色谱用的氧化铝在使用前常需进行“活化”，活化是指进行下列哪项处理？（　　）

A. 加活性炭　B. 加水　C. 脱水　D. 加压

3. 薄层色谱法中所用硅胶 GF_{254}，其中 F_{254} 代表（　　）。

A. 这种硅胶通过了 F_{254} 检验

B. 含吸收254 nm紫外光的物质

C. 硅胶中配有在紫外光254 nm波长照射下产生荧光的物质

D. 这种硅胶制备的薄层板在254 nm紫外光照射下有绿色荧光背景

4. 硅胶薄层板的活化条件是（　　）。

A. 80 ℃烘30分钟　　B. 110 ℃烘30分钟

C. 500 ℃烘30分钟　　D. 600 ℃烘30分钟

5. 薄层色谱在展开过程中极性较弱和沸点较低的溶剂，在薄层板边缘容易引起边缘效应，消除办法为（　　）。

A. 展开前应用展开剂预饱和

B. 展开过程中展开槽的盖子是打开的

C. 薄层板在展开剂中浸泡一段时间

D. 增加展开槽中展开剂的量

6. 用硅胶G的薄层色谱分离混合物中偶氮苯时，以环己烷-乙酸乙酯（9∶1）为展开剂，经2小时展开测得偶氮苯斑点中心离原点的距离为9.5 cm，原点与溶剂前沿距离为24.5 cm，则在此色谱体系中偶氮苯的比移值R_f为（　　）。

A. 0.56　　B. 0.39　　C. 0.45　　D. 0.25

三、简答题

1. 简述硅胶H、硅胶G、硅胶GF_{254}的区别。

2. 简述自制薄层板的质量要求。

3. 简述薄层色谱法的分离原理。

四、计算题

复方磺胺甲噁唑片的甲醇溶液点样在硅胶GF_{254}薄层板上，放入三氯甲烷-甲醇-二甲基甲酰胺（20∶2∶1）展开剂中展开，磺胺甲噁唑（SMZ）和甲氧苄啶（TMP）从原点分别上行展开12.4 cm和8.6 cm，SMZ色斑的直径为0.6 cm，TMP色斑的直径为0.4 cm，溶剂的前沿距原点16.2 cm，试计算SMZ、TMP的R_f值和SMZ和TMP分离度R值。

实训十四　维生素C注射液的薄层鉴别

一、实训目的

1. 能说出薄层色谱法鉴别原理和方法。

2. 能完成薄层板制备、点样、显色和检视等操作技术。

二、实训准备

1. 器材

玻璃板（10 cm×20 cm），研钵，10 μL 定量毛细管或平口微量注射器，紫外分析仪，双槽底展开缸，电子天平，托盘天平，烧杯（250 mL），干燥器，量筒（100 mL、20 mL、10 mL），容量瓶（100 mL、10 mL），铅笔，直尺。

2. 试剂与试药

维生素 C 对照品，乙酸乙酯，乙醇，纯化水，羧甲基纤维素钠（CMC－Na），硅胶 GF_{254}，均为分析纯；维生素 C 注射液（市售）。

三、实训内容与步骤

1. 硅胶薄层板铺制

称取羧甲基纤维素钠（CMC－Na）0.75 g，置于烧杯中，加水 100 mL，加热使 CMC－Na 溶解，放置一周，待澄清备用。取上述 CMC－Na 上清液 30 mL（或适量）置研钵中，称取 10 g 硅胶 GF_{254}，分次加入研钵中，在研钵中按同一方向研磨混合，调成均匀糊状物，除去表面的气泡。取糊状物适量放在清洁的玻璃板上，轻轻振动玻璃板，使硅胶均匀地流布于整块玻璃板上（厚度 0.2～0.3 mm），或倒入涂布器中，在玻璃板上平稳地移动涂布器进行涂布，将涂布好的薄层板置水平台上，室温下晾干。

2. 薄层板活化

将晾干的玻璃板置于烘箱中，110 ℃活化 30 分钟，取出后置于有干燥剂的干燥器中备用。薄层板使用前应检查其均匀度，表面应均匀、平整、光滑，无麻点、无气泡、无破损、无污染。

3. 溶液制备

（1）对照溶液的配制。取维生素 C 对照品适量，加水溶解并稀释制成每 1 mL 中约含 1 mg 的溶液。

（2）样品溶液的配制。取供试品适量，用水稀释制成每 1 mL 中约含维生素 C 1 mg 的溶液。

4. 点样

在距薄层板底边 2.0 cm 处，用铅笔轻轻划一起始线，并将其分为三等份。用微量注射器（或毛细管）分别吸取对照液及样品液各 5 μL，分别点于同一薄层板的两个等份点上，边点边用洗耳球吹干，样点为圆点，直径 2～3 mm，位置应正确、集中。点样时不能损伤薄层板表面。

5. 展开

分别量取乙酸乙酯、乙醇和纯化水适量，配成乙酸乙酯－乙醇－纯化水（5∶4∶1）展开剂置于双槽底展开缸中底部一侧槽内（展开剂只需满足薄层板浸入 0.3～0.5 cm 的用量即可），把点好样的薄层板置于展开缸底部另一侧槽内，密封顶盖（否则溶剂挥发，改变展开剂比例，影响分离效果），饱和15分钟后，倾斜展开缸，展开剂进入薄层板一侧，使点有样品的一端浸入展开剂（点样点不能浸入展开剂中），展开。待展开剂移行约12 cm，取出薄层板，立即用铅笔划出溶剂前沿，将薄层板置于通风橱中晾干。

6. 检测

待展开剂挥散后，用紫外分析仪在254 nm下观察，标出各斑点的位置、外形。

7. 结果判定

供试品溶液所显主斑点的位置和颜色应与对照品溶液的主斑点相同。

8. 数据处理与结果

将相关数据填入表8－2中。

表8－2　测定结果记录表

检品名称		规　　格	
批　　号		检验项目	
检验日期		温度/湿度	
检验依据			
结果判定			
检验结果			
分析结果	本批次维生素C注射液鉴别结果________（是/否）符合标准		
检验员		复核员	

9. 注意事项

（1）展开缸应预先用展开剂饱和。

（2）点样后，应待溶剂挥发完，再放入展开室中展开。

（3）展开剂不可浸过样点。

（4）CMC－Na溶液加热以后不能再兑入冷水，否则，几天以后就会变绿、起霉。放置时间太长的CMC－Na溶液可能会发黄，而且可能有霉菌出现，绝对不能再使用。

（5）若用抽滤装置直接把CMC－Na溶液滤过，则不必等沉淀后再取上清液，此方法一方面可节省CMC－Na溶液，另一方面避免倒滤过的CMC－Na溶液时下层的不溶物随之倒出。

（6）CMC－Na是一种高分子材料，而高分子材料的溶解必然都会有一个溶胀、溶解的过程，所以配制的时候，应该将少量称好的CMC－Na撒在水的表面，让其自然沉降，注意要散开平铺，这样能够充分浸润，使其溶胀，之后可以置于水浴锅内加热溶解；也可将其加热溶解成所需浓度后超声处理，再抽滤，以便快速得到上清液。

四、实训测评

按表 8－3 所列评分标准进行测评，并做好记录。

表 8－3　实训评分标准

序号	考核内容	考核标准	配分	得分
1	文明操作	符合 HSE 规定	5	
2	薄层板铺制	正确配制固定相	10	
		正确完成固定相涂布	10	
3	薄层板活化	正确完成活化操作	5	
4	溶液制备	正确配置对照品、供试品	10	
5	点样	点样位置选择正确	10	
		点样直径控制在 2～3 mm	10	
6	展开	正确配置展开剂	10	
		正确添加展开剂（点样点不能浸入展开剂中）	10	
7	检测	选择正确的检测波长	5	
8	结果记录	及时记录结果（发现篡改数据本实训计 0 分）	10	
9	结束工作	完成整理和清洗工作	5	
合计				

【知识链接】

维生素 C

维生素 C，又称维他命 C，是一种多羟基化合物，化学式为 $C_6H_8O_6$。结构类似葡萄糖，其分子中第 2 及第 3 位上两个相邻的烯醇式羟基极易解离而释出 H^+，故具有酸的性质，又称 L－抗坏血酸。维生素 C 具有很强的还原性，很容易被氧化成脱氢维生素 C，但其反应是可逆的，并且维生素 C 和脱氢维生素 C 具有同样的生理功能，但脱氢维生素 C 若进一步水解，生成二酮古洛糖酸，则反应不可逆而且会完全失去生理功能。维生素 C 化学结构式如下：

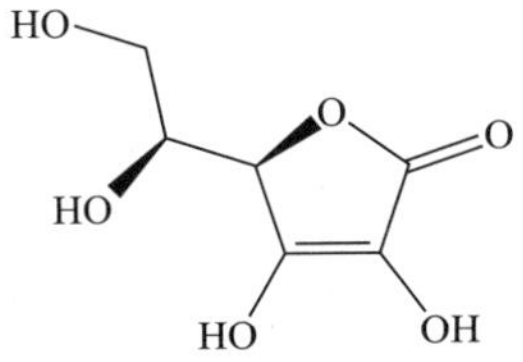

HO　O　O　HO　HO　OH

实训十五　西咪替丁片的薄层鉴别

一、实训目的

1. 能说出薄层色谱法鉴别西咪替丁片的原理、操作技术。
2. 能完成片剂的样品处理、薄层板制备、点样、显色和检视等操作技术。

二、实训准备

1. 器材

玻璃板（10 cm×20 cm），研钵，10 μL 定量毛细管或平口微量注射器，紫外分析仪，双槽底展开缸，电子天平，托盘天平，烧杯（250 mL），干燥器，量筒（100 mL、20 mL、10 mL），容量瓶（100 mL、10 mL），铅笔，直尺。

2. 试剂与试药

西咪替丁对照品，三氯甲烷，甲醇，羧甲基纤维素钠（CMC－Na），硅胶 G，均为分析纯；西咪替丁片（市售）。

三、实训内容与步骤

1. 硅胶薄层板铺制

称取羧甲基纤维素钠（CMC－Na）0.75 g，置于烧杯中，加水 100 mL，加热使 CMC－Na 溶解，放置一周，待澄清备用。取上述 CMC－Na 上清液 30 mL（或适量）置研钵中，称取 10 g 硅胶 G，分次加入研钵中，在研钵中按同一方向研磨混合，调成均匀糊状物，除去表面的气泡。取糊状物适量放在清洁的玻璃板上，轻轻振动玻璃板，使硅胶均匀地流布于整块玻璃板上（厚度 0.2～0.3 mm），或倒入涂布器中，在玻璃板上平稳地移动涂布器进行涂布，将涂布好的薄层板置水平台上，室温下晾干。

2. 薄层板活化

将晾干的玻璃板置于烘箱中，110 ℃活化 30 分钟，取出后置于有干燥剂的干燥器中备用。薄层板使用前应检查其均匀度，表面应均匀、平整、光滑，无麻点、无气泡、无破损、无污染。

3. 溶液制备

（1）对照溶液的配制。取西咪替丁对照品，加甲醇溶解并稀释制成每 1 mL 中约含 10 mg 的溶液。

（2）样品溶液的配制。取供试品的细粉适量（约相当于西咪替丁 0.1 g），加甲醇 10 mL，振摇使西咪替丁溶解，滤过。

4. 点样

在距薄层板底边 2.0 cm 处，用铅笔轻轻划一起始线，并将其分为三等份。用微量注射器（或毛细管）分别吸取对照液及样品液各 5 μL，分别点于同一薄层板的两个等份点上，边点边用洗耳球吹干，样点为圆点，直径 2 ~ 3 mm，位置应正确、集中。点样时不能损伤薄层板表面。

5. 展开

分别量取三氯甲烷、甲醇适量，配成三氯甲烷 - 甲醇（5 : 1）展开剂置于双槽底展开缸中底部一侧槽内（展开剂只需满足薄层板浸入 0.3 ~ 0.5 cm 的用量即可），把点好样的薄层板置于展开缸底部另一侧槽内，密封顶盖（否则溶剂挥发，改变展开剂比例，影响分离效果），饱和 15 分钟后，倾斜展开缸，展开剂进入薄层板一侧，使点有样品的一端浸入展开剂（点样点不能浸入展开剂中），展开。待展开剂移行约 12 cm，取出薄层板，立即用铅笔划出溶剂前沿，将薄层板置于通风橱中晾干。

6. 检测

待展开剂挥散后，置碘蒸气中显色，观察，标出各斑点的位置、外形。

7. 结果判定

供试品溶液所显主斑点的位置和颜色应与对照品溶液的主斑点相同。

8. 数据处理与结果

将相关数据填入表 8 - 4 中。

表 8 - 4　　测定结果记录表

检品名称		规　　格	
批　　号		检验项目	
检验日期		温度/湿度	
检验依据			
结果判定			
检验结果			
分析结果	本批次西咪替丁片鉴别结果________（是/否）符合标准		
检验员		复核员	

9. 注意事项

（1）样品最好用具有挥发性的有机溶剂溶解，不应用水溶液，因为水分子与吸附剂的相互作用力较弱，当水分子占据了吸附剂表面的活性位置时，会使吸附剂的活性降低，而使斑点扩散。

（2）点样量不宜太多，否则会降低迁移率，一般为几到几十微克。

（3）原点直径要控制在 2 mm 以内，因此须分次点样，边点样边用冷、热风交替吹干。

（4）薄层板在空气中不能放置太久，否则会因吸潮而降低活性。

四、实训测评

按表 8－5 所列评分标准进行测评，并做好记录。

表 8－5　　实训评分标准

序号	考核内容	考核标准	配分	得分
1	文明操作	符合 HSE 规定	5	
2	薄层板铺制	正确配制固定相	10	
		正确完成固定相涂布	10	
3	薄层板活化	正确完成活化操作	5	
4	溶液制备	正确配置对照品、供试品	10	
5	点样	点样位置选择正确	10	
		点样直径控制在 2 ~ 3 mm	10	
6	展开	正确配置展开剂	10	
		正确添加展开剂（点样点不能浸入展开剂中）	10	
7	检测	正确完成碘蒸气的显色过程	5	
8	结果记录	及时记录结果（发现篡改数据本实训计 0 分）	10	
9	结束工作	完成整理和清洗工作	5	
合计				

【知识链接】

西咪替丁

西咪替丁，也称甲氰咪胍，是一种组胺 H_2 受体阻抗剂，主要用于抑制胃酸的分泌，能明显抑制基础和夜间胃酸分泌，也能抑制由组胺、分肽胃泌素、胰岛素和食物等刺激引起的胃酸分泌，并使其酸度降低，对因化学刺激引起的腐蚀性胃炎有预防和保护作用，对应激性胃溃疡和上消化道出血也有明显疗效。西咪替丁化学结构式如下：

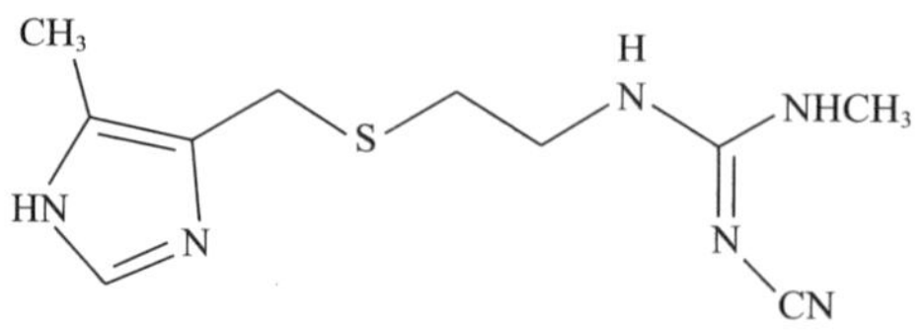

第九章

离子色谱法

离子色谱法（ion chromatography，IC）是由经典离子交换色谱法派生出来的，是高效液相色谱法（HPLC）的一种。离子色谱法作为一种重要的分析工具，广泛应用于医药化工、食品、冶金、环境监测等方面。本章主要介绍离子色谱法的基本知识和离子色谱仪器结构及部件，以及使用离子色谱法进行化学分析的方法。

【案例导入】

某医药生产公司新买了一套纯化水设备，用于制备制药用水，此设备已安装完成，现需要工作人员对其进行调试，以检测所制备的纯化水是否符合药品生产要求。已知制药用水容易受到 Cl^-、F^-、I^-、NO_2^-、NO_3^- 等离子的污染，请问工作人员应采用何种分析方法，能较准确地分析出这些成分在水中的含量？

第一节 基础知识

学习目标

1. 能写出离子色谱的定义、特点和应用领域。
2. 能根据分离原理区分抑制型和非抑制型离子色谱。

一、概述

1. 离子色谱法的概念

离子色谱法是对溶液中解离出的阴离子或阳离子进行分离并定性或定量分析的一种液相色谱方法，最常见的就是离子交换色谱法。离子交换色谱法主要分为抑制型离子色谱法和非抑制型离子色谱法两种。1975 年，斯莫尔等人提出了将离子交换色谱与电导检测器相结合来分析各种离子的方法，这是最早的抑制型离子色谱法。到 1979 年，格尔德等人采用弱电解质作流动相（也就是洗脱剂），由于流动相自身的电导较低，不必使用抑制柱，这就产生了非抑制型离子色谱法。随着科技的发展，还出现了离子排斥色谱和离子对色谱等，对离子的分析也起着重要的补充作用。

2. 离子色谱法的特点

离子色谱法分析速度快、灵敏度高、选择性好，并且可以同时测定多种组分，尤其是阴离子。其所用分离柱的稳定性好，容量高，样品前处理方便，无须特殊的试剂，分析的成本较低，但与其他技术相比定性能力较差。

（1）分析速度快

离子色谱法对七种常见阴离子（F^-、Cl^-、Br^-、NO_2^-、NO_3^-、SO_4^{2-}、PO_4^{3-}）和六种常见阳离子（Li^+、Na^+、NH_4^+、K^+、Mg^{2+}、Ca^{2+}）的平均分析时间均在 10 分钟以内。如果采用高效快速分离柱，上述七种常见的阴离子的分离只需要 3 分钟，分析过程用时很短，速度较快。

（2）灵敏度高

采用离子色谱法分析，若直接进样 50 μL，对常见阴离子的检测限度小于 10 μg/L。对于一些工业上常用的高纯水，通过增加进样量、采用小孔径柱（2 mm 直径）或在线浓缩等方法，检测限度可达 10^{-12} g/L 甚至更低。

（3）选择性好

离子色谱法的选择性主要取决于适当的分离和检测系统。与高效液相色谱法相比，离子色谱法中固定相对选择性的影响较大。随着科技的不断发展，分离柱也在不断推陈出新。一些技术如抑制技术、柱后衍生技术等都可以提高离子色谱法的选择性。

（4）可同时分析多种化合物

与吸收光谱法相比，离子色谱法的主要优点是可以同时检测样品中的多种成分。只需很短的时间，离子色谱法就可得到阴、阳离子以及样品组成的全部信息。但这种同时检测的能力会受到样品中不同成分之间巨大浓度差的限制。

（5）分离柱的稳定性好、容量高

分离柱的稳定性取决于柱填料的类型。与高效液相色谱法中所用的硅胶填料不同，离子色谱法中的苯乙烯－二乙烯基苯聚合物是使用最广的填料。这种聚合物具有高 pH 稳定性，允许使用强酸或强碱作淋洗液，有利于扩大分离柱的应用范围。新型的高交联度树脂还在有机溶剂中稳定，因此可以使用有机溶剂清洗柱子以除去有机污染物。

（6）定性能力差

离子色谱法的定性能力和其他技术相比较差，采用离子色谱和其他定性能力较好的技术联用可以克服这一缺点。

3. 离子色谱法的应用

目前对于阴离子的分析，最佳的方法还是离子色谱法，该法在环境分析、食品分析、生物医药分析等方面应用广泛，可以定性或定量测定有机阴离子、碱金属、有机酸、胺和铵盐等物质。在环境分析中，离子色谱法多用于水质分析，如饮用水水质分析、高纯水的离子分析、各种废水和电厂水的分析等；在食品分析中，离子色谱法可以检测食品中的硝酸、亚硝酸、亚硫酸、碘化物等；在生物医药领域，离子色谱法可以分析氨基酸、糖类、蛋白质等物质。随着科学技术的发展，离子色谱仪精度越来越高，应用领域也会越来越广。

二、常用离子色谱的分离原理

离子自身都具有一定特性，在特殊的条件下，溶液中的离子与固定相之间可以主动交换。在交换后，容易洗脱的离子先分离出来，再经过检测器检测，便可以得到色谱峰。检测人员就可以根据色谱峰分析所检测的物质。根据分离机理的不同，离子色谱法可以分为高效离子交换色谱法、离子排斥色谱法和离子对色谱法三种。

高效离子交换色谱法的分离机制是离子交换，是离子色谱法的主要分离方式，其特点是用低交换容量、薄膜型、具有各种选择性的苯乙烯－二乙烯基苯（S－DVB）离子交换树脂进行离子分离；离子排斥色谱法利用离子排斥原理进行分离，其特点是采用高交换容量的S－DVB树脂进行离子分离；离子对色谱法的分离机制主要是利用吸附和离子对的形成，其特点是采用中性的S－DVB树脂进行离子分离。

高效离子交换色谱法是目前最常用的离子色谱法，主要分为两类，即抑制型离子色谱法和非抑制型离子色谱法。

1. 抑制型离子色谱法

抑制型离子色谱法（示意图如图9－1所示）在分离柱后面增加了一个抑制柱，可使流动相转变成低电导组分，以降低来自流动相的背景电导，同时可将样品离子转变成相应的酸或碱，以增加其电导。例如，使用抑制型离子色谱法分析阴离子 X^-，流动相为NaOH溶液，使用两根离子交换柱，一根是分离柱，填料为低交换容量的阴离子交换剂，另一根是填有高交换容量的阳离子交换剂的抑制柱，两者串联，流动相先进入分离柱，再经过抑制柱，反应如下：

（1）分离柱

$$\text{交换反应：} R^+ - OH + NaX \longrightarrow R^+ - X^- + NaOH$$

$$\text{洗脱反应：} R^+ - X^- + NaOH \longrightarrow R^+ - OH + NaX$$

（2）抑制柱

$$\text{与组分反应：} R^- - H^+ + NaX \longrightarrow R^-Na^+ + XH$$

$$\text{与流动相反应：} R^- - H^+ + NaOH \longrightarrow R^-Na^+ + H_2O$$

抑制柱使流动相的碱生成水，大大降低了流动相的背景电导率，避免了流动相对检测结果的影响。样品中的阴离子还生成了相应的酸，H^+ 比 Na^+ 的淌度大得多，因而提高了组分电导检测的灵敏度。

2. 非抑制型离子色谱法

非抑制型离子色谱法又称电导检测单柱色谱法，与抑制型离子色谱法相比，它只有一根分离柱，少了一个抑制柱，从分离柱流出的流动相直接进入电导检测器进行检测，如图9－2所示。非抑制型离子色谱减小了抑制柱带来的死体积，分离效率高，所用仪器也可用高效液相色谱仪改装。

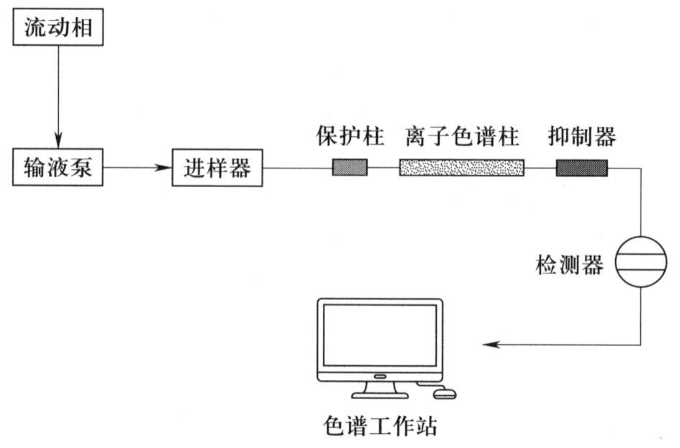

图 9－1　抑制型离子色谱法示意图

非抑制型离子色谱法的固定相使用的是低容量的离子交换剂，流动相采用的是低浓度、低解离度的有机酸或弱酸盐，如 0.1 ~ 1 mol/L 的邻苯二甲酸盐，因此，流动相在电导检测器上的背景信号会较低，分离柱洗脱的离子就可以直接被电导检测器检测。

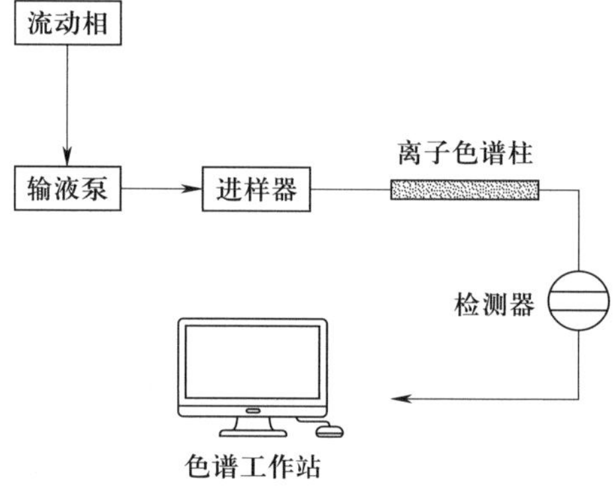

图 9－2　非抑制型离子色谱示意图

思考与练习

一、填空题

1. 抑制型离子色谱在分离柱后面增加了一个________，可使流动相转变成低电导组分，以降低来自流动相的________。

2. 非抑制型离子色谱减小了抑制柱带来的________，分离效率高。

3. 离子色谱法是利用离子交换原理，对溶液中的________、________进行分离并定性或定量分析的一种液相色谱方法。

4. ______________是目前最常用的离子色谱法。

二、单项选择题

1. 高效离子交换色谱法的离子分离原理是（　　）。
A. 离子交换　B. 离子吸附　C. 离子排阻　D. 离子对
2. 下列属于抑制型离子色谱特有的部件是（　　）。
A. 进样器　B. 分离柱　C. 抑制柱　D. 检测器
3. 非抑制型离子色谱法的固定相使用的是（　　）。
A. 低容量的离子交换剂　B. 高容量的离子交换剂
C. 低浓度的离子交换剂　D. 高浓度的离子交换剂

三、判断题

1. 离子色谱法是液相色谱法的一种。（　　）
2. 离子色谱法包括抑制型离子色谱法和非抑制型离子色谱法两种。（　　）
3. 离子色谱法只能用于测定阴离子。（　　）
4. 抑制型离子色谱法的仪器可以使用高效液相色谱仪改装。（　　）
5. 离子对色谱法的分离机制是离子交换。（　　）

四、简答题

1. 何谓离子色谱？离子色谱有哪几种分类？
2. 使用抑制型离子色谱分析废水中的 Br^- 时，在分离柱和抑制柱上是如何反应的？
3. 离子色谱应用广泛，请说出它的优点。
4. 简述抑制型和非抑制型离子色谱的异同点。

第二节　离子色谱仪的组成与部件

学习目标

1. 能认识离子色谱仪的各个构成系统。
2. 能根据检测需要选择合适的抑制器和检测器。

离子色谱仪的基本构成与高效液相色谱仪相同，由输液系统、进样系统、分离系统（色谱柱）、抑制系统和检测系统等部分组成，如图 9－3 所示。其中，最重要的组成部件是分离系统，分离系统作为其核心部件，对离子的分离和检测起到了重要作用。同时，对于抑制型离子色谱来说，抑制器也是关键部件。

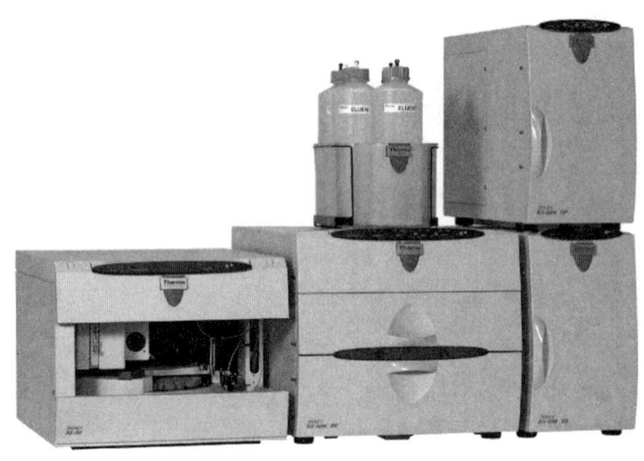

图 9－3　离子色谱仪

一、输液系统

离子色谱仪的输液系统包括储液瓶、高压输液泵、梯度淋洗装置等，与高效液相色谱仪的输液系统基本相似。但是在离子色谱法中经常用到强酸性或强碱性物质作流动相，所以离子色谱仪输液系统中的管道、阀门、泵、柱子以及接头等不仅要求耐压，而且要耐酸碱腐蚀。目前国内外的离子色谱仪都采用全塑料系统，使用的材料基本都是聚醚醚酮（PEEK）。

二、进样系统

进样系统的作用是将待分析的样品引入柱中。离子色谱的进样方式有三种，包括注射器进样、阀进样和自动进样。

注射器进样需要手动，这种方式适合低压，目前已经比较少用。

阀进样采用阀门喷射装置，适用于高压喷射。阀门喷射装置由高压六通阀和定容定量管组成，阀体由不锈钢制成，内壁经过精密加工。旋转密封件由铝合金陶瓷材料或聚四氟乙烯制成，具有良好的耐磨性和密封性。在进样时将样品填充到定量管中，然后通过切换阀注射。

自动进样是指在程序控制器或计算机的控制下，通过自动采集仪自动完成采样、清洗等一系列操作。操作者只需将处理好的样品按一定顺序装入储样机中，通过系统设定一定进样量即可完成自动进样。

三、分离系统

分离系统主要通过离子色谱柱实现样品中各组分的分离，以便于检测器检测分析溶液中的各种离子。分离系统是离子色谱的重要部件，包括预柱、保护柱和分析柱。预柱又称在线过滤器，采用聚醚醚酮材质，主要作用是去除溶液中的颗粒杂质。保护柱用于消除样品中可能损坏分析柱填料的杂质，减少对分析柱的损耗，其填料与分析柱相同。分析柱用于有效分离样品组分，一般内径为 4 mm，长度为 100 ~ 250 mm，两头配备紧固螺丝。实现离子的分离主要靠的就是色谱柱的填料（固定相），离子交换色谱柱的填料分为有机聚合物载体填充剂和无机载体填充剂两种，粒度要求一般在 5 ~ 25 μm。

四、抑制系统

抑制系统是抑制型离子色谱特有的结构，也是它的一个重要部件，其作用是降低流动相的背景电导、增强被测离子的电导值以及消退反离子峰对弱保留离子的影响。目前离子色谱的抑制器主要有四种，分别是树脂填充抑制器、纤维膜抑制器、平板微膜抑制器和电解抑制器。

1. 树脂填充抑制器

树脂填充抑制器是第一代抑制器，具有制作简单、价格低廉等优点，但树脂填充抑制器无法连续工作，现在使用的较少。抑制阴离子时，该抑制器采用高交换容量的阳离子树脂填充，通过硫酸将树脂转化成氢型；抑制阳离子时则采用高交换容量的阴离子树脂进行填充。

2. 纤维膜抑制器

为了解决树脂填充抑制器的问题，1981 年史蒂文斯等研制出了纤维膜抑制器，该装置采用阳离子交换的中空纤维作为抑制器，外通再生液，使得膜内外的流动相和再生液始终保持动态平衡。纤维膜抑制器可连续工作，但抑制容量不高，机械强度也较差。

3. 平板微膜抑制器

1985 年戴安公司推出了平板微膜抑制器，它由两层极薄的半透性离子交换膜组成，中间通过流动相，外两侧通过再生液，亦可实现连续工作。同时平板微膜抑制器的交换容量较高，可以进行梯度洗脱。

4. 电解抑制器

1992 年电解抑制器进入市场，这是一种自身再生抑制器，该装置不需要使用再生液，而是通过电解水产生所需离子。电解抑制器最早由厦门大学的田昭武发明，戴安公司对这类抑制器进行改进，推出了商品化的电解抑制器，它是在平板微膜抑制器中加入了两根铂电极，通过电极电解纯水，只要用流动相自循环或纯水电解就可以实现自再生。这种抑制器平衡快，背景噪声低，坚固耐用，工作温度可以高至 40 ℃，并可在高达 40% 的有机溶剂存在下正常工作，应用较为广泛。

五、检测系统

检测系统的作用是将色谱柱分离的化学物质转化为电信号，并将信号放大输出、记录，再通过工作站处理得出分析数据。离子色谱最基本和常用的检测器是电导检测器，其次是安培检测器，另外还有紫外检测器等，其中电导检测器又分为非抑制型电导检测器和抑制型电导检测器。

1. 电导检测器

（1）非抑制型电导检测器

单柱离子色谱法采用的检测器是非抑制型电导检测器。非抑制型电导检测器一般采用五电极电导测量技术，能有效地消除双电层电容和电解效应的影响。五电极式电导检测器也有效地消除了极化和电解效应的影响，在高背景电导下仍能获得极低的噪声水平，特别适合用作非化学抑制型电导检测器。

（2）抑制型电导检测器

双柱离子色谱法采用的检测器是抑制型电导检测器。抑制型电导检测器采用的是可变频率双极脉冲化学抑制型电导检测的方式，该方式能有效地抑制电导池等效电容和流动相本底电导的影响，测定灵敏度高、线性范围宽、稳定性好。

2. 安培检测器

安培检测器是一种用于测量电活性分子在工作电极表面氧化或还原反应时所产生电流变化的检测器，由恒电位器和三种电极组成。该检测器分为三类：直流安培检测器主要用于抗坏血酸，溴、氰、酚、硫化物，亚硫酸盐等物质的检测；脉冲安培检测器用于醇类、醛类、糖类、胺类、有机硫、硫醇、硫醚和硫脲等物质的检测；积分脉冲安培检测器是脉冲安培检测器的升级形式，也适用于检测脉冲安培检测的物质。

3. 紫外检测器

紫外检测器的基本原理基于朗伯－比尔定律，在离子色谱中的应用越来越广泛。其优点包括：选择性好，通过波长的改变，便可选择性地进行检测；应用面广，除可用于离子型的过渡金属、镧系元素的分析外，还广泛用于有机酸以及其他有机化合物的测定；灵敏度高，很容易进行 μg/L 级的测定。

思考与练习

一、填空题

1. 紫外检测器的基本原理基于____________，在离子色谱中的应用越来越广泛。

2. 最常用的离子色谱检测器是________。

3. 第一代抑制器是____________，具有制作简单、价格低廉等优点。

4. 平板微膜抑制器由两层极薄的半透性离子交换膜组成，中间通过________，外两侧通过________，可实现连续工作。

5. 离子色谱的进样方式有三种，包括____________、____________和____________。

二、单项选择题

1. 下列不属于离子色谱的组成部件的是（　　）。

A. 分离系统　B. 输液系统　C. 导电系统　D. 检测系统

2. 下列不属于离子色谱常用检测器的是（　　）。

A. 电导检测器　B. 安培检测器　C. 紫外检测器　D. 荧光检测器

3. 不需要额外添加再生液的抑制器是（　　）。

A. 平板微膜抑制器　　B. 电解抑制器

C. 树脂填充抑制器　　D. 纤维膜抑制器

三、判断题

1. 离子色谱和高效液相色谱的输液系统相同。（　　）
2. 离子色谱手动进样时采用注射器进样。（　　）
3. 预柱采用 PEEK 材质，主要作用是去除溶液中的颗粒杂质。（　　）
4. 纤维膜抑制器的出现解决了树脂填充抑制器无法连续工作的问题。（　　）
5. 脉冲安培检测器用于检测抗坏血酸、硫化物、亚硫酸盐等物质。（　　）

四、简答题

1. 离子色谱与高效液相色谱的区别在哪里？
2. 离子色谱的最常用的检测器是什么？请简述其分类。
3. 简述抑制系统的作用。

第三节　基本操作及日常维护

学习目标

1. 能使用离子色谱法进行样品分析。
2. 能对离子色谱仪进行维护保养。

一、基本操作

1. 制备去离子水和配制溶液

（1）制备去离子水

根据《中国药典（2020 年版）》的要求，离子色谱法中所使用的去离子水应经过纯化处理，电阻率一般大于 18.2 MΩ · cm。去离子水的制备可以采用不同的方法，如重蒸馏法、反渗透法或使用精密去离子水制备装置，得到符合要求的去离子水。

（2）配制溶液

离子色谱的流路及色谱柱对样品溶液要求较高，对于澄清的、相对较简单的水溶液，一般经稀释和 0.45 μm 滤膜过滤后即可直接使用，对于一些基质比较复杂的样品，可以通过紫外线降解、固相萃取等方法消除干扰物干扰。在配制溶液时，不仅要防止离子污染，还要防止微生物污染，所以最好现配现用。

2. 选择流动相

流动相由去离子水配制而成。使用流动相的目的是从交换位置上置换出被测的离子，合适的流动相需要根据样品的组成、所需分离的离子特性等，通过实验来选择。分离阴离子常采用稀碱溶液、碳酸盐缓冲液等洗脱液，分离阳离子则采用稀甲烷磺酸溶液等洗脱液；通过增加或减少洗脱液中酸碱溶液的浓度，可以提高或降低流动相的洗脱能力；在流动相中加入一定量的甲醇、乙腈等有机溶剂也可以改善色谱峰的峰形。选定了所需流动相之后，需要对其进行脱气处理，可以采用超声脱气、减压过滤等方式离线脱气，也可以采用氦气在线脱气。

3. 样品预处理

传统的样品预处理方法是采样、稀释、过滤，即可直接进样分析，但是很多样品无法简单的处理，而需要通过一定的技术达到进样要求。比如样品必须转变为溶液；样品中的待测组分应以离子形式存在；样品的浓度在标准曲线线性范围内，不宜过高或过低；样品中的颗粒物质应过滤除去，避免堵塞柱系统，使得柱压升高等。常用的样品预处理技术有 0.22 μm 微膜过滤、固相萃取、渗透和渗析技术等，其中，前两种技术靠压力保证分析的组分全部通过，分析结果的准确性较高，处理速度快，使用范围广，第三种仅适用于除去分子量大于 3×10^6 的生物有机污染物，处理时间较长，很少使用。

4. 定性或定量方法选择

（1）定性方法

定性是判断该样品中的离子是什么，通常根据保留时间确定。利用离子色谱进行定性分析时，可与标准物质进行对照，在色谱柱、流动相及其他条件都确定的情况下，同种物质的保留时间也是相同的。将待测样品的保留时间与标准物质对比，时间一致的就可认为是与标准品相同的离子，据此可以确定被测样品的组分。还有一些离子具有选择性或者专属的显色反应，也可以通过其特性进行定性分析。

（2）定量方法

定量是分析样品中离子的具体含量，根据色谱峰的峰高或峰面积来确定。在一定浓度范围内，色谱峰的峰面积和峰高与被测离子的浓度呈线性关系。在离子色谱法中，经常使用的定量方法有内标法、外标法、面积归一法等，其中标准曲线的确定对离子含量分析的准确性具有较大的影响。标准曲线的确定方法如下：

首先精密称取适量对照品，配制成储备溶液；然后分别量取一定量的储备溶液，将其稀释成一系列不同浓度的对照品溶液；采用离子色谱法检测上述浓度的对照品溶液，得到色谱图，确定待测组分的峰高或峰面积；以对照品溶液的峰高或峰面积为纵坐标，以对应的浓度为横坐标，制作标准曲线，并得到标准曲线公式：

$$A_r = ac_r + b \tag{9-1}$$

式中，A_r 为对照品溶液的峰高或峰面积，c_r 为对照品溶液的浓度，a 为标准曲线的斜率，b 为标准曲线的截距。

得到标准曲线后，可将待测样品注入离子色谱进行检测，得到相应的色谱图，按照保留时间确定组分，并根据标准曲线进行计算，计算方法如下：

$$c_s = (A_s - b)/a \tag{9-2}$$

式中，A_s 为样品溶液的峰高或峰面积，c_s 为样品溶液的浓度。

5. 使用离子色谱仪分析样品

在使用离子色谱仪之前，首先应配制好所需溶液和对照品溶液，进行样品预处理，流动相脱气处理等，一切准备就绪后即可操作仪器。不同厂家和型号的离子色谱仪的操作规范略有不同，基本操作步骤如下。

（1）开机前的准备

根据样品的检测条件和色谱柱的条件配制所需流动相和再生液，确认其储量满足需要。

（2）开机

依次打开打印机、计算机进入操作系统；打开氮气钢瓶总阀，调节钢瓶减压阀分压表指针为0.2 MPa左右，再调节色谱主机上的减压表指针为5 psi（34.47 kPa）左右；确认离子色谱仪与计算机数据线连接正常，打开离子色谱主机电源，进入工作站程序进行连接，使软件与离子色谱仪联动起来；打开泵头废液阀排除泵和管路里的气泡，关闭泵头废液阀；开泵启动仪器，查看基线，待基线稳定后方可进样分析。

（3）样品分析

建立程序文件、方法文件、样品表文件；加样品到自动进样器或手动进样，启动样品表；若是手动进样，则按系统提示逐个进样分析。

（4）数据处理

建立标准曲线、打印标准曲线；打印待测样品分析报告。

（5）关机

关闭泵，关闭操作软件；关闭离子色谱主机电源；关闭氮气钢瓶总阀并将减压表卸压；关闭计算机、显示器和打印机电源。

二、日常维护

1. 仪器各组件和设备维护

（1）离子色谱仪是比较复杂和精密的仪器，未经培训不能私自上机操作。

（2）检查各组件连接处有无泄漏并及时清洗，检查泵头和泵体连接处有无泄漏，正常操作造成的磨损也会导致柱塞密封圈的泄漏，严重时可能会污染泵内部，影响正常操作。

（3）保持泵头无气泡，每周至少开一次机，若长时间未开机，在开泵之前排除泵头气泡，先逆时针旋松泵头废液阀排气泡，观察管路，无气泡后拧紧泵头废液阀，但不要过紧。

（4）仪器至少每隔3天通一次去离子水，隔7天通一次流动相。平流泵需用去离子水冲洗干净。

（5）对于污染较为严重的废水等，若要使用离子色谱进行分析，必须严格按照样品的预处理方法对样品进行处理，使用的过程中注意避免气体、金属离子及有机物进入色谱柱，影响色谱柱的使用寿命。

（6）流动相不能隔天使用，以免滋生细菌。

（7）废液桶及时检查并倒空。

2. 色谱柱的保养

色谱柱柱体材料为聚醚醚酮，分离相由聚乙烯醇颗粒组成，粒径为 9 μm，表面有季铵基团。为保护色谱柱不受外来物质侵害，应对流动相、样品用 0.45 μm 的微孔滤膜过滤，并通过吸液过滤头吸取流动相。色谱柱接入系统时，需要先冲洗 10 分钟以上再接检测器，冲洗时出口向上，便于将气泡赶出。

离子色谱柱每使用两个月，需用 0.2 mol/L 的碳酸钠溶液及 1% 酒石酸溶液洗涤，以维持色谱柱的性能。短时间不使用，可直接将柱子两端盖上塞子，放在盒中保存。若长时间不使用，则需要通入 3% 的硼酸密封连同抑制器低温保存。

思考与练习

一、填空题

1. 采用离子色谱法定性分析离子时，通常根据__________确定。

2. 离子色谱法通常根据色谱峰的________或________来进行计算样品中的离子浓度。

3. 离子色谱法中常用的定量方法有________、________、________等。

4. 离子色谱使用前应检查各组件连接处________，若长时间未使用，在开泵之前应________。

二、单项选择题

1. 离子色谱使用的溶液需要通过（　　）微孔滤膜过滤后使用。

A. 0.22 μm　　B. 0.45 μm　　C. 0.22 nm　　D. 0.45 nm

2. 离子色谱分析的样品应以（　　）形式存在。

A. 混悬液　　B. 溶液　　C. 乳浊液　　D. 固体溶液

3. 离子色谱仪器保养，至少每隔（　　）通一次去离子水，隔（　　）通一次流动相。

A. 3 天　5 天　　B. 5 天　3 天　　C. 7 天　3 天　　D. 3 天　7 天

三、判断题

1. 离子色谱法中所使用的去离子水应经过纯化处理，电阻率一般大于 18.2 MΩ · cm。（　　）

2. 流动相可以隔天使用，避免浪费。（　　）

3. 离子色谱柱是精密的产品，可连续使用几个月无须保养。（　　）

4. 离子色谱柱的柱体填充材料为 PEEK。（　　）

5. 废液桶应及时清空，避免废液溢出。（　　）

四、简答题

1. 长久不使用的色谱柱应如何保存?
2. 为了防止空气进入色谱柱，应如何除去泵头的气泡?
3. 简述离子色谱法的操作方法。

实训十六　离子色谱法测定水样中常见阴离子含量

一、实训目的

1. 能根据操作规范熟练操作离子色谱仪。
2. 能利用离子色谱仪测定水中的阴离子。

二、实训准备

1. 器材

离子色谱仪（YSIC）、色谱工作站、超声波发生器、抽滤泵、容量瓶、移液管、烧杯、样品瓶、微孔滤膜。

2. 试剂与试药

NaF、KCl、NaBr、K_2SO_4、$NaNO_3$、NaH_2PO_4、$NaNO_2$、Na_2CO_3、$NaHCO_3$、H_3BO_3 等均为优级纯；去离子水、优级纯浓硫酸。

三、实训内容与步骤

1. 测定条件

采用 YSA8 型分离柱、微膜抑制器，抑制电流为 50 mA；流动相为 $NaHCO_3-Na_2CO_3$，流量为 1.5 mL/min；柱温 30 ℃，进样量 100 μL。

2. 溶液配制

（1）流动相储备液的配制

分别称取 26.04 g $NaHCO_3$ 和 25.44 g Na_2CO_3（105 ℃下烘干 2 小时，并保存在干燥器内）溶于水中，并转移到 1 000 mL 容量瓶中，用水稀释至刻度，摇匀，该流动相储备液中 $NaHCO_3$ 的浓度为 0.31 mol/L，Na_2CO_3 的浓度为 0.24 mol/L。

（2）流动相的配制

吸取上述流动相储备液 10.00 mL 于 1 000 mL 容量瓶中，用水稀释至刻度，摇匀，并用 0.45 μm 的微孔滤膜过滤，即得 0.003 1 mol/L $NaHCO_3$ 和 0.002 4 mol/L Na_2CO_3 流动相备用。

（3）七种阴离子标准储备液的配制

分别称取适量的 NaF、KCl、NaBr、K_2SO_4（105 ℃下烘干 2 小时，保存在干燥器内）、$NaNO_3$、NaH_2PO_4、$NaNO_2$（干燥器内干燥 24 小时以上）溶于水中，分别转移到 1 000 mL 容量瓶中，然后各加入 10.00 mL 流动相储备液，并用水稀释至刻度，摇匀备用。七种标准储备液中各阴离子的浓度均为 1.00 mg/mL。

（4）七种阴离子的标准混合使用液的配制

分别吸取一定量上述七种标准储备液，置于同一个 500 mL 容量瓶中，再加入 5.00 mL 流动相储备液，然后用水稀释至刻度，摇匀。各储备液的使用量和标准混合中各阴离子浓度见表 9 – 1 及表 9 – 2。

表 9 – 1　各标准储备液的使用量

标准储备液	NaF	KCl	NaBr	K_2SO_4	$NaNO_3$	$NaNO_2$	NaH_2PO_4
使用量/mL	0.75	1.00	2.50	12.50	5.00	2.50	12.50

表 9 – 2　标准混合溶液中各阴离子的浓度

标准储备液	F^-	Cl^-	Br^-	SO_4^{2-}	NO_3^-	NO_2^-	PO_4^{3-}
$c/(\mu g \cdot mL^{-1})$	1.50	2.00	5.00	25.00	10.00	5.00	25.00

（5）抑制液的配制

抑制液为 0.1 mol/L K_2SO_4和 0.1 mol/L H_3BO_3混合液，称取 6.2 g H_3BO_3于 1 000 mL 烧杯中，加入约 800 mL 去离子水溶解，缓慢加入 5.6 mL 浓硫酸，并转移至 1 000 mL 容量瓶中，稀释至刻度，摇匀。

（6）保护柱液的配制

保护柱液为 3% H_3BO_3溶液，称取 15 g H_3BO_3，溶解于 500 mL 去离子水中即得。

3. 样品测定步骤

（1）开机

打开电源，开启平流泵电源，流量调至 1.5 mL/min。测压调零，按下色谱仪电导按钮，用量程选择使数字表显示数值接近 50，按下调零按钮，调节基线调节旋钮，使数字表显示为零，打开数据工作站，按操作指南使用该色谱仪工作站。

（2）制作标准曲线

吸取上述阴离子标准储备液各 0.50 mL，分别置于 7 只 50 mL 容量瓶中，各加入流动相储备液 0.50 mL，加水稀释至刻度，摇匀，即得各阴离子标准使用液。将各阴离子标准使用液置于样品盘中，吸取 1 mL 进样分析，得到色谱图，各样品重复进样三次。

（3）绘制工作曲线

分别吸取阴离子标准混合使用液 1.00 mL、2.00 mL、4.00 mL、6.00 mL、8.00 mL 于 5 只 10 mL 容量瓶中，各加入 0.1 mL 流动相储备液，然后用水稀释至刻度，摇匀，分别吸取

1 mL 进样，记录色谱图，各种溶液分别重复进样三次。

（4）进样分析

取未知水样 99.00 mL，加 1.00 mL 流动相储备液，摇匀，取 1 mL 按标准溶液同样的实验条件进样，得到色谱图，重复进样两次。

4. 数据记录和处理

（1）将相关数据填入表 9 - 3 中，绘制各标准溶液的工作曲线。

表 9 - 3　　某离子标准曲线测定结果记录

浓度	保留时间	峰面积

（2）计算出未知液中各组分的含量，并将结果填入 9 - 4 中。

表 9 - 4　　测定结果记录表

样品名称					检验日期	
标准溶液	离子	标准曲线方程				相关系数 R^2
	F^-					
	Cl^-					
	Br^-					
	SO_4^{2-}					
	NO_3^-					
	NO_2^-					
	PO_4^{3-}					
水样		峰面积			平均峰面积	浓度
	F^-					
	Cl^-					
	Br^-					
	SO_4^{2-}					
	NO_3^-					
	NO_2^-					
	PO_4^{3-}					
结论						

色谱图、标准工作曲线另附页。

检验人：　　　　　　　　复核人：

（3）打印分析结果和色谱图。

5. 注意事项

（1）操作前进行培训，规范操作，维护好仪器。不同厂家的离子色谱仪操作方法不同，应仔细阅读说明书。

（2）待测水样如果是污染比较严重的水样，应经过预处理，避免污染色谱柱。

（3）流动相应超声脱气，管路和泵头气泡也应预先除去。

四、实训测评

按表 9 - 5 所列评分标准进行测评，并做好记录。

表 9 - 5　实训评分标准

序号	考核内容	考核标准	配分	得分
1	文明操作	符合 HSE 规定	5	
2	溶液配制	正确配制流动相、标准溶液、抑制液等	15	
3	仪器使用	正确开机预热	5	
		正确连接色谱柱	5	
		正确使用系统	10	
		进样过程无误	10	
4	实验操作	正确脱气处理	5	
		正确预处理样品	10	
5	实验结果	标准曲线呈线性关系（R^2 > 0.99）	10	
		分析得出水样中的阴离子及其含量	15	
6	数据记录	及时记录数据（发现篡改数据本实训计 0 分）	5	
7	结束工作	完成整理和清洗工作	5	
合计				

第十章

质谱法及联用技术概论

结构决定性质，因此确定化合物的结构是化学研究中重要的一环。结构分析也成为分析化学的一个重要分支。在各种化合物中，与结构简单的无机物对比，有机物种类最多、结构最复杂，而且有机物是组成高分子聚合物和生物大分子的结构单元。因此，有机物结构分析是化合物结构分析的重要部分。

【案例导入】

化学发展的早期，分析有机物结构主要依赖于化学方法，例如碳、氢、氮等元素的定量测定，另外可以通过特征反应现象推断官能团的存在。随着科学技术的进步，现代的有机物结构分析主要依赖仪器分析。常用的有“四大谱”：紫外光谱、红外光谱、核磁共振波谱、质谱。相比化学分析，仪器分析样品用量小，分析过程简单，速度快，提供的结构信息更加全面完整。

第一节　质谱法

学习目标

1. 能说出质谱法的特点。
2. 能写出质谱仪主要部件。
3. 能根据质谱图确定分子离子峰，求出分子量。

质谱法（mass spectrometry，MS）是通过将试样分子转变为快速运动的离子，并按质荷比（质量与电荷的比值，m/z）大小进行分配记录的分析方法，所得结果称为质谱图。根据质谱图提供的信息，可以进行多种有机物及无机物的定性定量分析、复杂化合物的结构分析、样品中各种同位素比值的测定以及固体表面的结构和组成的分析等，进行这些分析的仪器即为质谱仪。

质谱法发展到现在已经有 100 多年的历史，英国物理学家汤姆逊在 1913 年就曾预言，化学中存在的许多问题可以凭借质谱法来解决，而且比其他方法更为简便。早期的质谱法最主要的工作是分离测定同位素。20 世纪 40 年代之后，质谱法开始用于有机物的分析；20 世纪 60 年代出现气相色谱－质谱联用仪器；20 世纪 80 年代随着一批如原子轰击电离源、电喷雾电离源及基质辅助激光解析电离源等软电离技术的出现，质谱法开始研究热不稳定及生物大分子化合物，从而进入了生命科学领域。现在质谱法已广泛应用于化学、化工、生命科学、环境、食品药品、材料科学等各个领域。实验证明，质谱法是研究有机化合物结构、复杂生物分子构造及其他化合物的有力工具之一。

【知识链接】

质谱仪的发明

世界上第一台质谱仪的原型机于 1912 年由英国物理学家汤姆逊研制成功，1919 年，英国科学家阿斯顿动手改进了原型机，制造出了世界第一台高精密度质谱仪，这台质谱仪的原理基本与现在的质谱仪一致，他用这台装置发现了多种元素同位素，研究了 53 个非放射性元素，发现了天然存在的 287 种核素中的 212 种，第一次证明原子质量亏损，并因此荣获 1922 年诺贝尔化学奖。阿斯顿被普遍认为是质谱仪真正的发明者。

在仪器分析领域，质谱与核磁共振、红外光谱技术、紫外光谱技术被认为是结构分析的四大工具。与其他分析技术相比，质谱分析技术具有以下特点：

（1）灵敏度高，通常只需要微克（μg）级，甚至更少的样品量便可得到一张可供结构分析的质谱图。

（2）分析速度快，几秒甚至不到一秒的时间就可完成一次样品的分析。

（3）分析范围广，可用于固体、液体、气体样品分析，也可用于热稳定和热不稳定的化合物分析。

（4）提供的信息量大，可同时提供被测物质的相对分子质量和结构信息。

（5）既能定性分析也可定量分析。

（6）可以和各种色谱仪器联用，实现复杂体系的分析，如液相色谱－质谱联用。

一、基本原理

1. 分析步骤

质谱分析主要包括下面几个步骤：

（1）气态化或原子化。

（2）将气态化的分子或原子化的原子的大部分转化为离子流，一般为单电荷正离子。

（3）离子按质荷比分离。

（4）计数各种离子的数目或测定由试样形成的离子轰击传感器时产生的离子电流。

2. 质谱的基本方程

当用具有一定能量的电子轰击物质的分子或原子时，会使其丢失一个外层价电子，同时可获得带有一个正电荷的离子。若正离子的存在时间大于 10^{-6} s，就能受到加速板上电压 V 的作用，加速到速度为 v，其动能为$\frac{1}{2}mv^2$；而在加速电场中所获得的电势能为 zV，加速后离子的电势能转换为动能，两者相等，即：

$$\frac{1}{2}mv^2 = zV \tag{10-1}$$

式中，m 为离子质量；v 为离子速度；z 为离子电荷；V 为加速电压。

正离子在电场中的运动轨道是直线的，进入磁场强度为 H 的磁场中，在磁场的作用下，正离子的轨道将发生偏转，进入半径为 R 的径向轨道（如图 10－1 所示），这时离子所受到的向心力为 Hzv，离心力为$\frac{mv^2}{R}$。要保持离子在半径为 R 的径向轨道上运动的必要条件是向心力等于离心力，即：

$$Hzv = \frac{mv^2}{R} \tag{10-2}$$

由上面两式可以计算出 R 的大小与离子质荷比的关系为：

$$\frac{m}{z} = \frac{H^2R^2}{2V} \tag{10-3}$$

式中，$\frac{m}{z}$为质荷比，当离子带一个正电荷时，它的质荷比就是它的质量数。

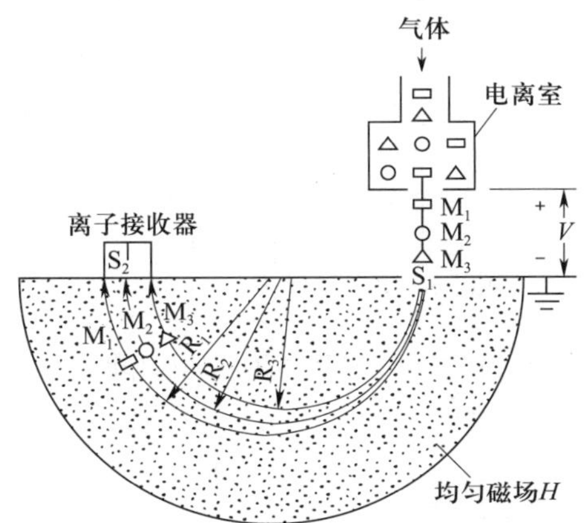

图 10－1　质谱分析原理图

R_1，R_2，R_3—不同质量离子的运动轨道曲率半径

M_1，M_2，M_3—不同质量的离子

S_1，S_2—分别为进口和出口狭缝

式（10－3）为质谱的基本方程。由此可知：

（1）磁场强度 H 和加速电压 V 固定时，不同的质荷比将有不同的 R_i 与 i 离子对应，据此可将各种离子分开，这时移动检测器狭缝的位置，就能收集到不同 R_i 的离子流，但这种方法在实验上不易实现，常常是直接用感光板照相法记录各种不同离子的质荷比。

（2）在电场扫描法中，固定半径 R 和磁场强度 H，连续改变加速电压 V，由于狭缝的离子质荷比与加速电压成反比，当加速电压逐渐增加，先被收集到的是质量大的离子。

（3）在磁场扫描法中，固定半径 R 和加速电压 V，连续改变磁场强度 H，由于质荷比正比于 H^2，当磁场强度增加时，先收集到的是质量小的离子。

3. 质谱图的表示方法

由质谱仪器记录下来的质谱图一般有两种：峰形图（如图 10－2 所示）和棒形图（如图 10－3 所示），目前大部分的质谱分析都需要将峰形图以棒形图的形式表示，其横坐标为质荷比（m/z），纵坐标为离子的相对丰度（又称相对强度）。

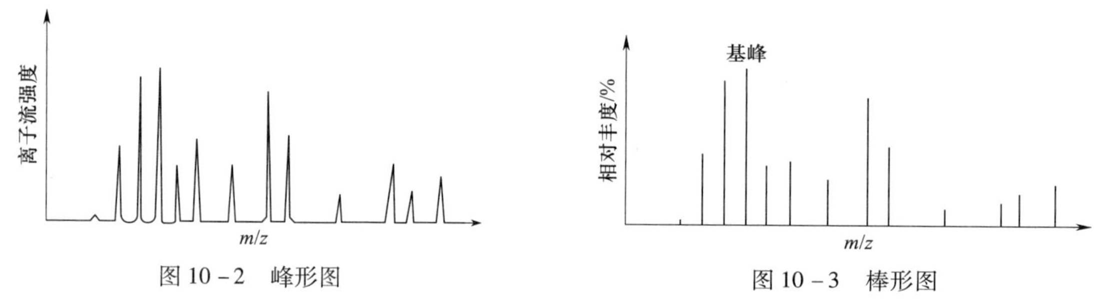

图 10－2　峰形图　　　　图 10－3　棒形图

棒形图中丰度最强的峰称为基峰，其他峰按基峰来归一化，即取基峰离子流强度为 100，将某一峰的离子流强度与基峰离子流强度相对比，这样得到的百分数称作相对丰度，用相对丰度表示各峰的高度，图 10－4 为苯甲酸甲酯的棒形图。

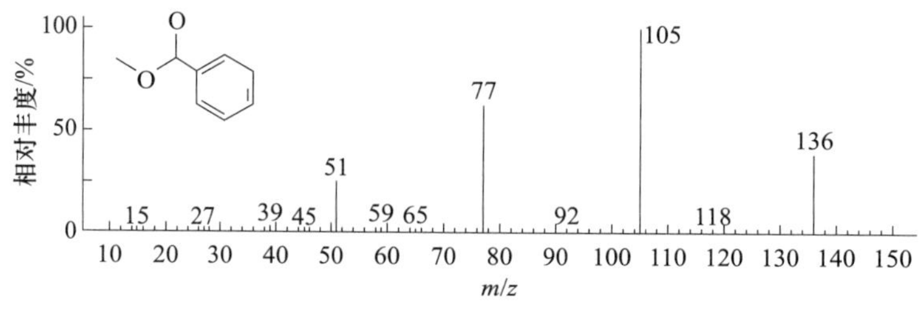

图 10－4　苯甲酸甲酯的棒形图

二、质谱仪

质谱仪是利用电磁学原理，使试样（原子、分子）电离成带正电荷的气态离子，并按离子的质荷比将它们分离，同时记录和显示这些离子的相对强度的一种仪器。质谱仪一般由四大系统构成：进样系统、分析系统、真空系统和电学系统。分析系统是质谱仪的核心，包括三个重要部分：离子源、质量分析器和离子检测器，并由此决定质谱仪的类型。

质谱仪种类很多，分类不一。一般按分析系统的工作状态把质谱仪分为静态和动态两大类。静态质谱仪的质量分析器采用稳定的或变化慢的电、磁场，按照空间位置将不同质荷比的离子分开；动态质谱仪的质量分析器则采用变化的电、磁场，按时间和空间区分不同质荷比的离子。由单聚焦和双聚焦质量分析器组成的质谱仪，属于静态质谱仪；而由飞行时间和四极滤质器（又称四极杆质量分析器）组成的质谱仪，属于动态质谱仪。

1. 工作流程

以单聚焦质谱仪为例（图 10－5 是单聚焦质谱仪的结构示意图），质谱仪的工作流程如下：样品通过进样系统，使微摩尔级或更少的试样蒸发，并让其慢慢地进入电离室（室内的压力约为 10^{-3} Pa）。在电离室，由热丝电子源流向阳极的电子流，将气态试样的原子或分子电离成正、负离子（一般为正离子）。接着，在狭缝 A 处，以微小的负电压将正负离子分开。然后，借助于狭缝 A 和狭缝 B 间几百至几千伏的电压，将正离子加速，使准直于狭缝 A 的正离子流，迅速通过狭缝 B 进入真空度高达 10^{-5} Pa 的质量分析器中。根据离子质荷比的不同，其偏转角度也不同，质荷比大的偏转角度小，质荷比小的偏转角度大，从而使质量数不同的离子在此得到分离。若改变粒子的速度或磁场强度，就可将不同质量数的粒子依次聚焦在出射狭缝上。通过出射狭缝的离子流，将落在收集极上，离子流经放大后，即可进行记录，并得到质谱图。质谱图上信号的强度，与达到收集极上的离子数目呈正比。

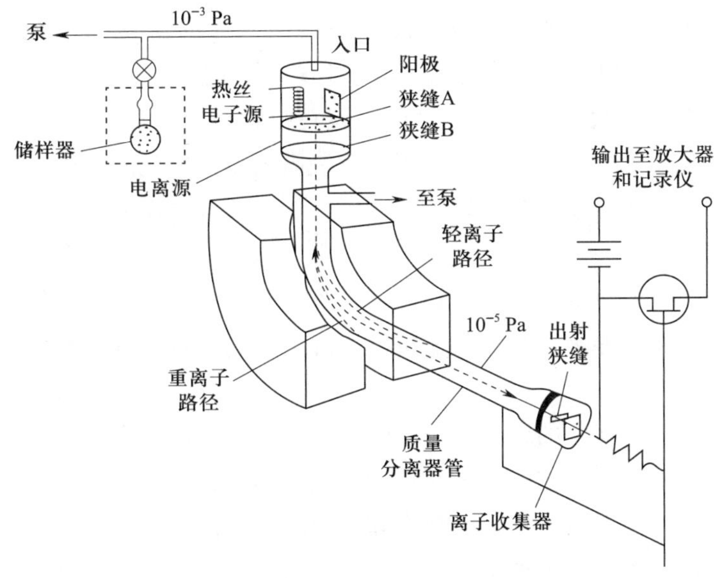

图 10－5　单聚焦质谱仪的结构示意图

2. 主要部件

质谱仪由进样系统、离子源或电离室、质量分析器、离子检测器和电学系统等部分组成。此外，由于整个装置必须在高真空条件下运转，所以还有真空系统。

（1）进样系统

进样系统是将被分析的物质送进离子源的装置，常见的进样方式有间歇式进样、直接探针进样及色谱进样。

1）间歇式进样

若试样是气体或挥发性液体和固体，可用如图 10－6 所示的间歇式进样系统进样。其通过可拆卸的试样管将少量固体和液体试样（10～100 μg）导入试样储样器。由于储样器内的压力约为 10^{-3} Pa，比电离室内压力高 1～2 个数量级，因此，部分试样便从储样器通过分子漏隙而进入电离室。

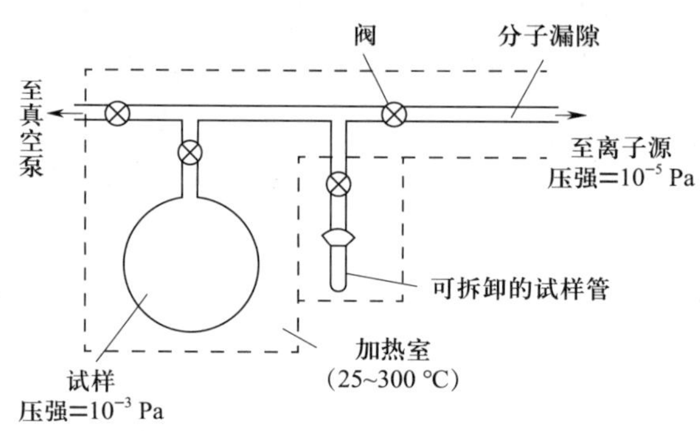

图 10－6　典型的间歇式进样系统示意图

2）直接探针进样

对挥发性低的试样，通常将试样放在能“直接插入”的器具——探针上。将探针插入电离室，升温，达到 10^{-4} Pa 左右的蒸气压。由于离子室内真空度很高，加上试样十分接近离子源，故有可能在试样大量分解发生之前，就获得化合物的质谱。对于极易分解的化合物，用探针进样往往不能得到完整的质谱图，一般需采用衍生化的方法，将其转变为易挥发且稳定的化合物后，再进行质谱分析。

3）色谱进样

常常将质谱仪与气相色谱、高效液相色谱系统等联用，使它们兼有色谱法的优良分离功能和质谱法强有力的鉴定能力，是目前分析复杂混合物的有效工具。

（2）离子源

离子源的作用是使试样中的原子、分子电离成离子。在进行质谱分析时，首先是使试样分子形成气态离子。对一个给定的分子而言，其质谱图的面貌在很大程度上取决于所用的离子化方法。离子源的性能对质谱仪的灵敏度和分辨本领等都有很大影响。

在质谱法中应用的离子源种类很多，一般分为气相离子源和解吸离子源两大类。前者是试样气化后再离子化，如电子轰击源、化学电离源、场致电离源等，后者是将液体或固体试样直接转变成气态离子，如场解吸电离源、快原子轰击电离源、基体辅助激光解吸电离源等。气相离子源一般用于分析沸点小于 500 ℃、相对分子质量小于 10^3、对热稳定的化合物；解吸离子源的最大优点是能用于测定非挥发、热不稳定、相对分子质量高达 10^5 的试样。

离子源也可分为硬电离源和软电离源。由硬电离源获得的质谱图，通常可以提供被分析物质所含功能基的类型和结构信息。由软电离源获得的质谱图中，分子离子峰的强度很大，碎片离子峰较少且强度低，但提供的质谱数据可以得到精确的相对分子质量。

下面几种是质谱法中常用的电离源：

1）电子轰击源（electron ionization，EI）

在离子源内，用电加热铼或钨制成的灯丝到 2 000 ℃，产生高速电子束，与试样分子发生碰撞，若电子的能量大于试样分子的电离电位，将导致试样分子的电离。当电子轰击源具有足够的能量时，试样分子不仅可能失去一个电子形成分子离子，而且有可能进一步发生键的断裂或重排，形成大量的各种低质量的碎片正离子和中性自由基，这些碎片离子可用于有机化合物的结构鉴定。电子轰击源主要用于气体样品，属于硬电离源。

2）化学电离源（chemical ionization，CI）

化学电离源是 1966 年开始发展起来的一种离子源，与电子轰击源结构相似，但化学电离源是将样品气体和反应气体分子混合通入电离室，最常用的反应气体为甲烷、异丁烷、氢气、氨气等。灯丝发出的电子束首先电离反应气体，产生的反应气体离子与样品气体再进行离子分子反应，使样品分子电离。化学电离源是一种软电离方法，一般用于稳定性差、用电子轰击源难以得到分子离子的化合物，但其缺点是碎片少，可提供的结构信息少。一般的质谱仪中都同时装备有电子轰击源和化学电离源，可根据实验的需要进行切换。

3）快原子轰击电离源（fast atom bombardment，FAB）

快原子轰击电离源中用来轰击样品的原子通常为氙气或氩气等稀有气体，通过电场加速预先在电离室中放电产生气体离子，然后通过高能量的气体离子与热的气体原子进一步碰撞而导致电荷和能量的转移，形成高能量的原子流，快速运动的原子撞击到涂有样品的金属板上，通过能量转移使样品分子电离，生成试样离子，这些离子在电场中穿过狭缝进入质量分析器。快原子轰击电离源特别适宜研究极性高分子化合物。

4）电喷雾电离源（electrospray ionization，ESI）

电喷雾电离是一种很软的电离方法，通常不产生碎片离子或者产生很少的碎片离子，样品分子生成质子化分子或加合离子。被分析的样品溶液从毛细管口喷出，在毛细管末端与围绕毛细管的圆筒状电极之间加以 3 ~4 kV 电压，形成带高密度电荷的雾状液滴。带电液滴在向取样孔移动的过程中，溶剂不断挥发，液滴体积逐渐缩小，液滴表面的电荷密度不断增加。当电荷密度增加至临界点（又称为瑞利稳定限）时，电荷之间的排斥力大于溶液的表面张力，液滴自发分裂，经过反复的溶剂挥发和液滴分裂，液滴变得越来越细微，这样带电荷的样品离子就被静电力喷入气相而进入质量分析器。

电喷雾电离源主要用于液体样品电离，最大优点是样品分子不发生裂解，适合极性以及热不稳定性化合物的电离，尤其适合多肽、蛋白质、核酸、配合物及其他大分子化合物的分析，并且该电离源非常适合作为液相色谱 - 质谱联用仪的接口。

5）大气压电离源（atmospheric pressure ionization，API）

大气压电离源是液相色谱 - 质谱联用仪最常用的离子化形式。常见的大气压电离源有大气压电喷雾（APESI）和大气压化学电离（APCI）。

大气压电喷雾是从去除溶剂后的带电液滴形成离子的过程，适用于容易在溶液中形成离子的样品或极性化合物。该电离方式分析的分子量范围很大，既可用于小分子分析，又可用于多肽、蛋白质和寡聚核苷酸分析。

大气压化学电离是在大气压下利用电晕放电来使气相样品和流动相电离的一种离子化技术，要求样品具有一定的挥发性，适用于非极性或低、中等极性的化合物，此电离方式分析的分子量范围受到质量分析器质量范围的限制。

（3）质量分析器

质量分析器是能够将电离源中产生的离子按照质荷比分开的部件。离子通过质量分析器，按照不同的质荷比分开，相同质荷比的离子聚集在一起形成质谱图。各种质谱仪的主要区别就是质量分析器的不同。常见的质量分析器类型主要包括磁质量分析器、四级杆质量分析器、离子阱质量分析器、飞行时间质量分析器。

1）磁质量分析器

离子源中产生的碎片离子经过磁场形成粒子束，不同质荷比的离子在磁场作用下，前进方向具有其特有的运动曲率半径，因此会产生不同角度的偏转，通过改变磁场强度，进而改变通过狭缝出口的离子，从而实现离子的空间分离，形成质谱图，其过程如图 10－7 所示。

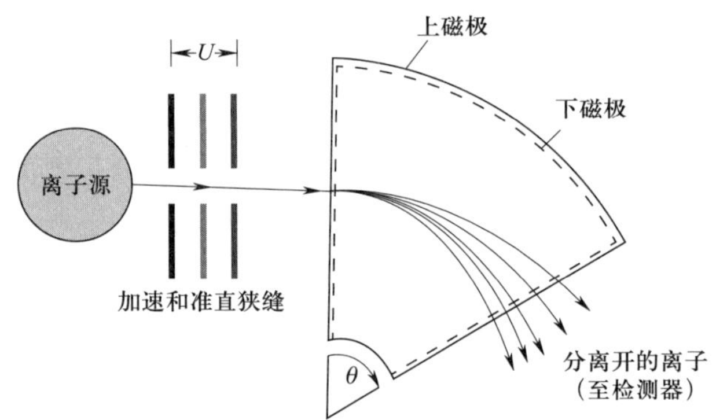

图 10－7　磁质量分析器结构示意图

2）四级杆质量分析器

四级杆质量分析器因其由 4 根平行的棒状电极组成而得名。由一个直流固定电压 U 和一个射频电压 V 作用在棒状电极上，由电离源产生的离子束在与棒状电极平行的轴上聚焦，只有质荷比合适的离子才会通过稳定的振荡进入检测器。通过改变固定电压 U 和射频电压 V，并保持 U/V 比值恒定时，可实现不同质荷比离子的分离检测，其结构如图 10－8 所示。

3）离子阱质量分析器

离子阱质量分析器由两个端盖电极和位于它们之间的环状电极组成。端盖电极施加直流电压 U 或接地，环状电极施加射频电压 V，通过施加适当电压形成一个离子阱，根据射频电压 V 的大小，离子阱可捕获某一质量的离子，同时离子阱还可储存离子，待离子累积到一定

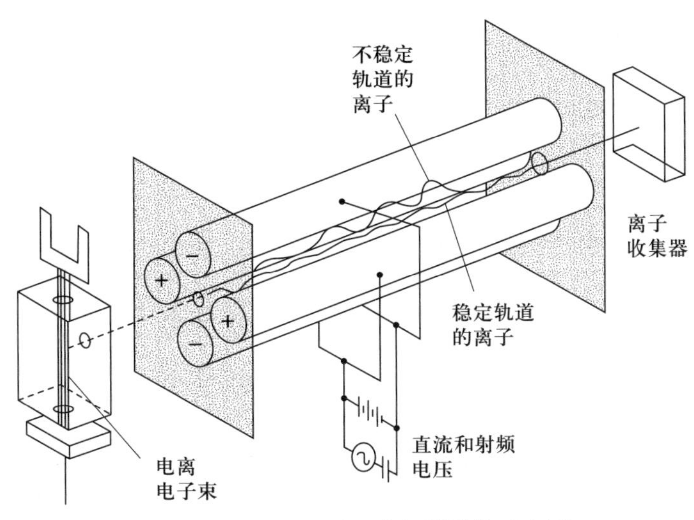

图 10－8　四级杆质量分析器结构示意图

数量后，升高环状电极上的射频电压，离子按质量从高到低的顺序依次离开离子阱，从而进行检测，如图 10－9 所示。

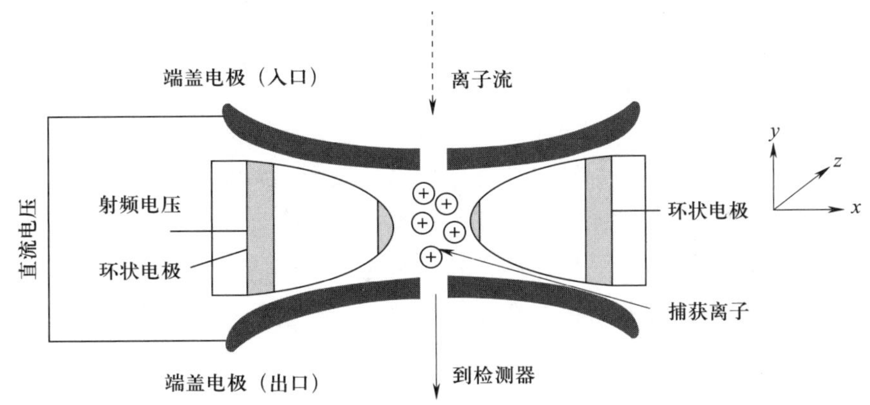

图 10－9　离子阱质量分析器结构示意图

4）飞行时间质量分析器

从电离源飞出的离子一般都具有相同的动能，不同质量的离子，因其飞行速度不同而得到分离。如果固定离子飞行距离，则不同质量离子的飞行时间不同，质量小的离子飞行时间短而首先到达检测器，如图 10－10 所示。各种离子的飞行时间与质荷比的平方根成正比，飞行时间一般为 1～30 μs。由于飞行时间在微秒级范围，对数字数据的采集，要求采用极其快速的电子器件。从分辨率和重现性看，飞行时间质量分析器不如磁质量分析器或四级杆质量分析器，但它具有简易稳定、很容易连接离子源、几乎无限的质量范围和快速的数据采集等优点。

（4）离子检测器

经过质量分析器分离后的离子，到达检测系统进行检测，即可得到质谱图。离子检测器

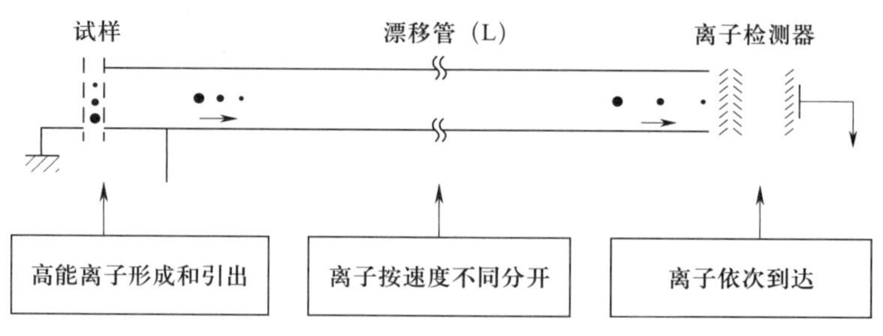

图 10－10　离子阱质量分析器结构示意图

主要有 3 种。

1）电子倍增器

电子倍增器运用质量分析器出来的离子轰击电子倍增管的阴极表面，使其发射出二次电子，再用二次电子依次轰击一系列电极，使二次电子获得不断倍增，最后由阳极接收电子流，使离子束信号得到放大。电子倍增器中电子通过的时间很短，利用电子倍增器可以实现高灵敏度、快速测定，是目前使用较多的检测器。这类检测器可以直接装在磁质量分析器后面，因为其引出的离子具有足够的能量在转换极上溅射出电子。将离子束用几千伏的电压加速后，电子倍增器也可与低能量离子束的质量分析器（如四极杆质量分析器）一起使用。

2）法拉第杯

法拉第杯是一种设计成杯子形状的离子检测器。离子进入法拉第杯后产生的电流信号经一个高精度、高阻值的电阻及一个前置放大器转换为与之信号强度相对应的模拟电压信号，此信号再通过电压频率转换器或模－数转换器转换成数字信号，最后由计算机进行信号的数据采集和计算。为保证放大电路的稳定性、满足对法拉第杯信号的准确测量，还需为放大器等电子器件提供良好的电磁屏蔽、恒温和真空条件。

3）照相板

质谱仪中用的照相板为涂有溴化银乳剂的玻璃平板，主要用于火花源双聚集质谱仪。其优点是不需要记录离子流强度，也不需要整套电子测量线路，而且灵敏度高，可以分析微量物质。其缺点是分析精度较低，且使用时需要预先抽真空。

（5）电学系统和真空系统

电学系统直接影响质谱仪的主要技术指标和质谱分析的结果，包括各种高低压稳压电源、控制电路、保护电路、测量电路、数据显示和处理系统等。随着对质谱仪器要求的不断提高，对电子技术的要求也愈来愈高。例如，对电场电压和磁场电流的精度要求达到 ±0.000 1%。

真空系统是保障质谱仪正常工作的必要条件。质谱仪中所有部分均要处在高度真空的条件下（离子源的高真空度应达到 $1.3\times10^{-4}\sim1.3\times10^{-5}$ Pa，质量分析器中应达 1.3×10^{-6} Pa），其作用是减少离子碰撞损失。真空度过低，将会引起离子源灯丝损坏，本底增高，副反应增多，使质谱图复杂化，干扰离子源正常调节，加速极放等现象发生，导致分析无法进行。用于微量分析的质谱仪器中的高真空系统一般由旋转式机械泵、油扩散泵、离子泵等部件组成，能够获得 10^{-6} Pa 或者更高的真空度。

三、质谱图的定性定量分析

1. 离子的主要类型

（1）分子离子

分子失去一个电子形成的离子称为分子离子，对应的质谱峰称为分子离子峰，分子离子的相对分子质量等于化合物的相对分子质量。分子离子峰具有以下特点：

1）除同位素离子峰外，分子离子峰通常出现在质荷比最高的位置。分子离子峰的稳定性取决于化合物的分子结构。分子离子峰较强的有芳香族、共轭烯烃及环状化合物，而脂肪醇、胺、硝基化合物及多侧链化合物很难出现或不出现分子离子峰。

2）在分子离子峰左边 3 ~ 14 原子质量单位范围内一般不可能出现峰。因为不可能使同一个分子同时失去 3 个氢原子，而最可能失去的最小基团通常是甲基（M－15）。

3）凡是分子离子峰均符合“氮规则”，即相对分子质量为偶数的有机化合物一定有偶数个氮原子，相对分子质量为奇数的有机化合物一定有奇数个氮原子。

分子离子峰的主要作用是用来确定化合物的相对分子质量，高分辨率质谱仪能够给出精确的分子离子峰质量数，因此能够快速准确地测定有机化合物的相对分子质量。

当分子离子峰不出现时，可以通过降低电子轰击能量、更换离子源、采用化学衍生法使化合物转变为稳定衍生物等方法来产生分子离子峰。

（2）同位素离子

天然元素由同位素组成，习惯上把含有重同位素的离子称为同位素离子，其产生的质谱峰称为同位素离子峰。由于不同元素的同位素含量不相同，因此质谱图中常出现强度不等的同位素离子峰。这些同位素离子峰常在分子离子峰右边 1 或 2 个质量单位处出现，即 $(M+1)^+$ 或 $(M+2)^+$ 峰。从 $(M+1)^+$ 或 $(M+2)^+$ 峰的强度可以推断存在的同位素。如 $(M+2)^+$ 峰与 M^+ 峰强度相同，推断可能存在 ^{81}Br；$(M+2)^+$ 峰强度为 M^+ 峰强度的 1/3，则推断可能存在 ^{37}Cl。

（3）碎片离子

碎片离子是由于离子源的能量过高，分子离子在离子源中碎裂而形成的。碎片离子峰的信息有助于推断分子结构。

一般来说，强度最大的质谱峰对应最稳定的碎片离子。通过分析各种碎片离子峰的相对强度，通常能够获得整个分子的结构的信息。但是通过此方法获得分子拼接结构不总是合理的，因为碎片离子并不只是通过分子离子一次碎裂而形成，而是可能会进一步碎裂或重排，因此要准确进行定性分析时，最好与标准图谱进行比较。

对于只有一根化学键断开的简单断裂（断裂产物是原分子中已经存在的结构单元，没有发生重排），有如下几条经验规则，但不是对所有化合物都适用，应谨慎选用。

1）键能小的共价键先断裂。

2）碳链分支处易发生断裂，分支越多，越容易断裂。这是由于碳原子具有以下稳定顺序：$CR_3 > CHR_2 > CH_2R > CH_3$。

3）形成共轭效应更强体系的碎片，其断裂概率更大。

（4）重排离子

分子离子在裂解的同时，原子或原子团重排而产生的比较稳定的离子叫做重排离子。最典型的就是麦氏重排所产生的离子。

麦氏重排的特点就是γ氢转移至羰基氧原子上，化学式如下：

$$\left[H-CH_2-CH_2-CH_2-C(=O)-O-CH_3 \right]^{\pm} \longrightarrow H_2C=CH_2 + \left[H_2C=C(-OH)-O-CH_3 \right]^{\pm}$$

（5）亚稳离子

电离室中生成的离子被加速以后，在到达收集器之前发生分解的离子，称为亚稳离子。由这些亚稳离子发生亚稳跃迁而生成的子离子，在质谱中被记录下来，出现丰度低、宽度跨越几个质量单位的突起、平顶或凹形的峰，而且常常具有非整数的 m/z 值，这种峰称为“亚稳峰”。

（6）多电荷离子

分子失去一个电子后，成为高激发态的分子离子，为单电荷离子。有时，某些非常稳定的分子，能失去两个或两个以上的电子，这时在质量数为 m/ne（n 为失去的电子数）的位置上，出现多电荷离子峰。多电荷离子峰的出现，表明被分析的试样非常稳定，例如，芳香族化合物和含有共轭体系的分子，容易出现双电荷离子峰。

2. 相对分子质量的测定

使用离子源离子化时，对那些能够产生分子离子或质子化（或去质子化）分子离子的化合物来说，用质谱法测定相对分子质量是目前最好的方法。它不仅分析速度快，而且能够给出精确的相对分子质量。

虽然只要在质谱图上确定分子离子峰或与其相关的离子峰，如质子化分子离子峰 $(M+1)^+$ 或去质子化分子离子峰 $(M-1)^-$，就可以测得试样的相对分子质量，但分子离子峰的强度与分子的结构及类型等众多因素有关。例如，当使用硬电离源轰击某些不稳定的化合物时，在质谱图中看不见分子离子峰，而只有碎片离子峰；有些化合物在气化时就被热分解，只能看到热分解产物的质谱图。因此，在识别分子离子峰时，还需采用以下方法进一步加以确认。

（1）分子离子峰必须符合氮规则，即在含有 C、H、O 等的有机化合物中，若有偶数（包括零）个氮原子存在时，其分子离子峰的 m/z 值一定是偶数；若有奇数个氮原子时，其分子离子峰的 m/z 值一定是奇数。这是因为组成有机化合物的主要元素 C、H、O、N、S 及卤素中，只有氮的化合价是奇数（一般为3），而质量数是偶数，因此出现氮规则。

（2）当化合物中含有氯或溴时，可以利用 $M^{\pm}$ 与（M+2）$^{+}$ 峰的比例来确认分子离子峰。通常情况下，分子中含有一个氯原子时，$M^{\pm}$ 和（M+2）$^{+}$ 峰强度比为 3∶1；分子中含有一个溴原子时，$M^{\pm}$ 和（M+2）$^{+}$ 峰强度比为 1∶1。

（3）设法提高分子离子峰的强度，注意区别分子离子峰和同位素峰，增加分子离子峰与邻近峰的质量差。通常情况下，降低电子轰击源的电压，碎片峰逐渐减小甚至消失，而分子离子（和同位素）峰的强度增加。

（4）对那些非挥发或热不稳定的化合物应采用软电离源离解方法，以加大分子离子峰的强度。

3. 分子式的测定

在确认了分子离子峰并知道了化合物的相对分子质量后，就可确定化合物的部分或整个分子式，利用质谱法确定化合物的分子式有两种方法：用高分辨质谱仪确定分子式和由同位素比求分子式。

（1）用高分辨质谱仪确定分子式

我们知道，即使 ^{12}C 以相对原子质量为 12.000 000 作基准，许多原子的相对原子质量也并非整数。用高分辨质谱仪能够区别质量上只相差千分之几个质量单位的分子。例如，若要区别分子式为 $C_{11}H_{20}N_6O_4$（相对分子质量为 300.154 592）和 $C_{11}H_{20}N_4O_5$（相对分子质量为 300.143 359）的两种化合物，它们的相对分子质量仅相差 0.011 233。此时，若用低分辨质谱仪测定，是无法区分它们的。若采用分辨率为 27 000 的质谱仪进行测定，就可将这两种化合物区分开来。

拜诺等人根据实验数据，经过精确计算列出了由不同数目 C、H、O 和 N 组成的各种分子式的精密分子量表，即拜诺质谱数据表（以下简称拜诺表），将高分辨质谱仪测得的精确相对分子质量与拜诺表进行比对，就可以查出可能的分子式范围。同时再结合其他信息，即可从少数可能的分子式中得到最合理的分子式。另外，还可以从默克索引中找到化合物的精密相对分子质量（精确到小数点后六位），进一步进行核对。

（2）由同位素比求分子式

拜诺等人根据同位素丰度及丰度比规律计算出相对分子质量 500 以下，只含 C、H、N、O 的化合物的（M+2）$^{+}$ 和（M+1）$^{+}$ 峰与分子离子峰 M^{+} 的相对强度，并编制为表格。表 10－1 列出了拜诺表中质量数为 102 处（M=102）的部分内容。在求分子式时，只要质谱图上得到的分子离子峰足够强，其高度和（M+1）$^{+}$、（M+2）$^{+}$ 同位素峰的高度都能准确测定，计算（M+1）$^{+}$ 和（M+2）$^{+}$ 峰相对于 $M^{\pm}$ 峰的百分数后，根据拜诺表，便可确定分子可能的经验式。例如，若在质量数为 102 处有分子离子峰，（M+1）$^{+}$ 峰和（M+2）$^{+}$ 峰相对其强度分别为 7.81% 和 0.35%，根据表 10－1 列出的数据，可以得到该化合物的可能分子式有如下三个：$C_6H_2N_2$、C_7H_2O、C_7H_4N。因为其相对分子质量为偶数，依据氮规则，可以排除 C_7H_4N 的可能。然后再根据碎裂图形或者其他信息（如红外光谱、核磁共振谱数据等），即可确定该化合物的分子式。

表 10－1　　拜诺表中 M＝102 部分数据

分子式	$(M+1)^+$	$(M+2)^+$	分子式	$(M+1)^+$	$(M+2)^+$
$C_5H_{10}O_2$	5.64	0.53	$C_6H_{14}O$	6.75	0.34
$C_5H_{12}NO$	6.02	0.35	C_7H_2O	7.64	0.45
$C_5H_{14}N_2$	6.39	0.17	C_7H_4N	8.01	0.28
$C_6H_2N_2$	7.28	0.23	C_8H_6	8.74	0.34

为了判断分子中是否含有 S、Br、C1 等原子，应该注意质谱图上 $(M+2)^+$ 峰强度相对于 M^+ 峰的比值。由于拜诺表仅列出了含 C、H、N、O 的化合物，因此，当化合物中含有上述原子时，就从相对分子质量中扣除这些原子具有的质量数，并从同位素离子峰中扣除它们对同位素离子峰的贡献，然后从拜诺表相应的部分找到可能的经验式。

4. 结构鉴定

（1）标准谱图比较

在用质谱法鉴定纯化合物的结构时，应首先与标准谱图进行对照，以核对该化合物的结构。常用的标准谱图有：

1）Registry of Mass Spectral Data，由 John Wiley 出版，共收集近 2 万张谱图。

2）Eight Peak Index of Mass Spectra，由 Mass Spectrometry Data Center 出版，收集了 3 万余张谱图。

3）许多现代质谱仪都配有的高效计算机程序库搜寻系统。

（2）测定比较

由于质谱峰的峰高在很大程度上取决于电子束的能量、试样相对于电子束的位置、试样的压力和温度以及质谱仪的总体结构等，因此，虽然可以从质谱数据库中获得各种仪器和不同操作条件下的数据资料，但是一般都是采用在同样的仪器和相同的实验条件下，测定待测化合物和已知标准试样的质谱，然后通过比较的方法进行结构鉴定。

若该化合物为未知物质，则可依照已介绍的质谱法，得到化合物的相对分子质量和分子式后，大致按如下程序解析质谱：

1）根据分子式，计算化合物的不饱和度 Ω。计算方法为：

$$\text{不饱和度}\ \Omega = \text{四价原子数} - \frac{\text{一价原子数}}{2} + \frac{\text{三价原子数}}{2} + 1 \qquad (10-4)$$

2）注意分子离子峰相对于其他峰的强度，以此为化合物的类型提供线索。

3）注意分子离子和高质量数碎片离子以及碎片离子之间的 m/z 的差值，找到从分子离子脱掉的可能碎片或中性分子（参阅有关专业书籍），以此推测分子的结构和断裂类型。

4）注意谱图上存在哪些重要离子（参阅有关专业书籍），特别是奇电子的离子，因为它们的出现，常常意味着分子中发生了重排或消去反应，这对推断化合物的结构有着重要的意义。

5）若有亚稳峰存在，利用 $m^* = (m_2)^2/m_1$ 的关系式，找到 m_1 和 m_2，并推断出 $m_1 \rightarrow m_2$

的断裂过程。

6）按各种可能方式，连接已知的结构碎片及剩余的结构碎片，提出可能的结构式。

7）根据质谱或其他数据，排除不可能的结构式，最后确定可能的结构式。

5. 定量分析

质谱定量分析多用于联用技术中，利用质谱进行定量分析时，根据扫描特定的质量范围，可将数据模式分为总离子流（TIC）、选择离子监测（SIM）及多反应监测（MRM）。

（1）总离子流

在全扫描分析中，质量扫描范围较宽，把每个质量扫描的离子流信息叠加，画出随时间变化的总离子流，横轴是时间，纵轴是强度。总离子流图与高效液相色谱的紫外图外表非常相似，但与高效液相色谱相比，质谱能检测到更多的化合物，尤其是没有紫外吸收的化合物，如图 10－11 所示。总离子流是一个叠加图，叠加了每个质量扫描的离子流。当一个小分子或小肽流出时，相对强度上升，在总离子流图上出现了一个峰，横轴是时间。每个质量的化合物都被记录在总离子流图上，设置一个确定的质量，可画出一个提取离子流图。

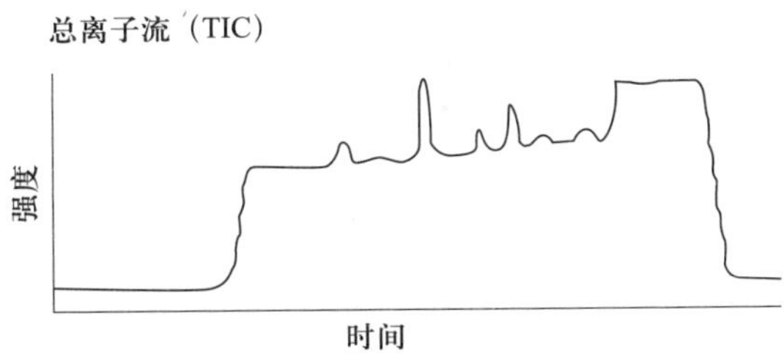

图 10－11　某化合物的总离子流（TIC）图

（2）选择离子监测

在选择离子监测中，质谱被设置为扫描一个非常小的质量范围，典型的是一个质量数的宽度。选择的质量宽度越窄，选择离子的确定度越高。选择离子监测图就是从非常窄的质量范围中得到的离子流图。只有被该质量范围选择的化合物才会被画在选择离子监测图中，如图 10－12 所示。图 10－11 和图 10－12 是同一个样品的谱图，而它们看起来很不相同。原因是在选择离子监测图中，画的是总离子流图中较少的组分，选择离子监测图是比总离子流图更确定的图。

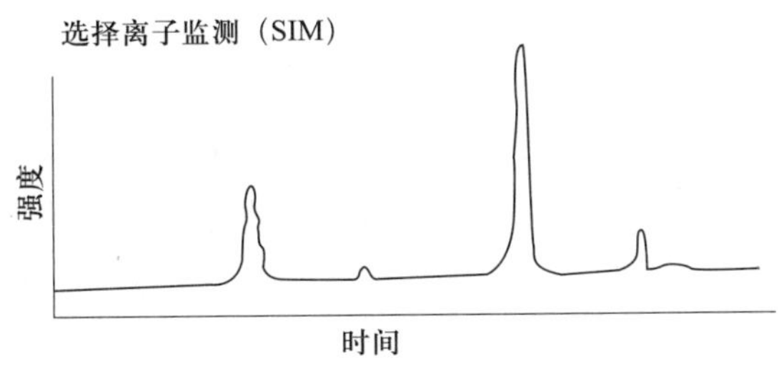

图 10－12　某化合物的选择离子流（SIM）图

然而，选择离子监测图仍显示了许多峰，不能唯一地确认我们感兴趣的化合物。许多化合物有同样的质量，还有多电荷离子峰也和我们感兴趣的化合物有同样的 m/z 值。

（3）多反应监测

多反应监测被大多数科学家在质谱定量中使用，这种方式可监测一个特征唯一的碎片离子，在很多非常复杂的基质中进行定量。多反应监测图非常简单，通常只包含一个峰。这种特征性使多反应监测图成为灵敏度高且特异性强的理想的定量工具，如图 10－13 所示。

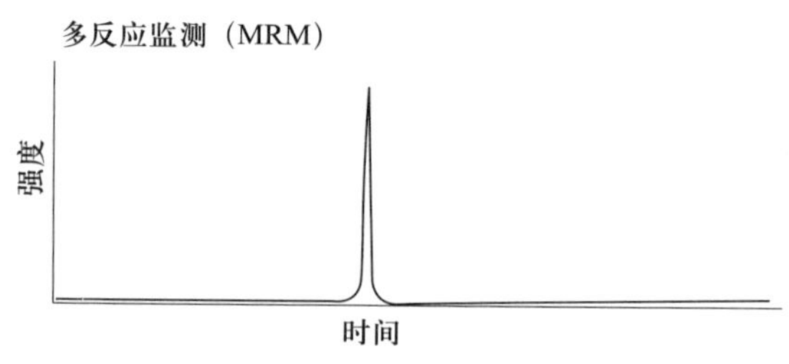

图 10－13　多反应监测离子流（MRM）图

思考与练习

一、填空题

1. 质谱仪的基本结构包括________、________、________、________、________、________六大部分。

2. 质谱仪的离子源种类很多，挥发性样品主要采用________离子源。特别适合于分子量大、难挥发或热稳定性差的样品的分析的是________。工作过程中要引入一种反应气体获得准分子离子的离子源是________。在液相色谱－质谱联用仪中，既作为液相色谱和质谱之间的接口装置，同时又是电离装置的是________电离源。

3. 除同位素离子峰外，如果存在分子离子峰，则其一定是 m/z ________的峰，分子离子是分子失去________生成的，故其 m/z 是该化合物的________，它的相对强度与分子的结构及________有关。

二、单项选择题

1. 在质谱图中，被称为基峰或标准峰的是（　　）。

A. 分子离子峰　　B. 质荷比最大的峰

C. 强度最大的离子峰　　D. 强度最小的离子峰

2. 测定有机化合物的相对分子质量，应采用（　　）。

A. 气相色谱　　B. 质谱　　C. 紫外光谱　　D. 核磁共振波谱

3. 下列（　　）简写表示大气压化学电离源。

A. EI　　B. FAB　　C. APCI　　D. ESI

4. 在磁场强度保持恒定，而加速电压逐渐增加的质谱仪中，最先通过固定的收集器狭缝的是（　　）。

A. 质荷比最低的正离子　　B. 质量最高的负离子

C. 质荷比最高的正离子　　D. 质量最低的负离子

5. 下列化合物中，分子离子峰的质荷比为奇数的是（　　）。

A. $C_8H_6N_4$　　B. $C_6H_5NO_2$　　C. $C_9H_{10}O_2$　　D. $C_9H_{10}O$

6. 除同位素离子峰外，如果质谱中存在分子离子峰，则其一定是（　　）。

A. 基峰　　B. 质荷比最大的峰

C. 偶数质量峰　　D. 奇数质量峰

7. 要想获得较多碎片离子，应采用（　　）。

A. 电子轰击源　　B. 快原子轰击电离源

C. 大气压化学电离源　　D. 电喷雾电离源

8. 某化合物的相对分子质量为150，下面分子式中不可能的是（　　）。

A. $C_9H_{12}NO$　　B. $C_9H_{14}N_2$　　C. $C_{10}H_2N_2$　　D. $C_{10}H_{14}O$

9. 辨认分子离子峰，以下几种说法不正确的是（　　）。

A. 分子离子峰一般是质谱图中质量最大的峰

B. 某些化合物的离子峰可能在谱图中不出现

C. 分子离子峰一般是质谱图中丰度最大的峰

D. 分子离子峰的丰度大小与其稳定性有关

10. 含C、H和N的有机化合物的分子离子 m/z 的规则是（　　）。

A. 偶数个N原子数形成偶数 m/z，奇数个N原子形成奇数 m/z

B. 偶数个N原子数形成奇数 m/z，奇数个N原子形成偶数 m/z

C. 不管N原子数的奇偶都形成偶数 m/z

D. 不管N原子数的奇偶都形成奇数 m/z

11. 某含氮化合物的质谱图上，其分子离子峰 m/z 为265，则可提供的信息是（　　）。

A. 该化合物含奇数氮，相对分子质量为265

B. 该化合物含偶数氮，相对分子质量为265

C. 该化合物含偶数氮

D. 不能确定含奇数或偶数氮

三、简答题

1. 什么是质谱？它有哪些特点？

2. 试述化学电离源的工作原理。

3. 什么是“氮规则”？

第二节 质谱联用技术

学习目标

1. 能说出气质联用和液质联用技术的优势。
2. 能写出常用接口。

质谱法可以进行有效的定性分析，但对复杂有机化合物的分析就显得无能为力了；而色谱法对有机化合物是一种有效的分离分析方法，特别适合于进行有机化合物的定量分析，但定性分析则比较困难。因此，这两者的有效结合必将为分析工作者提供一个进行复杂有机化合物高效的定性、定量分析工具。将两种或两种以上方法结合起来的技术称为联用技术，利用联用技术的主要方式有气相色谱－质谱（GC－MS）、液相色谱－质谱（LC－MS）、气相色谱－傅里叶变换红外光谱（GC－FTIR）以及色谱－色谱联用等。本章主要介绍气相色谱－质谱（GC－MS）、液相色谱－质谱（LC－MS）联用技术。

一、气相色谱－质谱联用

气相色谱－质谱联用仪器（简称气质联用，GC－MS）是分析仪器中较早实现联用技术的仪器。自1957年霍姆斯和莫雷尔首次实现气相色谱和质谱联用以来，这一技术得到长足的发展。目前GC－MS已成为主要的定性定量分析手段之一，主要适用于易气化样品。

GC－MS联用系统主要由三部分组成：色谱部分、质谱部分和数据处理系统，如图10－14所示。气相色谱的流出物虽然是气相状态，但气相色谱与质谱的工作压力相差几个数量级，流出物要导入质谱就需要使用各种接口，使两者之间的工作压力相匹配。目前，接口一般有直接连接、分流连接、分子分离连接三种方式。直接连接只能用于毛细管气相色谱仪和化学电离源质谱仪的联用。分流连接器安装在色谱柱的出口处，对试样气体的利用率低，因此，大多数的联用仪器采用分子分离器进行连接。分子分离器是一种富集装置，通过分离，可以提高进入质谱仪中的样品气体分子的比例，同时还能维持离子源的真空度。常用的分子分离器有扩散型、半透膜型和喷射型等。

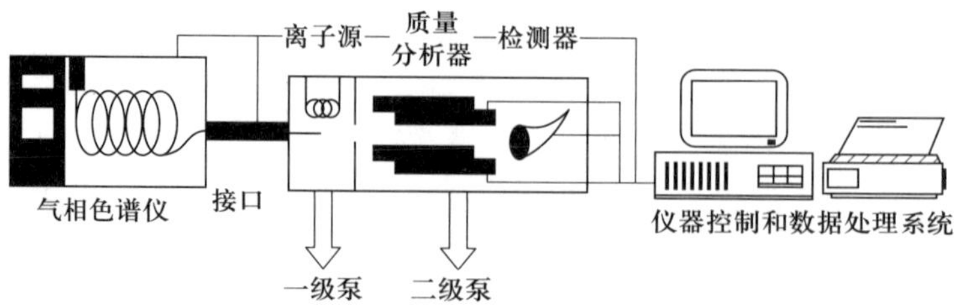

图10－14 GC－MS联用仪器的基本组成

气相色谱仪分离样品中的各组分，起着样品制备的作用；接口把气相色谱流出的各组分送入质谱仪进行检测，起着气相色谱和质谱之间适配器的作用，由于接口技术的不断发展，接口在形式上越来越小，也越来越简单；质谱仪对接口依次引入的各组分进行分析，成为气相色谱仪的检测器；计算机系统交互式地控制气相色谱仪、接口和质谱仪，进行数据采集和处理，是 GC－MS 的中央控制单元。

气质联用是解决复杂样品全组分定性定量分析的有力工具之一。在分析检测和研究领域中起着越来越重要的作用，特别是在有机化合物常规检测工作中，几乎成为一种必备的手段。GC－MS 在各领域的具体应用如下。

（1）环境分析

在环保方面，GC－MS 正在成为跟踪持续有机物污染所选定的工具。如对大气污染分析（有毒有害气体，气体硫化物、氮氧化物等）、水资源分析（包括淡水、海水和废水中有机污染物分析）、土壤分析（有机污染物）、固体废弃物分析等。

（2）食品分析

GC－MS 广泛地用于分析农药残留、香精香料、食品添加剂、食品材料等挥发性成分的分析等，也可用于测定由于腐坏和掺假所造成的污染物。

（3）药物和临床分析

随着医疗技术的发展，先天性代谢缺陷（inborn error of metabolism，IEM）现在都可通过新生儿筛检试验测到，特别是利用 GC－MS 进行检测。GC－MS 可测定尿液中的化合物，甚至该化合物在非常小的浓度下都可被测出，GC－MS 日益成为早期诊断 IEM 的常用方法。

（4）其他领域

在刑事鉴识领域中，GC－MS 通过分析人身体上的小颗粒帮助将罪犯与罪行建立联系。在这种分析中，GC－MS 显得尤为重要，因为试样中常常含有非常复杂的基质，并且法庭上使用的结果要求要有高的精确度。GC－MS 也是运动员反兴奋剂实验室使用的主要工具，在运动员的尿样中测试是否存在被禁用的体能促进类药物。

二、液相色谱－质谱联用

液相色谱的应用不受沸点的限制，能分离、定量分析热稳定性差的样品，但定性分析能力较弱，因此发展了液相色谱－质谱联用技术（简称液质联用，LC－MS），如图 10－15 所示。LC－MS 主要用于高极性、热不稳定、难挥发的大分子（如蛋白质、核酸、金属有机物等）分析。由于 LC－MS 分离要使用大量的流动相，有效地除去流动相中大量的溶剂而不造成样品的损失，同时使分离出的物质电离，是 LC－MS 的技术难题。现用的接口主要有大气压化学电离接口（APCI）、离子束接口（PB）和电喷雾电离接口（ESI）。LC－MS 的一种接口只能适用于某一类型的分析对象，因此常用的联用仪都带有多个可以互相切换的接口。

LC－MS 将色谱的分离能力与质谱的定性功能结合起来，实现对复杂混合物更准确的定量和定性分析，而且也简化了样品的前处理过程，使样品分析更简便，扩展了应用范围。LC－MS 在各领域的具体应用如下。

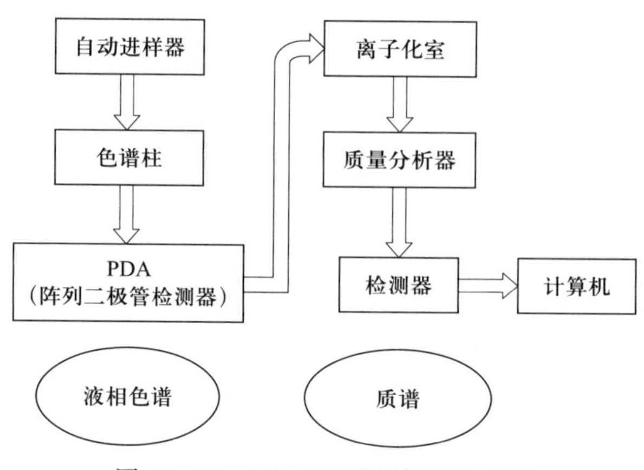

图 10－15　LC－MS 联用仪器示意图

（1）药物代谢研究

由于 LC－MS 具有高灵敏度（ng/mL～pg/mL）、高选择性（检测特定的碎片离子）、高效率（每天可检测几百个生物样品）和对药物结构的广泛适用性，已广泛应用于药物代谢研究中一期生物转化反应和二期结合反应产物的鉴定、复杂生物样品的自动化分析以及代谢物结构阐述等。

（2）天然产物和天然药物研究

LC－MS 可对天然产物和天然药物中十几种乃至几十种化学成分进行指纹图谱分离鉴定，再从指纹图谱中选择四五种指标成分（有效成分或特征成分）进行定量，可确定出简化的指纹图谱和指标成分，是研究中药复杂体系的有力工具。

（3）临床诊断和疾病生物标志物的分析

LC－MS 已广泛用于临床诊断以及疾病生物标志物的研究、检测，具有专一性好、灵敏度高、成本低、分析快速、经济效益可观等特点，目前可进行新生儿遗传疾病筛查、性激素的检测、新生儿性激素变异的检测、老年痴呆症的早期诊断等。

（4）残留物、法医学和环境样品测定

随着人类对生存环境的倍加关注，要求对环境中各种污染物、有害或有毒物以及法庭科学中毒物、滥用药物等进行更加严格的监控，而配以 ESI、APCI 等离子化技术的 LC－MS 以分析速度快、灵敏度高、特异性好等特点广泛应用于残留物和毒物分析。

【知识链接】

生物分子结构（序列结构）测定

生物分子结构测定主要借助于液相色谱与质谱联用（LC－MS）、毛细管电泳与质谱联用（CE－MS）、质谱与质谱联用（MS－MS）等技术加以解决。为了确定序列结构，一般先将生物大分子样品酶解（或酸解）成所期望的几个片段（相对小一些的分子）的混合物，然后借助联用技术测定每个片段的序列结构。根据酶解特定切点，再将各片段连接起来即完成了样品大分子序列结构的测定。

MS－MS 更适合于混合物中痕量组分的分析，其特点是样品不必经过色谱预分离，由第一个质量分析器逐个取出软电离所产生的分子离子（或质子化分子离子），通过碰撞诱导解离（或光解离）产生丰富的碎片离子，再由第二个质量分析器分离、收集成谱。这种联用技术解决了混合物中各组分的结构分析问题。使用 MS－MS 技术不仅简化了分析步骤，减少了样品前处理的工作量，更重要的是能获得混合物专一的特征信息，提高了检测灵敏度，因而成为快速、灵敏地研究混合物结构的有效手段。

思考与练习

一、填空题

1. 液相色谱－质谱联用现用的接口主要有________、________、________。

2. 气相色谱－质谱联用接口一般有________、________、________三种方式。

二、判断题

1. 气相色谱的流出物是气体，所以都可以与质谱仪直接连接。（　　）

2. LC－MS 的一种接口只能适用于某一类型的分析对象，因此常用的联用仪都带有多个可以互相切换的接口。（　　）

三、简答题

1. 什么是联用技术？举例三种常用的联用技术。

2. 简述气相色谱－质谱联用、液相色谱－质谱联用的一般适用对象。

参考文献

［1］陈宗保，刘林海，叶青，等．仪器分析实验［M］．上海：复旦大学出版社，2018.
［2］杜雪勤，高秀蕊．仪器分析技术［M］．北京：中国医药科技出版社，2021.
［3］黄世德，梁生旺．分析化学（下册）［M］．北京：中国中医药出版社，2005.
［4］钱晓荣，郁桂云．仪器分析实验教程［M］．上海：华东理工大学出版社，2021.
［5］苏小东．仪器分析实验［M］．北京：石油化工出版社，2021.
［6］汪敬武．药物分析化学实务［M］．北京：化学工业出版社，2017.
［7］王志勇，刘金权．现代仪器分析［M］．北京：化学工业出版社，2013.
［8］许祯毅．仪器分析技术实验［M］．厦门：厦门大学出版社，2021.
［9］闫冬良．药物仪器检验技术［M］．北京：中国中医药出版社，2013.
［10］姚开安，赵登山．仪器分析［M］．2 版．南京：南京大学出版社，2017.
［11］尹华，王新宏．仪器分析［M］．北京：人民卫生出版社，2016.
［12］于晓萍．仪器分析［M］．3 版．北京：化学工业出版社，2022.
［13］张进，孟江平．仪器分析实验［M］．北京：化学工业出版社，2017.
［14］张俊霞．仪器分析技术［M］．重庆：重庆大学出版社，2015.
［15］张晓凤，柏俊杰，曹坤，等．现代仪器分析实验［M］．重庆：重庆大学出版社，2020.
［16］赵美丽，徐晓安．仪器分析技术［M］．北京：化学工业出版社，2014.
［17］朱爱军．分析化学基础［M］．北京：人民卫生出版社，2002.
［18］邹红梅，伊冬梅．仪器分析［M］．银川：宁夏人民出版社，2007.
［19］沈磊，季剑波．世界技能大赛赛项指导书［M］．北京：化学工业出版社，2020.